RECHERCHES

SUR LES

PRÉPARATIONS D'OR.

MONTPELLIER,

Chez GABON et Comp.*, Libraires, Grand'Rue, n.°321.

MONTPELLIER, CHEZ JEAN MARTEL LE JEUNE,

Imprimeur ordinaire du Roi.

RECHERCHES

ET OBSERVATIONS

SUR LES EFFETS

DES PRÉPARATIONS D'OR

DU DOCTEUR CHRESTIEN

DANS LE TRAITEMENT DE PLUSIEURS MALADIES;

ET NOTAMMENT DANS CELUI DES MALADIES SYPHILITIQUES;

Par J.-G. NIEL,

Docteur en Médecine de Montpellier, ex-Médecin en chef des hôpitaux civil et militaire de Marseille, membre et associé de plusieurs Compagnies savantes nationales et étrangères ;

Publiées par J.-A. CHRESTIEN,

Docteur en médecine de l'Université de Montpellier, membre de l'Académie royale de médecine de Paris, du Collége royal de médecine de Stockolm, de l'Académie royale de médecine de Madrid, et de plusieurs autres Sociétés savantes nationales et étrangères.

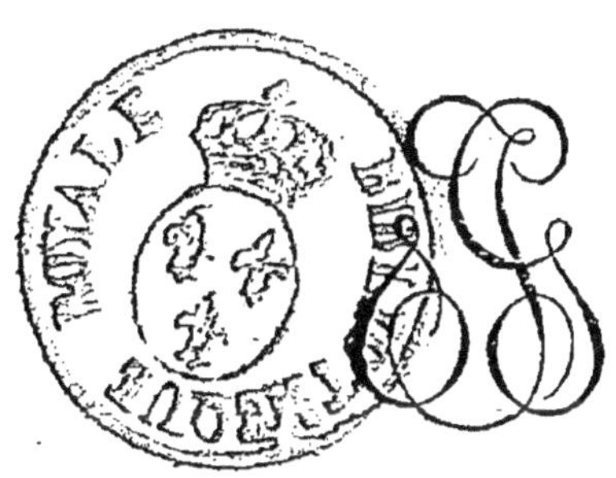

A PARIS,

Chez GABON, Libraire, rue de l'École de Médecine.

1821.

A MESSIEURS

Les Membres de l'Académie royale de Médecine de Madrid.

Messieurs et très-illustres Confrères,

En publiant un ouvrage destiné à faire apprécier les effets d'un ordre de préparations médicamenteuses, qui fixe, depuis quelques années, l'attention des Médecins de l'Europe, j'ai cru devoir vous en offrir le premier hommage. Mes vœux seraient remplis, si, en obtenant vos suffrages, je pouvais vous convaincre de ma gratitude et me rendre digne de l'honneur que vous m'avez fait en m'associant à vos travaux.

Agréez, je vous prie, l'assurance du profond respect,

Messieurs,

De votre très-obéissant serviteur et confrère,

J.-G. NIEL, D. M. M.

NOTE DE L'ÉDITEUR.

Ox serait probablement étonné de me voir publier l'ouvrage d'un auteur vivant, si je n'en faisais pas connaître le motif : je vais l'exposer.

Dans la lettre que j'eus l'honneur d'écrire à M. le baron Percy , insérée dans le *Journal complémentaire du Dictionnaire des Sciences médicales* (Octobre 1818), et qu'on retrouvera à la fin de l'ouvrage de M. Niel, j'ai annoncé que j'attacherais de la gloire à mériter des éloges par mon opiniâtreté à défendre ma méthode anti-syphilitique. J'ai donc pris l'engagement de fournir de nouvelles preuves de son efficacité : il faut que je le remplisse. Pour atteindre à ce but, j'ai activé ma correspondance avec les gens de l'art que je savais employer mes préparations d'or.

Plusieurs observations intéressantes me sont parvenues ; je les ferai connaître : mais ayant distingué dans le nombre celles que m'a fait passer M. Niel, j'ai cru devoir les publier séparément. Comme l'Auteur les a réunies en corps d'ouvrage, il en a déduit des conséquences extrêmement judicieuses , et il s'est servi des faits qu'il expose pour confirmer des points de doctrine.

Ce praticien, que le vrai médecin saura apprécier, en m'envoyant son travail , m'a laissé la liberté d'en faire l'usage que je jugerais convenable pour la défense d'une cause qui , comme me l'écrivit M. Percy , est celle du public et de l'humanité. J'ai cru ne pouvoir mieux servir cette cause, qu'en livrant à l'impression et sans y changer un seul mot, l'ouvrage de M. Niel. La lecture que j'en ai faite, m'a procuré une bien grande jouissance ;

elle m'a prouvé que j'avais eu raison de dire à l'Auteur, avec lequel je suis en correspondance, que si le mérite d'avoir créé la nouvelle méthode anti-syphilitique m'appartenait, il aurait celui de l'avoir améliorée. On jugera si cette opinion était dénuée de fondement.

Si l'on trouve dans l'ouvrage que je publie quelques incorrections de style, on ne doit les attribuer qu'à la négligence qui naît de la précipitation. L'Auteur a écrit, pour ainsi dire, d'élan, puisqu'il m'envoya son travail trois mois après qu'eurent paru, dans les journaux, quelques fragmens du rapport de M. Percy, fragmens qu'on paraissait avoir choisis pour décrier ma nouvelle méthode, sans avoir, je pense, consulté M. le rapporteur. Il s'est bien permis quelques plaisanteries ; mais chercher à faire rire aux dépens d'autrui, ce n'est manquer ni à la probité ni à la délicatesse, tandis qu'on oublierait l'une et l'autre, en rendant public ce qu'on croirait défavorable à un auteur, et en gardant le silence sur ce qui lui serait avantageux. J'ai toujours cru M. Percy incapable de se donner un tort pareil ; aussi ne lui en veux-je pas plus du choix dont je parle, que du ridicule qu'il a cherché à jeter sur moi, et qui, dans aucun cas, ne peut m'atteindre. Jamais je ne l'attaquerai sur aucun de ces points · ce que je relèverai, ce sont des erreurs de fait insérées dans ce rapport; et je m'en occuperai, lorsque je ferai connaître le mémoire que j'adressai à l'Institut de France, afin que cette Société savante fît répéter des expériences avec les préparations d'or, pour fixer l'opinion sur leurs propriétés médicales, constatées dans ce mémoire par plus de deux cents observations. *Aucune de ces observations ne m'appartient*, et toutes cependant annoncent des guérisons de maladies syphilitiques primitives et récentes, de maladies anciennes et constitutionnelles, et d'affections lymphatiques graves et non vénériennes, obtenues par mes préparations d'or administrées avec prudence, par conséquent dans les cas où elles pouvaient être employées sans danger, dans le temps le plus opportun et aux doses les plus convenables à toutes les époques du traitement.

J'aime à me persuader que la lecture de mon mémoire, dont MM. les commissaires, à l'examen desquels l'Académie des sciences l'avait soumis, ne paraissent pas s'être occupés, fournira une preuve de plus de ce que peut l'esprit de parti, et que Gresset a si bien exprimé dans sa comédie du *Méchant*, par ce vers :

> Nul n'aura de l'esprit que nous et nos amis.

Ni M. Niel, ni moi ne devons nous regarder comme les amis de ceux à qui ce vers peut être appliqué. Aussi, lui pour avoir écrit, moi pour avoir fait imprimer son travail *, nous attendons-nous à n'être pas ménagés par ceux de MM. les journalistes qui ne mettent pas avant tout l'esprit de justice et d'impartialité; mais, comme nous avons l'un et l'autre de la philantropie, nous nous consolerons aisément du mal qu'on dira de nous, par l'idée du bien que nous aurons fait au public et à l'humanité.

CHRESTIEN.

---

* Ce travail serait connu depuis long-temps, si une longue maladie ne m'avait empêché de m'occuper de sa publication.

INTRODUCTION.

———

Un Médecin d'un grand mérite (*a*) voulut bien nous rendre témoin , il y a près de neuf ans , de plusieurs traitemens faits par lui , avec les préparations d'or de M. le docteur Chres‑ tien (*b*). Les succès qu'il en obtint contre trois

(*a*) Don Joseph Soria , premier médecin de S. M. le roi Charles IV.

(*b*) Je lie le nom de M. le docteur Chrestien , avec celui des préparations dont il est l'inventeur , afin qu'on ne soit pas tenté de les confondre , avec celles qui peuvent se trouver consignées dans différens formulaires , et no‑ tamment dans le *Codex gallicus.* Le muriate d'or for‑ mulé dans ce *codex* est trop caustique, trop déliquescent pour pouvoir être administré sans danger. M. le docteur Chrestien , dans sa lettre à M. le baron Percy , a dé‑ montré ce que j'avance; je n'y reviens que pour mettre sous les yeux du lecteur la formule du muriate du Médecin de Montpellier , et celle des rédacteurs du *Codex :* on jugera de la différence.

Muriate triple d'or et de soude, ou *muriate d'or et de soude de M. Chrestien.*

Pr. Une dissolution nitro-muriatique d'or neutre étendue avec de l'eau pure ; jetez-y un poids de muriate de soude desséché égal à celui de l'or dissous ; chauffez le mélange pour faire fondre le muriate alcalin , et procédez ensuite à l'évaporation à un feu doux jusqu'à siccité ; pulvérisez le sel dans un mortier de verre , tandis qu'il est encore chaud , et conservez-le dans un flacon bien

maladies graves, et surtout dans un cas extraordinaire dont j'aurai occasion de parler , me dé-

bouché. On doit soigner dans la préparation de ce sel son degré
de dessication ; si on la pousse trop loin , une partie du muriate
d'or se décompose, le métal passe à l'état d'oxide jaune ; si ,
au contraire, on ne le faisait pas dessécher assez , le sel serait
avec excès d'acide , inconvénieus qu'il faut éviter. Voy. *Bulletin
de Pharmacie,* n.° 111 , 3.ᵉ année, mars 1811.

Muriate d'or des Auteurs du Codex.

Pr. Or très-pur , applati en lames minces et coupé en très-petits
morceaux. . . . . 100.
Jetez dans une fiole ou dans un matras de petite capacité ;
ensuite versez par-dessus ,
Acide nitro-muriatique composé avec une partie d'acide nitrique (à
32 degr,) et deux parties d'acide muriatique (à 22 degr.) 300.
Placez la fiole au bain de sable modérément chaud. Laissez-la jusqu'à ce que l'or soit tout-à-fait dissous. Alors recueillez la liqueur
dans une capsule de verre ou de porcelaine ; qu'elle s'y évapore
jusqu'à siccité , pour que l'or ne se sépare pas de l'acide et ne se
revivifie pas.

Ainsi préparé, le muriate d'or doit être conservé dans
un flacon bouché à l'éméri, dans un lieu inaccessible
à la lumière. Le même muriate peut aussi être conservé
dissous dans l'eau , mais il faut que la quantité de ce sel
qui s'y trouve en parfaite dissolution soit proportionnée
de la manière la plus exacte, afin qu'en l'administrant
on puisse savoir au juste la dose qu'on en donne. On
ajoute à cette liqueur une très-faible quantité de muriate de soude *non nihil muriatis sodæ* (*non nihil ,*
un peu moins que rien). *On n'en doit délivrer à personne que d'après une prescription revétue d'une signature convenable.*

J'avoue que tout pharmacien sera fort embarrassé
dans la confection de ce muriate d'or, du *non nihil* de

terminèrent à employer un moyen curatif qui commençait à acquérir de la réputation dans le midi de la France, et dont les effets me parurent surprenans. Pénétré de la vérité de l'axiome : *Qui potest majùs potest minùs* , je fis mes premières tentatives sur des individus atteints d'affections invétérées , dégénérées même , et je réussis complétement. Enhardi par ces premiers essais , plus familiarisé avec la manière d'agir de ces médications , je franchis petit à petit les bornes que la prudence , et une sorte de timidité m'avaient d'abord tracées. Des expériences suivies avec toute l'attention imagi-

MM. les rédacteurs du *Codex* ; car, quelqu'infiniment petite que soit une dose , il faut cependant la préciser.

Je dois également prévenir que la manière d'administrer le muriate d'or et de soude , selon l'instruction donnée par M. Cadet de Gassicourt, dans la 4.ᵉ édition du *Formulaire magistral*, est susceptible d'occasioner les effets les plus funestes. Quoi ! trois, six , douze, dix-huit grains par jour à l'intérieur, d'une préparation aussi active , d'une préparation qu'on n'emploie en frictions sur la langue qu'à des doses progressivement augmentées , quoiqu'infiniment petites , c'est-à-dire , depuis un quinzième, un dixième ou un huitième de grain , au plus, jusqu'à un sixième ! Ah ! M. Josse !... M. Josse !

nable me firent présumer que l'action des préparations d'or étant susceptible d'être modifiée à
volonté , leur efficacité devait également se rapporter à l'état d'acuïté comme à celui de chronicité , le principe morbide étant d'ailleurs identi-
que. L'analogie sans être ma règle ordinaire me
servit de guide, et ce guide ne m'égara point ; il
confirma, au contraire, le sentiment que j'avais
adopté , et me convainquit en même temps que
si la témérité est souvent dangereuse en médecine, la timidité ne fait naître que de vains
efforts et ne produit que des demi-succès. Bien
assuré de l'innocuïté des préparations de M. le
docteur Chrestien , que je ne connaissais encore
que par la grande célébrité dont il jouit comme
praticien , je cherchai avec empressement les
occasions de les employer , et ces occasions
furent nombreuses. Celles-ci me fournirent le
moyen d'étudier leur mode d'administration ,
beaucoup plus important dans la pratique qu'on
ne le pense , et d'épier leur manière d'agir sur
l'économie animale. Pour parvenir à cette dernière fin , je recueillis en silence les observations qui venaient à l'appui de mes idées , en

attendant de donner à ces dernières le degré de maturité qu'elles sont susceptibles de recevoir pour les soumettre au public. Une circonstance inattendue a entièrement bouleversé mes projets et m'a dicté les devoirs que j'ai à remplir. Je ne me dissimule pas les désagrémens que je m'apprête, en blessant, sans mauvaise intention pourtant, certaines préventions et certains amour-propres : mais j'aurai dit ce que j'ai vu, ce que j'ai observé sans interruption pendant près de neuf années, j'aurai enfin exposé la vérité, éclairé les gens de bonne foi et rendu sans doute un vrai service à l'humanité ; je m'explique :

M. le docteur Chrestien adressa dans le temps à l'Académie des Sciences, une longue série d'observations et de faits, relatifs aux propriétés médicales des préparations d'or et de l'or en nature. Une commission prise dans le sein de cette savante compagnie, fut chargée de lui faire un rapport à ce sujet. Un extrait de ce rapport, publié en février 1818, par la Gazette de santé, prouva que le rapporteur, M. le baron Percy, n'avait pas porté dans ses recherches, je ne dirai pas toute l'opiniâtreté, mais toute l'attention qu'exigeait rigoureusement la chose. Le rapport publié enfin en entier dans le sixième cahier du second volume du Journal complémentaire du Dictionnaire des sciences médicales, a démontré que la légèreté, pour ne rien dire de pis, a présidé à ce travail. Le ton de plaisanterie qui s'y montre de temps en temps, et toujours mal à propos, a indigné les bons esprits, et l'on a été étonné qu'un personnage grave, un professeur de la Faculté de Médecine de Paris, un homme qui a rendu des services à son pays, l'organe enfin du premier corps savant de l'Europe, ait employé l'arme du ridicule, là, où il ne fallait avoir recours qu'à l'observation, à l'expérience, et varier avec plus d'art l'emploi du remède, sur lequel il porte un jugement au moins insignifiant. Je ne relèverai pas ici les contradictions sans nombre renfermées dans le rapport ; je me bornerai seulement à avancer, et personne, je crois, ne le contestera, qu'en coordonnant une grande masse d'observations, M. le docteur Chrestien n'a pas eu l'intention de bâtir un système ou de créer un corps de doctrine qui, néanmoins, mériterait un titre moins plaisant que celui à l'aide duquel M. le baron Percy a cru égayer ses lecteurs. Profitons de l'occurrence pour rassurer ces derniers sur les craintes chimériques et la sollicitude vraiment comique de M. le rapporteur; il pourra s'assurer facilement qu'on trouvera toujours assez d'or dans les coffres de certains personnages, pour suppléer à la consommation que la méthode de M. le docteur Chrestien en extraira (1). C'est parce que les étrangers nous ont emporté, comme le dit M. le baron Percy, une grande quantité de ce précieux métal, qu'il faut de plus en plus s'attacher à économiser la portion conservée entre les mains du commun des Français; on lui rendra certainement ce service, en lui procurant un moyen de guérison assez facile pour le

(1) Avant de se livrer à un genre de plaisanterie que ne comportait pas la nature du sujet, M. le baron Percy avait déjà dit : « M. Chrestien aussi humain, « aussi philantrope, que médecin habile et instruit, « ne prétend pas avoir écrit pour les riches seulement. « Nous verrons que toutes les classes de la société pour- « raient participer, sans de trop fortes dépenses, aux « bienfaits de ses médications. »

mettre à l'abri des calculs de la cupidité. Ce dernier motif serait seul assez puissant pour me faire rendre justice à des médications dont mes malades ont retiré de grands avantages, et pour me porter à rendre un juste hommage à l'homme qui , sans disputer à autrui le droit d'avoir introduit autrefois, quoique sans fruit, l'or dans la pratique de la Médecine , a dirigé plus savamment son administration , et créé incontestablement les formes sous lesquelles il est employé aujourd'hui avec de grands succès. C'est de ceux-ci que je vais m'occuper dans cet écrit ; heureux si , en racontant ce que j'ai vu et tenté , on reconnaît la pureté de mes intentions ; et plus heureux encore , si je parviens à convaincre que le nombre de ceux qui manquent communément un but, est infiniment plus nombreux que celui des personnes qui s'appliquent à expérimenter philosophiquement ! Je dis expérimenter philosophiquement , parce que ce n'est point de cette manière que paraissent l'avoir fait ceux qui ont trouvé tout à la fois autant d'exagération de la part des partisans, que des contradicteurs des propriétés curatives des préparations d'or. Il me semble que le mot exagération n'est point ici à sa place ; car, la vérité doit se trouver dans l'un ou l'autre sentiment, et que tous ceux auxquels ce mot se rapporte, ont également droit de le prendre en mauvaise part; mieux aurait valu leur reprocher de ne point avoir vu ce qu'ils ont vu ou cru voir de part et d'autre, que de les laisser dans une pareille fluctuation. Mais, pourquoi, me dira-t-on, poursuivant les mêmes recherches, les uns et les autres n'ont-ils pas obtenu les mêmes résultats? Parce que tous n'ont pas choisi le même point de départ ; parce que tous n'ont pas suivi la même route ; parce qu'il en est enfin, qui ont dédaigné l'examen des circonstances opportunes, et n'ont pas pris la raison et la réflexion pour guides et pour compagnes. On est étonné, par exemple, que sur six enfans de sept à douze ans (1), affectés d'écrouelles ulcérées et traitées par l'or divisé, un seul ait été guéri radicalement en huit mois, tandis

____

(1) Voyez le rapport de M. le baron Percy, que j'ai placé à la fin de cet ouvrage, ainsi que la lettre à laquelle ce rapport a donné lieu de la part de M. le docteur Chrestien.

que l'état des autres n'a éprouvé, durant la même période de temps, qu'une amélioration sensible ; on aurait dû l'être, ce me semble, au contraire, d'une guérison aussi rapide et d'un amendement aussi avantageux dans un genre de maladie aussi opiniâtre, et par un moyen aussi doux. Des faits incontestables attestent et l'observation constate tous les jours, qu'il faut dans la plupart des cas de même nature, un laps de temps bien plus considérable, afin d'en obtenir l'entière solution : l'opiniâtreté même de ce mal est maintes fois si grande, que c'est en vain que l'art épuise contre lui ses ressources. Il eût suffi que l'or divisé eût produit, comme il l'a fait, une amélioration bien évidente, pour persévérer dans l'administration du remède, et en ne s'arrêtant qu'au moment où cessant d'être utile ou devenant nuisible, son emploi eût été superflu ou contraire. Quand on expérimente pour éclairer la bonne foi d'un inventeur, imprimer à sa découverte le degré de confiance susceptible d'en recommander ou condamner l'usage, et pour déterminer enfin les cas de son application, il est de toute rigucur de ne rien faire à demi. Mais, pourra me répondre M. le baron Percy : le remède, après avoir amélioré l'état des malades a insensiblement cessé d'avoir de l'action sur eux ; ils se sont tellement habitués à cette action, comme les corps s'habituent à la longue à celle de toutes les substances, qu'il n'était plus permis d'en espérer des effets. Je ferai remarquer, à mon tour, qu'en admettant cette catégorie; il faudrait également conclure que les substances les plus héroïques doivent cesser d'être réputées telles, parce qu'administrées la plupart à des doses progressivement augmentées, elles finiraient souvent par perdre leur efficacité ; si on n'activait leur action d'une autre manière. C'est ainsi que dans quelques cas de rhumatismes très-invétérés, j'ai porté l'usage du tartrite de potasse antimonié à des doses exorbitantes, sans qu'il fît éprouver la moindre impression aux malades, tandis qu'à des doses beaucoup moins fortes, il avait déjà agi comme très-puissant diaphorétique (1). Mais, puisque l'empire

(1) Voyez le Discours que j'ai publié sur les maladies observées dans l'Hôtel-Dieu de Marseille, en 1807, pag. 43. *Marseille, de l'imprimerie de Mossy,* 1807.

de l'habitude avait rendu le remède inerte à l'égard des cinq scrophuleux, dont parle M. le baron Percy, la raison non moins que l'intention d'expérimenter de la manière la plus positive, n'auraient-elles pas dû porter à recourir aux autres préparations d'or indiquées dans la *méthode iatraleptique*, et à choisir les plus actives? Le triple sel ou muriate d'or et de soude, l'oxide pris intérieurement auraient alors pu achever ce qu'une modification moins active du remède avait déjà si avantageusement commencé. Eh! qu'on ne croie pas que ce que j'avance à ce sujet soit une pure présomption, une espèce d'hypothèse, ou bien un raisonnement tiré de la simple analogie; je ne base mes assertions que sur l'expérience, comme on pourra en juger, en lisant attentivement mon Mémoire.

Le reproche adressé aux préparations d'or, de ne point achever des cures qu'elles semblaient avoir commencées, pourrait aussi s'appliquer aux différentes médications dont les effets sont très-actifs; si, comme je viens de le dire, on suivait dans leur administration, ou une gradation d'augmentation peu sensible, ou une marche trop uniforme. J'en appelle, à cet égard, à l'expérience de tous les praticiens et à ce que les écrivains les plus distingués ont rapporté de l'inefficacité, de l'innocuïté même, des substances les plus redoutables employées de cette manière. C'est ainsi qu'on a vu, qu'on voit chaque jour, le muriate mercuriel corrosif, le tartrite antimonié de potasse, l'opium, etc., qui, à faibles doses isolées, produisent des effets énergiques, rester tout-à-fait inertes, à des doses exorbitantes, chez les individus qui s'y sont graduellement habitués. C'est ainsi encore, que les bons effets dont s'accompagne d'abord l'emploi de telle préparation mercurielle sont tout à coup suspendus, et que pour obtenir une entière guérison, il faut quelquefois recourir à des modifications, en plus ou en moins, des préparations de la même nature. « Des essais, dit M. le baron Percy, tentés « sur douze scrophuleux d'un âge au-dessous « de quinze ans, ont également produit une « amélioration assez marquée, et des demi-« succès qui prouvent qu'on avait eu raison de

« recommander ce remède contre les scro-
« phules. » Je crois avoir assez fait sentir la raison
pour laquelle on n'a obtenu , chez les malades
mentionnés , que des demi-succès ; mais j'avoue
combien est grande ma surprise , en voyant M.
Percy trouver la preuve de la bonté d'un remède
dans une assez longue suite de demi-succès. Pour
qu'un remède soit réputé bon , il ne faut seulement pas qu'il modifie la maladie contre laquelle
on l'emploie, mais qu'il la guérisse et la guérisse
complétement : car l'amélioration de l'état d'un
malade peut tenir à une foule de circonstances
étrangères au remède et qui influent accidentellement , plus ou moins, sur le moral et le
physique du sujet. N'y aurait-il pas eu , dans
cette décision de M. Percy , un peu de précipitation ; et puisqu'on est autorisé à lui adresser
ici ce reproche , n'aurait-on pas le droit de
l'étendre en tout sens, et par un même système
d'allégations , à d'autres articles de son rapport ?
Le passage suivant va m'en fournir un exemple.

« C'est dans le traitement des maladies sy-
« philitiques que le plus d'expériences ont été
« faites. Les Commissaires ont bientôt reconnu,

« comme l'avait fait M. le docteur Martin, de
« Lyon, que les préparations d'or ne conve-
« naient nullement à ces maladies, lorsqu'elles
« étaient récentes et aiguës ; alors, au contraire,
« elles les irritent, les exaspèrent et donnent
« lieu à des accidens nouveaux et très-graves. »

Le développement de toute maladie, étant constamment accompagné d'un degré plus ou moins considérable d'augmentation de l'excitation naturelle, et par conséquent, de l'irritabilité générale, il est certain que toute application excitante faite pendant ce développement ou dans les temps qui l'avoisinent, sera suivie des inconvéniens relatés par M. Martin, et par M. le baron Percy. Le grand traitement mercuriel dont l'efficacité n'a jamais été contestée, ne serait pas plus heureux lui-même, dans ces cas, que celui par les préparations d'or, s'il était intempestivement employé, ou s'il n'était précédé par les moyens propres à dissiper la diathèse inflammatoire qui existe au commencement de la maladie. L'emploi de ces moyens ne peut être dédaigné de la part des médecins nourris dans la saine doctrine, et l'expérience journalière n'apprend que trop bien à connaître l'innombrable série de désordres susceptibles de découler d'une pareille négligence. Comment donc voudrait-on exiger que l'application d'un remède excitant tel que l'or, ne fût pas soumise aux précautions réclamées pour l'emploi des autres médications qui possèdent des propriétés analogues ? Il vaudrait autant nier celles de l'or; et ce serait les nier, en effet, que de croire cette substance assez inerte, pour ne pas augmenter l'action des organes avec lesquels elle est mise en rapport. Pour être en droit de conclure avec fondement que les préparations d'or ne conviennent point aux maladies syphilitiques récentes et aiguës; pour affirmer, comme le font MM. Percy, et Martin, de Lyon, que ces préparations irritent et exaspèrent lesdites maladies, il faudrait du moins qu'on exposât les moyens mis en usage avant l'administration du remède. Dans un pays où la diathèse phlogistique et l'irritabilité nerveuse sont excessives, à *Démérary*, M. Bèche, chirurgien intelligent, a retiré des succès constans des préparations d'or dans le traitement des maladies syphilitiques récentes. Il est vrai que, conformément à l'usage établi dans ces contrées, voisines de l'Équateur, on n'entreprend aucune cure de ce genre, sans préparer les malades par la saignée, les bains, les boissons délayantes, le repos et un régime adoucissant. J'ai rarement employé la saignée et les bains avant que d'administrer les préparations d'or, et notamment le muriate triple, dans les maladies syphilitiques récentes ; mais j'ai toujours eu la précaution de disposer mes malades aux bons effets du remède, en les soumettant auparavant à un régime légè- rement débilitant et à des boissons propres à enrayer la diathèse inflammatoire : j'ose affirmer qu'à l'aide de ces moyens, j'ai toujours réussi dans les cas précités. J'ai vu, comme MM. Percy et Martin, de Lyon, des suites fâcheuses, des préparations d'or dans le traitement des mala- dies syphilitiques récentes ; mais je ne les ai remarquées ces suites, que lorsque le remède avait été appliqué par des mains inexpérimen- tées, sans méthode et sans discernement : je veux dire surtout avec précipitation et sans pré- paration préliminaire. Ce que j'ai remarqué à cet égard, touchant les préparations d'or, je l'ai remarqué, je le remarque souvent encore, par rapport aux préparations mercurielles, lorsque ces dernières ne sont point employées d'une manière rationnelle. Je me crois donc autorisé à conclure de là, qu'il en est de l'or, comme de toutes les médications héroïques, lesquelles trouvent la preuve de leur efficacité dans les désordres même qu'elles sont susceptibles d'occasioner, lors spécialement qu'on ne les applique pas avec les modifications et selon la méthode exigée par la différence des circonstances.

En convenant que l'or agit souvent fort bien sur des sujets affectés depuis long-temps, chez lesquels plusieurs traitemens avaient été infructueux, et dont les maladies avaient dégénéré ; en convenant qu'on a vu résoudre des engorgemens de toute espèce, détruire, en grande partie, des exostoses considérables, guérir des caries, cicatriser de vieux ulcères, mettre fin à des douleurs ostéocopes intolérables, dissiper d'anciennes ophthalmies, des maux de gorge opiniâtres, des dartres et autres éruptions jusque-là rebelles à tout autre moyen, M. le baron Percy ajoute ce qui suit : « Mais « il faut l'avouer, quelquefois il n'a opéré d'au- « cune manière. »

Il serait aussi difficile de faire un éloge plus brillant, disons mieux, plus vrai, de l'or et de ses préparations dans le traitemeut de la syphilis, que de faire une remarque aussi peu fondée que celle qui vient d'être relatée. Pour avoir le droit de reprocher aux préparations d'or de ne point avoir opéré quelquefois d'une manière sensible, il faudrait que leur inventeur eût affirmé, ce qu'il est à coup sûr loin d'avoir dit, qu'elles sont constamment et agissantes et infaillibles. La faillibilité des préparations d'or, dans quelques cas très-rares, aurait dû, ce me semble, prêter à M. Percy, un argument de plus en leur faveur ; puisque cette circonstance lui fournissait le cas d'exception qui, en bonne philosophie, est le complément de la preuve. Qu'il me permette de lui demander, si reconnaissant l'efficacité du mercure contre la syphilis, du soufre contre la gale, du quinquina contre la fièvre intermittente, l'action

du tartrite antimonié de potasse et de l'ipéca-
cuanha sur l'estomac , il n'a pas vu ces remèdes , les plus héroïques connus , ne pas opérer
quelquefois. Je ne tire aucune conséquence de
la proposition que je viens d'énoncer , parce
que je ne veux faire tort ni aux lumières de M.
le baron Percy , ni à celles des gens de l'art
qui me liront , ni à l'intelligence des hommes
étrangers à la médecine et entre les mains desquels pourront tomber ces réflexions.

« Dans quelques cás (c'est toujours M. le
« baron Percy qui parle) , le remède a excité
« la salivation , des sueurs ou d'autres évacua-
« tions sans nulle utilité ; dans plusieurs , il a
« réveillé une sensibilité générale , il a converti
« l'état indolent des tumeurs osseuses ou glan-
« duleuses en un état d'exaspération , qu'il a été
« difficile de calmer et qui n'a produit aucun
« effet avantageux pour la guérison radicale. »

Que conclure de ces mauvais effets mis en
opposition avec les résultats presque miraculeux, dont M. le baron Percy a préalablement
fait l'énumération ? Que , dans les premiers
cas, le remède a été administré avec méthode

et circonspection , et dans les autres , soit à des doses qui n'étaient en rapport ni avec les circonstances , ni avec l'irritabilité des sujets, soit dans des occasions qui devaient en faire proscrire l'usage. Une des grandes propriétés des préparations d'or , c'est de disposer, plus ou moins lentement, à des évacuations presque toujours précédées elles-mêmes d'un léger état fébrile , c'est-à-dire , d'une augmentation de la chaleur du corps et de la fréquence du pouls. Cette augmentation toujours douce , toujours tolérable , rarement assez forte pour empêcher les malades de vaquer à leurs occupations ordinaires, procure à son tour ou une transpiration soutenue qui dure plusieurs jours, ou un flux d'urines très-abondant assez prolongé et qui a ses caractères particuliers, ou bien encore , quoique moins communément , une salivation inodore et qui n'entraîne avec elle aucune des incommodités de la salivation mercurielle. Lorsque cette augmentation d'excitation , et ces mouvemens dépuratoires arrivent insensiblement, et après un usage suffisamment prolongé du remède , ils sont évidemment critiques et deviennent les plus sûrs garans de la guérison, ainsi que l'expérience m'en a convaincu : mais si l'emploi intempestif des préparations d'or provoque trop tôt l'augmentation d'excitation dont il vient d'être fait mention, il procure alors, en effet, des évacuations qui ne sont et ne peuvent réellement être d'aucune utilité. La même chose arrive dans l'emploi prématuré ou mal dirigé du mercure, sans que les médecins en concluent que cette dernière médication détermine des mouvemens qui ne sont d'aucune utilité pour les malades : autant vaudrait-il ne pas expérimenter du tout, que de négliger la détermination des circonstances qui modifient l'action de l'instrument auquel on a recours, et de ne point rechercher les causes matérielles qui ont imprimé à la maladie, ou une marche spontanée et non attendue, ou une prolongation d'action insolite. Cette prolongation a constamment lieu dans l'administration des préparations d'or, lorsque l'expérimentateur ne modère pas ou ne suspend pas suivant le besoin, l'emploi du remède ou de l'instrument, c'est-à-dire, lorsqu'il les applique d'une manière vicieuse. Cette modération et cette suspension sont ici d'une nécessité rigoureuse, quand on est parvenu à produire les mouvemens critiques qui doivent survenir à la fin du traitement. Si on néglige l'une ou l'autre de ces précautions, l'excitation peut être portée à son comble, réveiller la sensibilité générale, l'exaspérer indiciblement, de façon à ne pouvoir la calmer qu'avec beaucoup de peines, comme l'a fait remarquer M. le baron Percy. Que cet habile chirurgien me permette de lui reprocher d'être tombé dans un défaut de détails qui rend nulles la plupart des expériences faites, et d'avoir négligé l'emploi de la méthode rationnelle dans l'essai d'un moyen curatif, soumis comme tous les autres aux règles dictées par la prudence et l'analogie. Administré comme il doit l'être, loin de faire passer les tumeurs indolentes à un état alarmant, l'or ne se borne pas à les résoudre; mais imprime quelquefois à celles qui ont passé à l'état squirrheux, un caractère plus bénin, les fond, les atténue et les fait parvenir à une entière guérison. Dans le cours de ce mémoire, je four-

nirai la preuve de ce que j'avance, en donnant
dans l'article consacré aux affections diverses,
l'histoire d'une dame de *Martigues* , atteinte
d'une tumeur de cette nature.

M. Percy cite quelques cas dans lesquels l'action excitante du muriate d'or et de soude ,
s'étant manifestée avec intensité, n'a pas toujours été suivie de la guérison. Il parle à ce
sujet d'une périostose volumineuse , qui, à la
dixième prise du remède , fut suivie de douleurs très-lancinantes , et d'une dégénération
carcinomateuse à laquelle le malade succomba.
Je crois avoir suffisamment démontré , pour ne
plus y revenir , la raison pour laquelle l'or agit
très-bénignement chez les individus auxquels
on l'administre avec discernement, et détermine
des effets opposés chez les autres. Mais je ne
puis me persuader que M. le baron Percy ait
avancé sérieusement , c'est-à-dire , avec réflexion , que dix prises , à doses modérées , de
muriate triple, administré en frictions sur la
langue , aient favorisé le développement d'une
dégénérescence carcinomateuse. Eh quoi! pour-
rait-il se persuader , sans faire tort à ses lu-

mières , qu'une si légère cause ait été susceptible de faire naître de si grands ravages ? N'a-
t-il pas soupçonné que la maladie étant trop voisine de la dégénérescence dont il parle , il ne
pouvait se flatter d'en obtenir la guérison ? Et
loin de penser et d'avancer surtout, que dix
prises d'un remède dont la bénignité est constatée , dans les circonstances opportunes par
la lenteur de ses effets, eussent donné lieu à une
terminaison si funeste , ne devait-il pas conclure
que ce remède n'avait rien produit ici parce
que son application n'avait pas été assez hâtive ?.

En opposant aux faits et aux opinions consignées dans le rapport de M. Percy , les faits
que j'exposerai bientôt , on pourra déduire que
ceux qui accusent d'inertie les préparations
d'or , ou ne les ont jamais employées , ou ont
été trompés par les pharmaciens qui les leur
ont fournies ; que ceux qui les ont blâmées
de bonne foi ont été induits à erreur , parce
qu'ils les ont appliquées à contre-temps, ou
qu'ils les ont employées d'une manière peu
méthodique ; que toutes les expériences de la
Commission de l'Académie des Sciences , éta-

blissent, quoi qu'en dise M. le rapporteur, les propriétés incontestables des préparations d'or; que cette Commission convenant même, par l'organe de M. Percy, *qu'on ne saurait les mettre en doute,* il était de son devoir de poursuivre les recherches dont elle avait été chargée et de déterminer rigoureusement les circonstances qui doivent en faire accélérer ou retarder l'usage. Elle devait constater les différentes méthodes auxquelles il faut avoir recours pour obtenir des succès presque certains : c'est ainsi qu'elle se serait convaincue, comme je crois être assez heureux pour convaincre ceux qui me liront sans prévention, que les tempéramens sanguins, bilieux, irritables, ne s'accommodent, au début surtout, que de faibles doses ; que les constitutions molles, les tempéramens lymphatiques exigent non-seulement des gradations plus élevées, mais de passer encore brusquement et en intervertissant la marche accoutumée, à la somme la plus élevée possible de la médication ; que cette dernière méthode devient parfois nécessaire pour obtenir un ébranlement, une perturbation sensibles, à défaut desquels on n'arrive pas toujours à la guérison ; qu'après avoir porté l'ébranlement précité à un certain degré, il ne s'agit le plus souvent, en revenant à de faibles gradations, que de soutenir l'effet procuré lorsqu'il tend surtout à amener insensiblement des crises. En poursuivant les expériences qu'elle avait commencées, la Commission aurait enfin acquis la preuve que toutes les formes médicamenteuses que l'or est susceptible de recevoir, ne conviennent pas aux mêmes individus, aux mêmes maladies. C'est ainsi que les femmes délicates et nerveuses s'accommodent parfois assez difficilement du muriate triple, et supportent très-bien l'or divisé en frictions, et l'oxide à l'intérieur ; que l'oxide prépare parfaitement aux effets du muriate, dans les cas où il s'agit de ménager certaines irritations ; que dans les cas où l'irritation d'un ulcère est excessive, on ne parvient à la calmer et à opérer successivement la guérison, qu'en appliquant d'abord l'or divisé sur les parties irritées, jusqu'à ce que leur sensibilité moins active, permette un traitement plus spécifique , ainsi que j'en offrirai maints exemples.

Si l'on avait expérimenté d'une manière analogue à celle que je viens d'indiquer , je suis sûr que la Commission de l'Académie des Sciences n'aurait point permis à son rapporteur d'avancer que l'utilité et l'innocuïté des préparations d'or sont encore en litige (1). Bien loin de là , et rendue à l'évidence elle l'aurait décidé à rassurer la faiblesse prévenue par des hommes cupides , et à rendre par ce moyen un vrai service à l'humanité.

Je me suis permis , avant d'entrer en matière , de discuter la partie scientifique du rap-

---

(1) Lorsque la Commission de l'Académie des Sciences prononçait cet arrêt , par l'organe de M. Percy , un médecin de Bologne jugeait le procès d'une manière décisive. En lisant cette pièce et tout en acquérant la conviction du talent de l'Auteur dans l'art d'expérimenter et d'observer , on verra jusqu'où devaient aller les soins et les recherches de la Commission précitée. Voyez : *Sopra l'uso di rimedi aurifici nelle malattie veneree , annotazioni teorico-pratiche indirizzate al celebre professore Giacomo Tommasini, dal dottore Fulvio Gozzi , ripetitore di materia medica nella pontificia Università di Bologna.* Bologna , 1817 , per le stampe di Annesio Nobili, 1 vol. in-4.°

port rédigé par M. le baron Percy, ce préliminaire m'ayant paru nécessaire pour justifier les motifs qui me font devancer un travail dont je devais m'occuper plus tard. Dans cette discussion, j'ai dû laisser de côté beaucoup de réflexions incidentes, parce qu'elles sont tout-à-fait étrangères au sujet et n'auraient pas dû en faire partie. Que M. le docteur Chrestien ait, par exemple, persuadé ou non ses concitoyens sur l'efficacité de l'or contre nombre de maladies; qu'ils aiment mieux être traités selon l'ancienne méthode que par la nouvelle, tout cela n'a rien de commun avec le fonds de la question et doit en être élagué : d'ailleurs M. Chrestien est trop délicat pour confondre son adversaire en le démentant par des preuves, dans un cas de cette nature. Mais ce qui est susceptible d'être rapporté, et donne le plus grand poids aux assertions combattues, ce sont les grands éloges accordés à l'oxide, au muriate et aux cures qu'on leur a vu opérer dans le Nord, ainsi que l'attestent les journaux de ces contrées et spécialement celui de M. Hufeland, personnage d'un haut mérite, quoique traité un peu cavalièrement par M. le rapporteur. N'en déplaise à cet habile professeur, la justice rendue à une découverte, ou si mieux il l'aime, à un procédé nouveau, par les hommes qui ont le moins d'intérêt personnel à les blâmer ou à les défendre, sera toujours le plus flatteur. Si les effets sont un peu lents, ils ont par contre-coup l'avantage d'être durables; et M. le baron Percy conviendra avec moi que ce dédommagement vaut encore mieux que celui de passer, un peu trop tôt, pour prophète dans son pays.

RECHERCHES

ET OBSERVATIONS

SUR

LES EFFETS DES PRÉPARATIONS D'OR

DANS LE TRAITEMENT DE PLUSIEURS MALADIES,

ET NOTAMMENT

DANS CELUI DE LA SYPHILIS.

—

La route de l'observation si heureusement indiquée par Hippocrate , est la seule en médecine , qui puisse , comme dans les autres Sciences physiques , conduire à des résultats certains. Toute autre méthode , quelque brillante, quelque spécieuse qu'elle paraisse , n'enfante que de vaines théories et conduit tôt ou tard au scepticisme. Celle dont je parle , au contraire, en ramenant la thérapeutique à des règles fixes et invariables , basées elles-mêmes sur l'identité, la conformité des phénomènes , a pour conséquence l'expérience pratique. Celle-ci pouvant uniquement reculer les limites de l'Art et lui fournir des armes sûres contre les maux auxquels on l'oppose, doit être, par conséquent, l'unique objet qui mérite de fixer le médecin ; de quel point qu'il parte pour le saisir , la persévérance , l'attention , la fidélité et l'éloignement de tout esprit de prévention doivent être ses guides : si ces qualités lui sont étrangères et ne le suivent dans ses recherches , les circonstances les plus ordinaires lui paraîtront neuves et insolites, et l'hypothèse prendra à ses yeux la place de la démonstration. Ce principe est celui auquel je me suis attaché dans l'emploi des préparations d'or, et c'est à sa rigoureuse observation, que je crois devoir les résultats et les réflexions que je réunis dans cet écrit.

Les préparations d'or agissent d'une manière analogue à celle de toutes les médications actives dans le traitement des maladies contre lesquelles on les met en pratique. Cette action est plus ou moins prompte , plus ou ou moins lente , plus ou moins évidente selon le degré d'ancienneté, la nature , la complication de la maladie , le plus ou moins d'irritabilité du sujet et la méthode employée , quant à l'administration du remède. Celle à suivre dans cette administration , est la même que celle qui est adoptée dans l'emploi des substances héroïques données à doses graduées et longtemps soutenue ; c'est-à-dire , qu'elle est basée sur le plus ou le moins de promptitude de ses

effets , sur son inertie et sa trop grande activité. Cette activité pouvant être modérée à volonté , quand elle menace de passer les bornes
que le praticien se propose d'atteindre , ne doit
pas être redoutée par lui : sans elle, il ne pourrait se flatter d'obtenir la solution à laquelle
il tend par l'emploi d'un moyen dont le propre est d'exalter suffisamment l'excitabilité ,
exaltation de laquelle résulte constamment ,
dans ce cas , une réaction du centre à la péri-
phérie , ou vers quelque point de son étendue.
Cette réaction est d'autant salutaire , qu'elle
est toujours plus ou moins ostensiblement suivie par la nature dans la guérison des maladies
en général , soit que l'art vienne à son secours,
soit qu'elle puisse s'en passer. Quoique ce soit
spécialement dans les maladies anciennes que
l'art a besoin d'aider la nature, celle-ci est
néanmoins forcée de recourir à lui dans une
foule de cas récens; et certains médecins modernes ont donné peut-être une fâcheuse im-
pulsion à la science-pratique , en reculant les
limites de l'expectation. C'est , surtout , dans
les affections récentes , qui ne sauraient être
livrées à elles-mêmes sans courir le danger de
s'aggraver ou de dégénérer de leur état primitif,
qu'il faut demander à l'art des moyens efficaces
de guérison. De quelle espèce que soient ceux-
ci , on ne doit jamais perdre de vue qu'ils doi-

vent par leur propriété être autant en opposition avec le principe du mal, qu'en rapport
avec la marche affectée par la nature pour
accélérer son extinction. Or, cette marche consistant à rétablir les fonctions perverties, en
relevant ou en augmentant la tonicité des organes dont elles dépendent, pour altérer ou
expulser ensuite les principes mentionnés, les
efforts du médecin doivent tendre constamment à diriger vers le but précité, les instru-
mens dont il se sert. Parmi les divers instru-
mens employés contre des maladies rebelles, et
notamment contre les affections syphilitiques
de toute espèce, je n'en ai manié aucun qui
se soit plus rapproché de ce terme que les préparations d'or. Je vais commencer à en donner
des exemples.

AFFECTIONS SYPHILITIQUES RÉCENTES ET AIGUES.

L'invasion de la syphilis est marquée, comme
celle de presque toutes les autres maladies,
par un état d'irritation et accompagnée de
mouvemens fébriles plus ou moins sensibles.
Cet état passager et dont la durée peut varier,
est précisément celui qui est soumis à l'influence
de la cause formelle, et qui prépare, en quelque sorte, l'aspect particulier sous lequel la
maladie va se développer ou se développe effec-

tivement. Sa prolongation est susceptible d'être entretenue par le tempérament, la saison, les circonstances antérieures, les habitudes, le régime et l'emploi des médications perturbatrices. Le médecin prudent respecte cette époque, et c'est presque toujours de la bonne ou mauvaise direction imprimée alors à la maladie, que dépendent le succès ou l'insuccès du traitement : j'en appelle, à cet égard, non à mon expérience, mais à celle de tout praticien rationnel. En prenant pour règle ce principe certain et invariable, je n'ai jamais entrepris de traitement radical, antisyphilitique, pendant la période précitée, et m'en suis même éloigné, autant que les circonstances l'ont permis, lorsque j'ai dû avoir recours à un remède énergique et que le malade s'est trouvé doué d'une constitution ou d'un tempérament très-irritables. L'adoption de cette méthode s'est d'autant mieux accordée avec l'usage des préparations d'or, que leur principale propriété consiste, comme je l'ai déjà dit, à augmenter l'excitabilité générale, et notamment celle des systèmes musculaire et vasculaire, dans les évacuations et les éruptions salutaires que l'on remarquera dans les cas dont je détaillerai les histoires.

Peu de jours après un commerce impur, un employé au service des Douanes royales, jeune et sanguin , éprouva un prurit vif dans le canal de l'urètre , ainsi qu'une cuisson assez forte dans la fosse naviculaire , lorsque les urines commençaient ou finissaient de couler. Quelques gouttes d'une matière blanchâtre s'échappèrent bientôt par l'urètre ; le gland prit un aspect inflammatoire auquel le frein participa d'une manière très-intense ; l'écoulement augmenta enfin , devint vert, presque poisseux , assez abondant, et s'accompagna d'un léger gonflement des glandes inguinales. Pendant les douze premiers jours, douleurs fréquentes dans le canal , mais beaucoup plus vives durant l'émission des urines ; érections pénibles , soit le jour , soit la nuit ; pouls fréquent et élevé ; augmentation de la chaleur du corps , surtout vers le soir et pendant la nuit.

Saignée au début de cette période ; pendant sa durée , boissons aqueuses , clystères , lotions émollientes sur le gland , régime ténu , repos.

Le treizième jour , diminution notable des symptômes inflammatoires , de la douleur , et de la fréquence du pouls; au quinzième, plus d'inflammation , mais seulement gonflement au bulbe urétral , pouls lent , absence de toute douleur, écoulement copieux , vert et consistant.

Régime plus nourrissant, boissons moins abondantes , suppression des lotions et des clystères.

Le dix-sept, suppression de la boisson ; le

malade reprend ses fonctions , quoique fort pénibles, et commence à faire usage du muriate d'or et de soude , qu'il reçoit chaque jour en friction sur la langue. Quatre grains de cette préparation sont successivement employés : le premier divisé en douze fractions , le second en onze , le troisième en dix , le quatrième en neuf.

Nul changement dans l'état du malade pendant l'administration du premier grain ; durant l'usage du second , augmentation notable de l'appétit et fréquens besoins de manger ; continuation de la même énergie des fonctions de l'estomac , et développement assez remarquable du pouls pendant l'emploi du troisième ; vers la fin du quatrième , chaleur insolite, soif, pouls élevé , accès de fièvre le lendemain de la dernière fraction du remède. L'accès se termina par une légère sueur , à laquelle succéda un écoulement abondant d'urines , déposant un sédiment roussâtre et homogène : la chaleur insolite et la soif ayant disparu , le pouls reprit son état ordinaire. L'écoulement abondant des urines continua pendant sept à huit jours au même degré, et diminua insensiblement pour reprendre son cours habituel. Immédiatement après l'accès de fièvre , solution du gonflement des glandes inguinales , qui étaient restées légèrement gorgées après la chute des symptômes inflammatoires ; l'écoulement jaunit, blanchit insensiblement et tarit enfin tout-à-fait : il ne faut pas oublier de dire que je m'abstins de tout traitement consécutif après la consommation du quatrième et dernier grain de muriate.

On m'objectera peut-être que la blennorrhagie étant une simple phlegmasie de la membrane muqueuse qui tapisse le conduit urétral, cette phlegmasie parcourt, comme toutes les affections du même genre, un certain nombre de périodes, au delà desquelles elle ne saurait plus exister. Quelque séduisante que soit cette doctrine, malheureusement trop accréditée de nos jours, on me permettra non-seulement de la révoquer en doute, mais de la nier complétement. L'inflammation de la membrane muqueuse qui tapisse l'urêtre, dans la blennorrhagie syphilitique, ou, pour mieux dire, la blennorrhagie elle-même, n'est pas plus essentielle que la formation du bubon, des chancres, des pustules, etc., dans les affections du même genre, et l'expérience ne démontre que trop à combien d'accidens fâcheux cette hypothèse a donné lieu. La blennorrhagie, comme toute affection symptomatique survenant après un commerce impur, est constamment le produit d'une infection d'abord locale, de la transmission d'un virus *sui generis*, d'un virus dont les effets tendent incessamment à s'étendre de proche en proche, que les soins de la nature ne peuvent expulser, et qui, dans tous les cas possibles, ne peut être combattu et détruit que par un traitement approprié. Quelles que soient, au reste, les idées que l'on se forme de la blennorrhagie elle-même, on ne pourra méconnaître l'action radicale du remède, dans le cas que je viens de rapporter, et il faudrait une prévention vraiment automatique pour la dénier ou pour accuser mon sentiment d'exagération. Pour se convaincre, le plus complétement que faire se peut, de la rigueur de mon assertion, on n'a qu'à considérer d'une part, l'intensité des symptômes, la couleur de la matière dans un cas récent, et de l'autre, la marche de la maladie. Non-seulement on a renoncé pendant le traitement radical, à l'emploi de tout moyen secondaire, mais on a abandonné celui-là lorsqu'une réaction secondaire s'est manifestée, c'est-à-dire, lorsqu'il eût été dangereux de l'augmenter ou de la troubler, et que des évacuations critiques sont venues rétablir l'équilibre et épuiser, en quelque sorte, le principe du mal. Enfin, la rapidité avec laquelle un symptôme long-temps stationnaire (l'engorgement des glandes inguinales) , a passé à une entière guérison, est, en faveur de mon sentiment, une preuve si fort irrécusable , qu'il me paraît bien difficile , pour ne pas dire impossible, de pouvoir la contester. Avant de citer des exemples de variétés ou d'espèces plus intenses (1) ou plus compliquées , j'en rapporterai deux qui prouveront qu'en refoulant la réaction produite par le remède, on détruit non-seulement les bons effets déjà obtenus , mais qu'on recompose , en quelque sorte, une nouvelle maladie , ou qu'on fait renaître des symptômes intempestivement supprimés : cette espèce de synthèse équivaudra à une démonstration.

Une demoiselle, âgée de vingt-deux ans, d'un

(1) Ce serait perdre un temps inutile et abuser de l'attention des lecteurs, que de rapporter ici un plus grand nombre d'exemples de blennorrhagies simples et récentes guéries par les préparations d'or. Je me bornerai à dire que l'emploi de ces médications a *constamment* réussi dans le traitement de cette modification syphilitique, que je n'attaque plus, depuis environ deux ans, que par cette méthode , en m'assujettissant à la marche que l'on vient de lire. Trois ou quatre grains de muriate suffisent communément pour la cure ; on est rarement obligé d'en administrer un cinquième. Dans deux cas seulement, le muriate a occasioné une irritation précoce, qui m'a forcé de l'abandonner; alors il fut remplacé par l'or divisé , administré à la dose d'un grain par jour, en frictions sur la langue. La guérison fut complète chez l'un et l'autre malade , mais un peu plus longue à arriver qu'elle ne l'aurait été avec le triple sel.

tempérament bilioso-sanguin , contracta des chancres à l'entour de la vulve et une leucorrhée vraiment syphilitique. Ce fut environ quinze jours après l'invasion de ces symptômes, qu'elle me fit appeler secrètement chez une de ses parentes. Une imagination ardente, l'embarras de sa situation au sein d'une famille dont les mœurs sont très-sévères , son malheur , la saison même (le printemps) , avaient produit chez elle une espèce d'exaltation physique et morale qui lui donnait droit aux plus grands ménagemens. Des boissons aqueuses, quelques bains domestiques, un régime doux et le repos furent seuls recommandés dans ce moment , soit pour favoriser l'entier développement de la maladie, soit pour ne pas augmenter la série de ses symptômes : ces moyens étaient également indiqués par une disposition à l'irritation, dont les progrès se seraient opposés au traitement curatif ou en auraient retardé l'application. Celui-ci ne fut commencé que lorsque le calme eut été entièrement rétabli et qu'il fut à peu près permis de croire que les symptômes étaient enfin bornés , je veux dire environ vingt jours après la première entrevue. Dès-lors , administration du muriate d'or et de soude frictionné sur la langue, en commençant par un seizième de grain par jour, et diminuant d'une fraction seulement à chaque grain suivant , comme l'avait pratiqué M. le docteur Chrestien , dans ses premiers essais avec ce sel triple (1). Il ne survint rien de remarquable pendant l'usage des trois premiers grains , mais l'appétit augmenta et la perte diminua un peu pendant celui du quatrième ; vers la fin du cinquième, mouvement fébrile le soir , terminé dans la nuit par de la moiteur ; continuation du même état des choses , diminution de la perte et cicatrisation de plusieurs chancres pendant les six premières fractions du sixième grain. Le jour de la septième fraction , la malade fut entraînée par sa famille dans une partie de campagne et passa une très-longue soirée sous des arbres touffus et au bord d'une petite rivière. Elle se coucha à minuit et éprouva des frissons fugaces tout le long de l'épine du dos; ramenée le lendemain à la ville, les frissons se prolongèrent et la leucorrhée se supprima brusquement. Un chirurgien , étranger au secret de la maladie et à celui du traitement , prescrivit une boisson diaphorétique. Consulté en particulier par la parente dont j'ai parlé plus haut , je conseillai de garder le lit , la diète et de continuer à faire usage de la tisane prescrite. Deux ou trois jours après l'usage de ce régime, les frissons cessèrent et

______

(1) Voy. Méthode iatraleptique , pag. 497 et 598.

il survint des douleurs erratiques peu intenses ; la malade reprit ses habitudes. Je me proposais de faire reprendre à quelques jours de là , le muriate d'or et de soude , lorsqu'on m'avertit qu'un bubon se développait à l'aine gauche , et que cette circonstance s'accompagnait d'un état de malaise. Fidèle à ma méthode , je retardai l'emploi du médicament , bien persuadé qu'il faut respecter , en pareil cas , les mouvemens de cette nature et observer , sans agir , la nouvelle marche que prend la maladie : on suivit seulement un régime ténu , on garda le repos et on s'abreuva copieusement d'une boisson aqueuse. L'entier développement du bubon ne se fit pas long-temps attendre , comme cela a presque toujours lieu dans les maladies récentes , et de nouveaux chancres se développèrent sur les bords des grandes lèvres : dès cet instant le calme fut rétabli et les douleurs mentionnées se dissipèrent. Les nuits étant paisibles , le pouls bon quoiqu'un peu faible , et la malade ne ressentant qu'une gêne assez notable dans le mouvement de la cuisse, en raison du volume du bubon , je fis récommencer l'emploi du triple sel : dès le début , ce remède fut frictionné à un huitieme de grain par jour et progressivement à un cinquième. Le bubon resta stationnaire durant cette période et les chancres de la vulve achevèrent de se cicatriser. A la quatrième fraction du grain par cinquième, la leucorrhée reparut; celle-ci augmenta insensiblement, sans jamais devenir pourtant tout aussi copieuse qu'auparavant. A la dixième dose par cinquième, le volume du bubon commença à diminer, et la chaleur du corps ainsi que l'altération et la fréquence du pouls à augmenter. Dès-lors, réduction de la dose du triple sel, qui fut reportée à un huitième de grain par jour ; diminution progressive du volume du bubon, et cicatrisation des chancres du bord des grands lèvres ; à la septième dose de la nouvelle fraction, fièvre vive et suspension du remède. La fièvre ne dura que vingt-quatre heures, fut accompagnée d'un resserrement pénible de l'estomac, et suivie d'une sueur si copieuse, que les matelas en furent traversés (1). Cette sueur se chan-

(1) Gozzi a observé, ainsi que moi, des évacuations prodigieuses de cette nature ; il parle entr'autres d'un caporal français qu'il traita à l'hôpital de Bologne, et qui, au quinzième jour d'usage du remède, trempait quatre chemises en vingt-quatre heures, quoique les urines coulassent alors très-copieusement. « *Dopo due settimane si accrebero i sudori in modo,* « *che il malatto bagnava le tre quatro camicie in* « *ventiquatr'ore, nel mentre che le orine si mante-* « *nevano copiose.* » Gozzi, *Sopra l'uso di alcuni rime-* *di aurifici nelle malattie veneree, annotazioni teo-*

gea en une douce moiteur, qui dura neuf à dix jours sans interruption, ne reparut plus enfin que pendant la nuit, et se soutint ainsi près d'une quinzaine encore. Dans le cours de sa durée, le bubon disparut entièrement, et la perte précitée tarit petit à petit : cette guérison est aujourd'hui constatée par la plus brillante santé.

Je passe à une autre observation du même genre.

Un jeune homme, âgé de vingt-deux ans, contracta une blennorrhagie et des poireaux qui établirent leur siége à la base du gland. Après avoir laissé écouler une quinzaine de jours, durant lesquels le malade fut soumis à un régime adoucissant et à des boissons mucilagineuses, j'administrai le muriate d'or et de soude en frictions sur la langue, commençant par un douzième de grain par jour et m'élevant graduellement jusqu'à un huitième. Pendant cette durée de traitement, la blennorrhagie passa par ses différentes périodes et tarit absolument. Pour exciser les poireaux, toujours très-rebelles, lors surtout qu'ils ne constituent plus qu'une affection locale et indépendante, j'attendais que le remède eût déterminé une série de phénomènes propres à me con-

rico-pratiche. Bologna, 1817, 1 vol. in-4.°, pag. 6, parag. 10.

vaincre de la réaction dont j'ai déja parlé. Ayant porté son emploi à un septième de grain, je commençai à m'apercevoir d'un peu de fréquence et d'altération dans le pouls , ainsi que d'une augmentation assez prononcée du coloris de la face , lorsque le malade, malgré mes avis, fut prendre un bain de mer qu'il prolongea assez long-temps en se livrant à la natation. Pendant la nuit qui suivit cette imprudence, état de malaise et frissons ; le lendemain sentiment de constriction à l'épigastre , cardialgie, pouls petit et fréquent : repos absolu , diète', boissons chaudes et aqueuses , julep éthéré pris à cuillerées. Le pouls se développa un peu vers le soir , la cardialgie et les autres symptômes diminuèrent ; mais la nuit suivante des douleurs lombaires très-incommodes se firent ressentir. Cet état se soutint plusieurs jours de suite ; au neuvième, éruption de pustules hémisphériques d'un très-petit volume sur divers points du tronc et des membres supérieurs, diminution des douleurs lombaires. Le lendemain les pustules se multiplièrent ; il s'en manifesta quelques-unes à la face et les douleurs disparurent : enfin le volume des pustules ayant augmenté , elles prirent une consistance de corne , et l'aréole dont elles étaient entourées auparavant s'effaça. Le calme s'étant rétabli avec l'achèvement de la nouvelle forme que la

maladie venait de prendre , je revins au traitement antérieur , en administrant le muriate
triple à un dixième de grain par jour. Cette
médication fut graduellement portée à un
sixième de grain , et les poireaux se flétrirent
peu à peu , les pustules s'affaissèrent après la
desquamation des croûtes cornées qui les
recouvraient , et cette opération eut lieu sans
augmentation bien sensible de l'excitation générale ; je dus cependant supposer qu'elle
avait eu lieu à un degré quelconque , puisque
la guérison fut précédée et suivie d'un copieux
écoulement des urines.

Le refoulement de l'excitation produite par
l'emploi soutenu des préparations d'or , n'imprime pas toujours une nouvelle forme à la
maladie , ou ne la complique pas constamment
avec de nouveaux symptômes. Ce refoulement
occasione néanmoins habituellement de légers
désordres dans l'économie , retarde plus ou
moins la cure , et prend quelquefois une apparence alarmante : le lecteur en jugera d'après
les deux faits suivans ; il se convaincra en même
temps que quels que soient les effets de cette
réaction , ils sont , dans tous les cas, susceptibles
d'être maîtrisés aisément , et ne peuvent avoir
de fâcheuses conséquences.

Un espagnol , âgé de quarante-un ans, d'une
constitution vigoureuse, atteint de deux bubons

très-volumineux aux aines , d'un chancre à la face interne du prépuce et d'un écoulement verdâtre par l'urètre avec des érections fréquentes et excessivement douloureuses, vint me consulter dans les premiers jours d'avril , en 1813, huit à dix jours après l'apparition de ces divers symptômes. Cet individu , dont la profession exigeait certains ménagemens , demandait un traitement prompt , actif et peu ostensible. Il fut d'abord mis à l'usage des boissons aqueuses légèrement émulsionnées , et saigné à deux reprises différentes , dans la vue de diminuer l'éré-thisme général et l'état particulier de phlogose de la muqueuse de l'urètre. Ces moyens aidés de quelques clystères émolliens exigés par la constipation , ramenèrent le calme en cinq ou six jours. Dès-lors l'écoulement , quoique de même couleur , eut lieu avec plus de liberté et plus d'abondance , et le volume des bubons diminua au point de permettre au malade de vaquer à ses affaires , peu pénibles d'ailleurs par leur nature. Quelque temps après on cessa l'usage des clystères, on n'émulsionna plus la tisane et on commença à faire usage du muriate d'or et de soude en frictions sur la langue. Les saignées dont il a été fait mention ci-dessus, un régime diététique extrêmement ténu, le repos et l'emploi soutenu des boissons émulsionnées avaient assez diminué les forces vitales pour permettre de porter le remède à des doses élevées , sans craindre de provoquer une irritation précoce : il fut donc administré au début à un huitième de grain par jour. Le premier grain étant consommé, fut suivi de deux nouveaux grains, divisés l'un et l'autre en sept fractions ; durant leur emploi , le pouls ne varia point , l'écoulement changea de couleur et devint jaune , les bubons n'éprouvèrent aucun changement. Au quatrième jour de l'emploi du quatrième grain divisé en six fractions , élévation du pouls , augmentation de la chaleur de la peau , commencement d'inflammation du bubon gauche, sentiment d'ardeur à la gorge (1). Le lendemain , chaleur plus vive encore, le frottement sur la langue est pénible sans être douloureux , gencives plus colorées qu'à l'ordinaire, mais sans gonflement. Ces accidens ou phénomènes ayant été en aug-

(1) Quoique le passage du bubon à l'état inflammatoire explique en partie le développement de ces mouvemens , je suis porté à croire qu'ils avaient de plus été excités par quelque imprudence, quelque écart de régime dont on ne m'a jamais instruit. Ce n'est pas que Gozzi n'ait observé des mouvemens de la même espèce, après la sixième ou la huitième dose du remède ; mais ces mouvemens étaient plus doux, de courte durée et suivis d'évacuations par les urines et la transpiration , lesquelles ramenaient les choses dans leur ordre naturel. *Voy. l'ouvrage cité , parag.* 54 *, pag.* 17.

mentant pendant trois jours , le malade qui s'ennuyait de garder la chambre , sortit par un temps pluvieux et éprouva une amélioration dans son état. Cé changement qu'il attribua à l'impression de l'air frais, le détermina à faire le soir plusieurs tours de promenade sous des allées touffues et assez arrosées , voisines de sa maison. Il rentra effectivement chez lui dans un état complet de bien-être , se coucha vers les dix heures, et dormit une partie de la nuit , d'un sommeil paisible et profond. Vers les quatre heures du matin il fut réveillé par des frissons passagers qui se bornaient à parcourir le tronc ; à ceux-ci succédèrent des douleurs vives dans l'épigastre , accompagnées d'un peu d'oppression. Dans le courant de la journée suivante , l'oppression devint très-intense , le malade ne pouvait rester deux minutes de suite dans la même situation ; on remarquait de loin en loin quelques mouvemens involontaires dans les membres supérieurs , les urines étaient supprimées , le pouls petit et fréquent, la chaleur du corps au-dessous de sa température ordinaire. Les pédiluves sinapisés , les antispasmodiques les plus propres surtout à pousser vers la peau , déterminèrent une transpiration abondante et mirent fin à cette situation qui dura pendant près de trois jours. Je repris ensuite le muriate d'or à la

dose d'un sixième et d'un cinquième de grain ;
et après en avoir usé quatre grains de la sorte,
le malade éprouva la même augmentation
d'excitabilité générale qui s'était déjà fait remarquer l'autre fois (1). A ce développement de
l'excitabilité qui dura cinq jours en augmentant progressivement , succédèrent des sueurs
copieuses qui se soutinrent pendant trois jours
consécutifs et qui répandaient dans l'appartement
une odeur particulière , un peu alcaline et que
je n'avais observé encore dans aucun autre cas.
Les sueurs se renouvelèrent ensuite chaque
nuit , pendant douze ou quatorze jours ; et il
est digne de remarquer que l'odeur dont je
viens de parler, très-forte pendant les premières nuits , s'élimina peu à peu pendant les
autres, et fut imperceptible dans les trois ou
quatre dernières. Le temps de cette crise , qui
ramena les fonctions dans leur état naturel ,
offrit une durée de seize à dix-huit jours, durée
pendant laquelle l'écoulement blanchit et tarit ,
le bubon gauche abcéda dans un point peu
étendu et perça sans travail pénible , le bubon
droit se fondit, enfin le bubon gauche guérit

(1) On peut juger de la différence de ces deux mouvemens d'exaltation par leurs effets respectifs : dans le
premier cas , invasion brusque , spasmes , désordre
sans but ; dans l'autre, augmentation progressive des
symptômes, crises et guérison à leur suite.

complétement huit à neuf jours après la disparition des sueurs : le chancre considérablement réduit alors et sur lequel il n'avait été fait aucune application , se cicatrisa de lui-même , mais un peu plus tard.

Quoique l'histoire suivante n'appartienne pas précisément aux maladies syphilitiques récentes , les circonstances relatives à son traitement lui donnent une place ici, et l'on me pardonnera de la rapporter actuellement en raison des analogies que ces mêmes circonstances ont avec le cas précédent. Je suis d'ailleurs bien aise d'avoir à exposer en débutant , quelques cas où se sont offert les plus graves accidens qu'entraînent les erreurs de régime d'une certaine classe , durant l'emploi des préparations d'or , et d'apprendre , par ce moyen , comment on peut les prévenir , les expliquer et y porter remède.

Un marin , âgé de trente-deux ans , d'une constitution athlétique , d'un tempérament bilioso-sanguin , était atteint d'une dartre vénérienne qui coupait presque toute l'étendue du pénis et existait depuis trois ans. Cet individu avait subi depuis un an et demi, un traitement compliqué auquel on avait dû la disparition de deux chancres primitifs , mais qui n'avait apporté aucun amendement, par rapport à la dartre dont je viens de parler.

Je lui fis prendre cinq grains de muriate d'or
et de soude, en frictions sur la langue; et les
circonstances qui accompagnèrent ce traitement,
méritent une attention particulière.

Peu capable de suivre avec exactitude un
régime quelconque, le malade ne ressentit
aucun effet des deux premiers grains du·re-
mède, divisés, le premier en quinze fractions,
le second en quatorze. Il y avait deux jours que le
troisième, divisé en douze, était commencé,
lorsque malgré mes avis, le malade fit une
partie de pêche et reçut une forte averse de
pluie sur le corps. Trois jours après cet événement, il ressentit des douleurs dans les membres, lesquelles se dissipèrent par une sueur
copieuse, provoquée par une forte infusion de
pavots rouges et l'attention de se couvrir dans
le lit plus qu'à l'ordinaire. Nonobstant l'inconvénient dont je viens de parler, les frictions
furent exactement continuées ; mais le malade,
pendant les premiers jours d'usage du quatrième grain, divisé en onze fractions, se trouvant tous les soirs dans un café, prit quelques
verrées d'orgeat à la glace. Il remarqua que
cette boisson très-rafraîchissante déterminait
chez lui, pendant la nuit, un sentiment incommode de chaleur vers l'estomac, lequel se
propageait de là à la poitrine ; il se convainquit de l'exactitude de sa remarque, en recon-

naissant qu'il n'éprouvait pas cette sensation lorsqu'il se privait, le soir, de boire de l'orgeat très-froid. Il discontinua donc l'usage de cette boisson ; mais ayant ressenti après la seconde fraction du cinquième grain, divisé en dix fractions, de la fièvre et une chaleur insolite par tout le corps, il s'exposa à la fraîcheur du soir, et but plusieurs verres de limonade à la glace, dans la vue de tempérer les symptômes qu'il éprouvait. Dans le courant de la nuit qui suivit cette imprudence, chaleur intense vive et incommode, tandis que l'habitude extérieure du corps conservait sa température ordinaire ; pesanteur de la tête; engourdissement des membres légèrement douloureux ; continuation de ces symptômes le lendemain au matin, pouls dur : boisson chaude et aqueuse. Cet état continua jusqu'au surlendemain, époque à laquelle le pouls se développa ; alors la chaleur se porta davantage à la surface extérieure du corps et diminua intérieurement, la tête devint moins pesante, les membres moins engourdis, mais toujours douloureux ; enfin, après la septième friction, vers les six heures du soir, la sueur s'établit, dura sans interruption pendant toute la nuit, et les divers phénomènes que je viens de mentionner, dissipés par elle, n'existaient plus le lendemain. Le pouls cependant conserva le même degré d'élévation et le corps le même degré de chaleur pendant trois jours, après lesquels il s'établit une diaphorèse douce, qui se soutint pendant deux fois vingt-quatre heures. Celle-ci ayant cessé, des aphthes parurent aux lèvres, sur la langue, et s'accompagnèrent d'une espèce de salivation qui dura près de huit jours, c'est-à-dire, autant que les aphthes de la langue. Jusqu'alors la dartre n'avait éprouvé aucune modification ; mais peu de jours après la cessation du flux de bouche modéré dont il vient d'être fait mention, elle commença à se séparer en croûtes sèches jusqu'à entière spoliation de la partie affectée ; il y a cinq ans qu'elle est dissipée, et la peau qu'elle couvrait a toujours été depuis dans son état naturel.

Ces deux observations indiquent, ce me semble, d'une manière assez claire, quel est le mode d'agir des préparations d'or et le grand avantage qu'elles offrent sur le mercure et les autres médications, dans le traitement des maladies syphilitiques de toute espèce, et de celles qui sont produites par certains vices des humeurs. Je dis le grand avantage qu'elles offrent, parce que l'expérience constate, ainsi que je le démontrerai en poursuivant mes recherches, qu'elles guérissent en déterminant la même série de phénomènes que la nature

emploie lorsqu'elle procède seule et sans secours étrangers à la guérison des maladies.
Cette observation prend le caractère de la démonstration , par l'analyse scrupuleuse des
mouvemens insolites observés ; lesquels sont
ici bien évidemment produits par l'action du
médicament , ainsi que le prouvent irrécusa-
blement les désordres survenus lorsque son
action a été directement contrariée par les erreurs de régime. Qu'on observe en même temps:
1.° que le plus constant des mouvemens dont
je viens de parler, celui qui précède et met ,
après, en jeu tous les autres , est précisément
celui encore dont se sert le plus sûrement la
nature , je veux dire l'augmentation bien prononcée , quoique modérée , de la tonicité du
système artériel ; 2.° que cette augmentation de
tonicité qui , lorsqu'elle est soutenue et graduée, produit dans toutes les maladies des crises
si salutaires et d'autant plus innocentes, que les
phlegmasies des artères dont on a tant parlé ,
dont on parle tant aujourd'hui , sont non-seulement infiniment rares , mais ne peuvent être
la suite d'un tel mouvement; 3.° que l'augmentation de cette tonicité a pour but et pour
résultat d'expulser petit à petit et plus ou moins
promptement par l'exhalation ou toute autre
voie d'excrétion , ce que le sang noir peut avoir
versé de vicieux dans le torrent circulatoire et

la lymphe. Les heureuses conséquences et la nécessité rigoureuse de l'augmentation de la tonicité artérielle, sont surtout prouvées par les inconvéniens dont on court les chances incommodes, en la diminuant ou la suspendant lorsqu'elle a lieu, comme les observations précitées en offrent des exemples. On a pu effectivement remarquer en les lisant, que ce qui a seulement une tendance manifeste à diminuer l'excitabilité générale, ou bien à balancer simplement les effets de cette propriété physique, occasione dans le traitement par les préparations indiquées, des mouvemens confus qui portent le trouble dans l'économie et fixent vers un seul organe l'exubérance de vitalité répandue uniformément sur tous. Il serait superflu d'expliquer comment cette exubérance partielle, tout à la fois fâcheuse par rapport au point sur lequel elle se concentre et inutile pour l'ensemble de l'économie, détruit en grande partie les effets insensiblement préparés. Dans les recherches de la nature de celles qui m'occupent, les faits instruisent mieux que les discussions; mais ces faits eux-mêmes peuvent recevoir un nouveau jour, en rapprochant leur marche ou leur enchaînement de ceux des maladies les plus ordinaires, et établissant les points d'analogie qui se font remarquer dans leur cours mutuel, soit que ces

maladies arrivent à leur fin , en parcourant des
périodes naturelles , ou que celles-ci soient
détournées par des circonstances perturbatrices.
Il n'y a d'autre différence à observer ici , que
celle qui est relative aux conséquences et au
plus ou moins de rapidité qui s'opère dans les
mutations : ainsi l'avortement ou le refoulement
des mouvemens salutaires qui , dans la fièvre
inflammatoire la plus bénigne , tendent à une
heureuse solution , peuvent produire en peu
de temps une affection beaucoup plus grave ,
tandis que dans les affections dont la marche
est plus lente , comme , par exemple , dans la
syphilis , ils produiront cet effet fâcheux avec
beaucoup moins de vitesse et de danger. J'aurai également occasion de faire remarquer en
son lieu , que les préparations d'or trop long-
temps soutenues , employées au delà du terme
indiqué par la raison et l'expérience , et continuées lorsque des évacuations critiques sont
sur le point de se manifester ou se sont réellement établies , peuvent porter l'excitabilité
générale à un point d'élévation susceptible de
prolonger la maladie ou de la faire dégénérer.
Ces accidens que l'expérimentateur rationnel
sait toujours prévenir à propos, ne s'observent-
ils pas journellement dans une foule de maladies aiguës , par suite de l'abus de certaines
médications, dont l'usage bien entendu eût pro-

duit d'autres résultats ? C'est ainsi que l'emploi des excitans, auxquels il faut quelquefois avoir recours pour favoriser le développement lent ou tardif de certaines éruptions, devient toujours dangereux lorsqu'il est continué après qu'il a rempli l'indication qu'on en attend. C'est ainsi que le quinquina détermine une irritation générale, difficile à détruire et dont les suites peuvent devenir fâcheuses ; lorsqu'il est prodigué après la guérison de la fièvre. C'est ainsi que les cordiaux rigoureusement nécessaires, en certains cas, pour prévenir dans l'apyrexie une faiblesse dangereuse, portent le trouble, le désordre, et font avorter des mouvemens salutaires, quand ils sont continués pendant le paroxysme. A ces rapprochemens, je pourrais en joindre une foule d'autres non moins palpables, qui, en démontrant les affinités des effets des préparations d'or, avec ceux des remèdes dont les propriétés sont le mieux constatées, prouveraient irrévocablement leur efficacité. Ces affinités faciles à saisir, présentent néanmoins quelques légères différences, et celles-ci sont, comme elles doivent l'être, en raison du plus ou du moins grand degré d'acuïté ou de chronicité de la maladie, du plus ou moins d'irritabilité du sujet, et de la différence qu'il peut y avoir dans l'activité des forces médicamenteuses de la préparation employée. Mais quelles que soient ces variétés et ces circonstances, les conséquences en sont les mêmes, ainsi que le démontreront les faits que je vais continuer à exposer.

Un capitaine d'infanterie, âgé de cinquante-un ans, fut atteint, vers la fin du printemps de 1812, d'un bubon à l'aine droite, lequel se développa vingt jours après un commerce impur. Ce malade déjà débilité par de nombreuses blessures et par plus de vingt années d'un service actif et pénible, fut guéri avec cinq grains de muriate d'or et de soude, employés dans l'ordre suivant et en frictions sur la langue.

1.º Un grain de cette préparation, divisé en quatorze fractions. Pendant son usage, augmentation de volume de la tumeur qui était peu douloureuse et nullement enflammée.

2.º Un grain du même remède divisé en douze fractions. Pendant son usage, augmentation de l'appétit, gaîté insolite, nul changement dans la tumeur.

3.º Un grain divisé en onze fractions. Vers la cinquième dose, augmentation de la douleur, de la tumeur et inflammation de celle-ci : ces symptômes firent des progrès journaliers.

4.º Un grain divisé en dix fractions. A la quatrième dose de ce grain, la tumeur étant entièrement abcédée, fut ouverte au moyen de la potasse caustique. La suppuration fut très-abondante pendant neuf jours et accompagnée d'un peu d'élévation dans le pouls. Elle tarit ensuite, et la plaie dont les bords n'offraient point d'irrégularité , paraissait tendre à sa cicatrisation.

5.° Un grain divisé en dix fractions. La cicatrice tendait à s'opérer , comme je viens de le dire dans le paragraphe précédent. Après .la troisième dose de ce nouveau grain , le pouls s'éleva beaucoup plus qu'il ne l'avait encore fait ; il survint en même temps un bourdonnement dans les oreilles , lequel dura près de vingt-quatre heures et fut suivi d'un flux abondant d'urines. Ce flux se soutint pendant neuf jours et ramena le pouls dans son état naturel ; la plaie fut cicatrisée quelques jours après la cessation du traitement, et le malade que j'ai eu occasion de rencontrer plusieurs fois depuis lors , m'a constamment confirmé sa guérison.

Un autre militaire, âgé de plus de cinquante ans , avait contracté un bubon , qu'il portait depuis plus d'un mois , lorsqu'il vint me consulter. Cette tumeur glanduleuse qui , jusqu'alors , avait été indolente , commençait à faire ressentir des douleurs et devenait plus volumineuse sans être encore enflammée. Ce malade obligé de se rendre, pour cause de ser-

vice, à une distance très-éloignée, me demandait à être soulagé pour entreprendre et faire
librement sa route. Lui ayant fait entrevoir
l'incertitude et même le danger des secours
qu'il réclamait, je le déterminai à suivre un
traitement méthodique, radical, et cependant
assez facile pour qu'il pût l'entreprendre à la
veille d'un voyage, et le continuer pendant que
celui-ci s'effectuerait. Les préparations d'or me
parurent posséder ces divers avantages, et il
fut convenu, dans une consultation où je lui
indiquai la manière de s'en servir et les circonstances qui devaient mettre fin à leur usage,
qu'il emporterait avec lui une certaine provi-
sion de muriate d'or et de soude, et qu'il com-
mencerait à les employer tout de suite. Il en
avait pris un grain et demi, lorsqu'arrivant à
Pézenas, la tumeur vint à suppuration et y fut
ouverte par le chirurgien de l'hôpital de cette
ville. Peu de jours après l'ouverture de la tumeur, le militaire reprit sa route, continuant
l'usage du remède, dont le chirurgien de l'hôpital de Pézenas, m'a-t-il dit ensuite, lui avait fait
le plus grand éloge. Il consomma, tant en route
qu'à Bordeaux, trois grains et demi du triple
sel, éprouva une suppuration abondante et des
sueurs copieuses, qu'il attribua aux fatigues
d'une route faite en voiture et à petites jour-
nées, et que j'attribuai, au contraire, à l'ac-

tion du remède. Enfin la plaie se cicatrisa, un mois après l'ouverture du bubon, et ne réclama plus dès-lors la main ou le pansement du chirurgien ; la cicatrice en était très-unie. M. Benoît Tiran, pharmacien à Marseille, qui avait fourni le remède au malade, m'a confirmé plusieurs fois et son entière guérison et la bonne santé dont il jouit actuellement.

Une dame, âgée de vingt-trois ans, que je n'ai jamais vue, que l'on m'a dit être fort blanche et douée de beaucoup d'embonpoint, était atteinte depuis deux mois d'une leucorrhée syphilitique, et depuis trois semaines d'un bubon à l'aine droite. Cette personne, qui ne voulait pas se montrer et se faire connaître, m'ayant fait consulter sur le traitement qu'elle devait suivre pour obtenir une guérison radicale, je lui conseillai l'usage du muriate d'or et de soude, à la condition pourtant, que l'on viendrait me donner régulièrement de ses nouvelles. Elle commença le remède à un quatorzième de grain par jour, descendit ensuite à un douzième et à un dixième pour les deux grains suivans. Le bubon vint à suppuration, pendant l'usage du second grain, et s'ouvrit pendant celui du troisième, à l'aide des pourissans, auxquels il fallut avoir recours, la malade n'ayant voulu permettre l'ouverture, ni par la potasse caustique, ni par l'instrument tranchant. Un quatrième grain réduit à neuf fractions et un cinquième à huit, furent successivement administrés. Pendant leur emploi, la leucorrhée, de verte qu'elle était dans le principe, devint successivement jaune, jaune-clair, diaphane et tarit enfin. Le bubon suppura abondamment et se cicatrisa complétement, quinze jours après les dernières doses du dernier grain. Celle-ci furent suivies de trois jours de fièvre et ces trois jours de fièvre d'une éruption presque générale, qui se dissipa assez promptement, après avoir fourni un peu de matière : on m'a assuré que cette dame jouit aujourd'hui d'une bonne santé.

On peut remarquer, dans les trois cas qui viennent d'être rapportés, la marche la plus commune du traitement par les préparations d'or, dans les maladies syphilitiques récentes ; et c'est précisément en raison de sa simplicité que j'en ai réuni ensemble plusieurs exemples. Ceux que je pourrais citer de cas absolument semblables, seraient nombreux, mais n'apprendraient rien de plus intéressant ; on y verrait toujours, à quelques modifications près, et même à des modifications très-légères, des efforts analogues et des crises semblables. On y observerait constamment que celles-ci sont cependant moins prolongées, précédées de mouvemens moins tumultueux, lorsque le remède favorise ou détermine la suppuration de quelque tumeur symptomatique, comme cela a coutume d'arriver dans certaines affections aiguës terminées par des abcès à l'extérieur. Cette circonstance, en rapprochant l'effet des préparations d'or de celui des mouvemens les plus doux et les plus salutaires de la nature, est bien faite pour déterminer non-seulement la confiance qu'on peut leur accorder, mais indique encore la préférence qu'en bien des cas elles doivent avoir, par nécessité, sur le mercure (1). En effet, la suppuration la plus abondante d'une tumeur, ne met point à l'abri des orages les plus ordinaires dans le traitement mercuriel, et il n'est pas rare de voir alors cette suppuration entraîner des accidens prolongés et opposer des obstacles à la guérison. Les praticiens sont si fort convaincus de cette vérité, qu'ils dirigent communé-

(1) Je dis par nécessité sur le mercure, soit que la nature du cas ou l'état particulier du sujet le fasse redouter, soit encore qu'il ait déjà échoué ou qu'il ait exaspéré la maladie. C'est, entr'autres remarques et par suite de celles-là, que Gozzi a dit que les préparations d'or méritent la préférence sur le mercure, qu'il est pourtant bien éloigné de vouloir rejeter entièrement de la pratique contre la syphilis, et dont il reconnaît les vertus et les dangers. *Voy.* Gozzi, *Ouv. cit.*, *parag.* 55; *pag.* 28.

ment leur effet vers la résolution des bubons syphilitiques , parce qu'ils ont bien souvent de la peine à régulariser la forme ou à prévenir les dégénérescences des ulcères qui en résultent, ou à en modérer les effrayans progrès. Les succès que j'ai obtenu de l'application directe des préparations d'or , et surtout de l'or divisé, sur des affections symptomatiques de cette nature , et notamment dans un cas où les plus grands ravages s'étaient opérés et accrus sous les applications de toute espèce , me fourniront , en temps et lieu , une preuve nouvelle en faveur de cette assertion. Quoique la marche la plus commune du traitement par les préparations d'or et les effets de ce traitement soient analogues aux trois cas que j'ai retracés ci-dessus , il en est cependant qui , ainsi que je l'ai déjà avancé, sortent de cette règle générable. L'irritabilité du sujet , la complication des symptômes , l'action du remède sur des parties susceptibles d'être plus profondément irritées en raison de quelque disposition particulière , forment des nuances qui , sans nuire à la réalité et à l'évidence du principe établi , méritent de fixer toute l'attention de l'observateur. Ces nuances, quoique analogues à celles d'une foule d'autres traitemens spécifiques , sont d'autant plus importantes à connaître , qu'elles jettent un grand jour sur les différentes modifications à suivre dans le mode d'administration des préparations d'or, et qu'elles peuvent faciliter l'intelligence de leur théorie.

Une femme, nouvellement mariée, âgée de vingt-trois ans, d'un tempérament bilieux, me consulta pendant le mois de février de 1812, pour un ulcère assez profond qui lui était survenu tout récemment à l'une des grandes lèvres. Le diagnostic était ici d'autant plus embarrassant, qu'il n'était guères permis de soupçonner cette dame, et que son mari, ne portant avec lui aucun signe d'infection, assurait avoir été parfaitement guéri d'uue blennorrhagie, il y avait environ trois ans, et ne s'être mis, depuis un long espace de temps, dans le cas de contracter de nouvelles maladies de ce genre. Des lotions détersives, faites sur la partie, firent disparaître l'ulcère dans un peu moins d'un mois. Peu de jours après sa guérison, il commença à se manifester une excroissance à côté du clitoris, et les environs de l'anus se couvrirent de condylomes. Rien ne balançait plus mon opinion, et j'étais déjà convaincu, lorsque le mari vit paraître à son tour un chancre sur la face interne du prépuce et des poireaux à la base du gland. De quelle part que vînt la cause, il fallait ici dissimuler et éluder jusqu'à l'idée de tout traite-

ment anti-vénérien., pour déconcerter les soup-
çons de l'un ou de l'autre époux. Les préparations d'or, peu connues encore du vulgaire, me
fournissaient un excellent moyen dont je me
servis.

Les deux malades furent mis à l'usage du
muriate d'or et de soude ; et comme leur traitement présenta une marche et des phénomènes différens, je vais en séparer les histoires.

Le mari, âgé de trente-six ans, d'une faible constitution, prit six grains du triple sel
en frictions sur la langue et divisés comme il
suit : le premier grain en douze frictions, le
second en dix, le troisième en neuf, le quatrième en huit, le cinquième en sept, le
sixième en six ; ce qui indique cinquante-deux
jours de traitement. Pendant l'usage du premier grain, nul changement dans l'état de
la maladie. Après la neuvième friction, augmentation d'énergie des facultés digestives,
c'est-à-dire, besoin fréquent de prendre des
alimens. Ce besoin était attribué par un de
mes confrères peu porté à croire à l'efficacité
des préparations d'or, aux boissons aqueuses,
dont le malade accompagnait son traitement (1);

(1) Ce ne fut que pour convaincre le confrère dont
je parle, que je fis suspendre la boisson , quoique l'expérience me la fit regarder comme propre à calmer la

je fis suspendre la boisson, le besoin fréquent des alimens se soutint pendant l'usage du se-cond grain ; il y eut même un peu d'altéra-tion vers les derniers jours , ainsi qu'un peu de fréquence dans le pouls , de la rougeur au bout de la langue et à l'entour des lèvres : je prescrivis de nouveau une boisson aqueuse, copieuse. Nul changement dans l'état de la maladie.

Le chancre se détergea pendant l'usage du troisième grain ; il y eut des sueurs copieuses pendant la nuit, précédées dans la soirée par une augmentation de chaleur , de l'élévation dans le pouls et de l'altération ; ces sueurs n'entraînèrent avec elles aucun sentiment pé-nible et ne troublèrent point le sommeil : le malade n'en était pas débilité le lendemain.

Les sueurs et les phénomènes qui les avaient précédées , continuèrent pendant l'ad-ministration du quatrième grain ; durant cette période , le chancre se rétrécit et fournit un pus de bonne qualité, l'un des poireaux s'af-faissa ; l'autre , plus volumineux, se flétrit et fut lié vers la base.

Pendant l'usage du cinquième grain , l'alté-ration , l'élévation du pouls , l'augmentation de la chaleur du corps ne se montrèrent le

trop grande excitabilité de l'estomac , quelquefois aug-mentée par l'emploi des préparations d'or.

soir qu'à un faible degré et la sueur de la nuit fut remplacée par une douce moiteur. Le poireau affaissé ayant disparu, ne laissa qu'une trace légèrement calleuse ; la petite plaie qui résultait de la séparation de l'autre poireau fut touchée avec le nitrate d'argent fondu et se cicatrisa ; l'appétit diminua.

Le chancre fut totalement cicatrisé, à dater du premier jour où le malade commença le dernier grain du remède. La moiteur de la nuit diminuant et le malade éprouvant un peu de chaleur dans la poitrine , la boisson aqueuse fut remplacée par du petit-lait. Cette chaleur continua encore quelques jours après le traitement et se dissipa totalement , ainsi que la moiteur, et le point calleux qui répondait au poireau , guérit naturellement.

Rien de plus simple ni de mieux gradué que la marche des résultats produits par le traitement de cette maladie ; et si cet exemple n'est pas un de ceux qui apprennent à classer les préparations d'or parmi les remèdes propres à guérir les affections syphilitiques les plus rebelles , il peut du moins constater son efficacité dans les cas ordinaires et faire naître des vues que l'analogie peut étendre. Au reste, ce n'est pas encore le moment d'examiner cette question importante ; il faut multiplier les observations et les étudier avec beaucoup de soin , avant que de s'élever à toutes les inductions qui peuvent découler de son emploi. Celui-ci fut également heureux et couronné d'un plein succès chez l'épouse du malade dont je viens de parler; mais il entraîna des longueurs , fit naître des particularités peu communes et exigea des modifications qui nécessitent quelques détails et méritent de l'attention.

Cette femme très-irritable , ainsi que l'annonçaient les caractères extérieurs de sa constitution et de son tempérament , prit onze grains de muriate d'or et de soude. Le premier grain divisé en quatorze fractions , le second en douze et le troisième en onze , ne produisirent aucun effet sensible , quoique frictionnés avec beaucoup de soin. Pendant leur emploi , les condylomes s'étendirent et se multiplièrent , l'excroissance acquit plus de volume , et des verrues pullulèrent , tant sur les grandes lèvres que vers la partie supérieure de la face interne des cuisses , tout près de la vulve. Vers la troisième dose du quatrième grain divisé en dix fractions , survinrent des douleurs intenses dans le bas-ventre , suivies le lendemain de tension dans cette partie et d'un léger mouvement fébrile accompagné de soif vive. N'ayant pu découvrir aucune cause capable de m'expliquer d'une manière satisfaisante la production de ces phénomènes insolites (1). Je suspendis les frictions et donnai le petit-lait en boisson. La fièvre disparut, au bout de quelques jours, après lesquels il survint un flux de ventre séreux, qui en dura neuf ou dix et fit cesser les douleurs, ainsi que la tension de l'abdomen. Les menstrues survinrent immédiatement après la cessation du flux alvin, et je différai jusqu'à la disparition de cette évacuation naturelle, la reprise des six doses restantes du quatrième grain. Les forces s'étaient affaiblies par suite des évacuations fréquentes et copieuses dont je viens de parler; elles commencèrent à se relever avec les premières doses du cinquième grain, divisé en dix fractions, comme le précédent, et furent rétablies avant que ce grain fût entièrement consommé. Pendant la soirée correspondante à la dixième fraction du cinquième grain, frisson, chaleur, démangeaison par tout le corps et fièvre; durant la nuit, éruption de boutons plats, irréguliers, isolés et situés au front, au menton, derrière le cou, aux bras et sur les mains. Quoique la fièvre eût cessé le lendemain, je jugeai à propos de suspendre l'administration du remède; mais m'étant aperçu, au bout de trois jours, que les boutons

___

(1) Je l'ai découverte plus tard cette cause, et j'aurai occasion de l'expliquer ailleurs.

devenaient calleux, je fis commencer le sixième grain, divisé en dix fractions comme le précedent. Pendant son emploi, nul changement remarquable, soit dans les phénomènes de la maladie, soit dans l'ordre habituel des fonctions de l'économie. Le septième grain fut divisé en neuf fractions : durant son usage, plusieurs des boutons mentionnés se gonflèrent, se ramollirent, percèrent et devinrent ulcéreux : les ulcères fournissaient une matière sanieuse, répandant une odeur que je ne puis guère comparer qu'à celle du lard ranci. Ces ulcères néanmoins se desséchèrent dans l'espace de dix jours ; les autres boutons subirent la même métamorphose et eurent une terminaison analogue. Leur entière disparition coïncida à peu près avec les dernières doses du neuvième grain divisé en neuf fractions, ainsi que le huitième. En achevant ce neuvième grain, je m'aperçus non-seulement que le volume des condylomes était considérablement diminué ; mais que la plupart des verrues avait disparu. Dès cet instant, je présumai que l'affection n'était plus que locale et j'attaquai l'excroissance avec le nitrate d'argent fondu : cette végétation fut complétement guérie dans l'espace de dix jours, c'est-à-dire, qu'il n'en restait plus de trace, lorsque la malade achevait le dixième grain du remède qui avait été divisé en huit fractions. A cette époque les verrues s'étaient également dissipées et les condylomes étaient presque entièrement affaissés. Nonobstant ces progrès qui s'opéraient naturellement et croissaient chaque jour, j'administrai encore un grain de muriate d'or et de soude, divisé en huit fractions : durant l'emploi de ces dernières doses les condylomes disparurent, et quelques jours après la cessation du traitement, il survint une salivation douce qui dura un peu plus d'une semaine (1).

La longueur de ce traitement, que la malade me proposa souvent d'abandonner, le peu d'action que semblaient exercer les premières doses du remède, les circonstances orageuses et offrant, en apparence, une contre-indication, qui se développèrent pendant l'administration du cinquième grain et à sa suite, m'éclairèrent sur les motifs qui avaient déterminé plusieurs de mes confrères à nier la propriété antisyphilitique de l'or et de ses diverses préparations. Sans doute que moins persévérans que moi, ils n'eurent pas dans certaines occasions la patience de soutenir l'emploi du re-

____

(1) La salivation produite par l'emploi de l'or n'offre ni les caractères, ni les inconvéniens de la salivation mercurielle; c'est une légère fluxion qui n'empêche même pas de s'exposer à l'air, et l'on trouvera sa description dans le cours de cet ouvrage.

mède , ou qu'ils n'eurent pas le courage d'en
porter les doses aussi haut qu'il l'aurait fallu (1)
on que je l'ai fait, avantage que je n'ai dû peut-
être moi-même qu'à l'exemple qui m'en avait
été donné par mon docte confrère M. le docteur Soria , médecin de Sa Majesté le Roi
Charles IV , dans une maladie rebelle dont un
espagnol avait été atteint , et qui avait résisté
à tous les autres secours. Le traitement, dis-je,
m'éclaira encore sur un point également bien
important ; il me fit entrevoir la véritable manière d'agir des préparations d'or et leur analogie avec les différens métaux employés en
médecine , et qui sont peu susceptibles d'être
fort altérés par nos humeurs. Cette action
doit , ce me semble, être purement considé-
rée comme tendant d'abord à augmenter et
augmentant ensuite , en effet, l'excitation générale, sans laquelle il ne saurait s'opérer des
évacuations suffisantes et salutaires , et des modifications dans l'ensemble des fonctions , soit
que les humeurs éprouvent une altération par

(1) J'ai vu un de mes confrères nier la propriété du
muriate d'or et de soude , parce que cette préparation
employée pendant deux mois, par lui , à un seizième,
un quinzième et un quatorzième de grain , n'avait pas
réussi chez deux malades qu'il avait traités de cette
manière. Une pareille assertion dispense de tout com-
mentaire.

la présence d'un levain délétère, ou que les fonctions elles-mêmes soient, à leur tour, altérées par une disposition vicieuse des organes. Cette action augmente donc positivement l'excitation générale, parce qu'en l'état actuel de nos connaissances, il est, du moins, je le crois, difficile d'attribuer à tout autre principe ces mouvemens plus ou moins véhémens, mais toujours sensibles, qui préludent les évacuations critiques, parce qu'il est impossible de méconnaître dans les différentes observations que j'ai soumises jusqu'à présent à l'attention dn lecteur, et qu'il le sera encore moins de ne pas les apercevoir dans la plupart de celles que je vais continuer à mettre sous ses yeux. Je dis enfin, que j'ai cru reconnaître une certaine analogie entre la manière d'agir des préparations d'or et celle des autres métaux usités en médecine, quoique les effets offrent des nuances particulières, parce qu'il suffit de savoir réfléchir pour être convaincu que le mercure en nature, malgré qu'il soit beaucoup plus oxidable que l'or, ne produit cependant de guérison, qu'après avoir déterminé une série de mouvemens dont on ne peut pas toujours maîtriser, à la vérité, les effets, mais qui tendent à opérer les mêmes résultats. Il y a pourtant cette grande différence entre les deux remèdes, que l'un, le mercure, devient un violent irritant qui imprime aux corps, même quelquefois dès les premières doses, des secousses pénibles et orageuses, et à la maladie une fâcheuse direction, tandis que l'autre agit plus lentement, et, par conséquent, d'une manière plus bénigne. Je dis plus lentement et d'une manière graduée, parce qu'il habitue, en quelque sorte, l'économie à son action toujours bornée à une excitation progressive et à des évacuations douces et soutenues. Il y a plus encore, c'est que lorsque cette augmentation d'excitation se dirige vers quelque organe essentiel à l'entretien de la vie, ou qu'elle prend une fausse direction, il est aisé de la faire cesser, en employant des moyens fort simples, ainsi que le démontre l'histoire qui précède ces réflexions, et que le démontreront plusieurs observations répandues dans cet écrit.

Il est un autre effet des préparations d'or qui, en établissant de plus en plus leur efficacité contre les maladies syphilitiques, leur assigne une supériorité marquée sur les préparations mercurielles ; je veux parler de la propriété qu'elles ont de faire reparaître, même assez vite, des symptômes supprimés, dans un moment important et dont le refoulement aurait été susceptible d'aggraver la maladie. A l'exemple que j'ai déjà donné

de ses effets au commencement de ce mémoire , j'ajouterai l'exemple suivant.

Un individu , âgé de trente-six ans , né dans
les pays du Nord , et d'un tempérament lymphatique , avait contracté plusieurs blennorrhagies qu'il avait traitées lui-même , par des boissons émollientes , dans les momens de l'irritation , et par des astringens , lorsque cet état
avait cessé. La dernière blennorrhagie avait été
contractée et guérie depuis environ six ou sept
mois. Vers la fin du mois d'octobre , cet
homme ressentit dans l'œil gauche des douleurs légères auxquelles succéda de l'inflammation. Ces douleurs augmentèrent progressivement et devinrent si atroces vers le milieu du
mois de novembre suivant , qu'elles ne laissaient aucun relâche , troublaient entièrement
le sommeil et occasionaient du délire pendant
la nuit. Appelé auprès de ce malade, je découvris un ulcère qui occupait le tiers supérieur
de la cornée , un larmoiement visqueux , abondant , légèrement fétide , un gonflement inflammatoire de la conjonctive , formant à l'entour
de la cornée un bourrelet d'environ une demi-
ligne : le pouls était petit et fréquent , la langue couverte d'une couche muqueuse assez
épaisse , la bouche pâteuse. Ces derniers , je
les regardai comme symptomatiques , et j'employai sur le champ, les remèdes qui me pa-

rurent les plus propres à calmer des douleurs qu'aucun langage ne saurait dépeindre. L'inefficacité de ces moyens me fit faire des questions et des recherches qui me mirent à même de découvrir les faits exposés plus haut : ceux-ci me firent d'autant mieux reconnaître une cause syphilitique que l'expérience m'a appris , qu'après les organes de la génération , les yeux sont ceux vers lesquels se dirigent le plus ordinairement ses funestes effets , surtout dans les contrées voisines de la mer. Je n'hésitai donc pas à proposer un traitement antisyphilitique et je donnai la préférence au muriate d'or , comme me paraissant le plus propre à s'accommoder à la saison , au tempérament et à la profession du malade.

Ce fut le vingt-trois du mois de novembre , que je commençai à mettre en usage sur cet individu la préparation mentionnée. Le premier grain fut divisé en seize fractions , le second en quatorze, le troisième en douze , le quatrième en dix , le cinquième et le dernier en huit , ce qui fournit le calcul de soixante-huit jours d'emploi du remède. Ses effets ne tardèrent pas à se faire apercevoir ; car, chose étonnante, la douleur parut moins vive , dès la quatrième friction , et eut tout-à-fait disparu après la seizième , ainsi que M. Besson père , pharmacien du malade , qui en a été le témoin,

peut l'attester au besoin. Dès la douzième friction , parut spontanément , et sans avoir été
excitée par aucun moyen étranger , une blennorrhagie de couleur verdâtre et qui devint
copieuse en peu de jours. Celle-ci suivit un
cours régulier, blanchit vers le vingt-cinquième
jour et eut tout-à-fait disparu , après s'être
réduite insensiblement vers le quarantième. Le
gonflement de la conjonctive fut en diminuant
depuis le dix-huitième jusqu'au vingt-septième,
qu'il disparut totalement. L'inflammation de
cette partie se dissipa plus lentement , petit à
petit, et ne fut absolument guérie que vers la
soixantième friction , époque à laquelle l'ulcère
de la cornée fut pareillement cicatrisé. La
vision qui était restée faible s'est fortifiée depuis lors (1).

Je dois faire remarquer ici, et cela me paraît essentiel , que pendant le traitement, je
ne prescrivis aucun topique sur l'œil affecté,
que je me bornai à mettre cet organe à l'abri

(1) M. Marut-de-Lombre , médecin en chef des hôpitaux militaires , en Italie, et Gozzi ont guéri plusieurs ophthalmies syphilitiques très-aiguës , avec les
préparations d'or. Gozzi cite entr'autres une affection de
ce genre qui avait résisté aux moyens curatifs les mieux
indiqués , et qui ne céda qu'à vingt-quatre doses de muriate d'or. *Voy.* Gozzi, *Ouv. cit.*, *parag.* 14 *et* 16 *;*
pag. 8 *et* 9.

des impressions de l'air et de la lumière, au moyen d'une simple compresse, et que le malade fit usage d'une simple tisane d'orge. Je ne dois point laisser ignorer surtout , 1.º que l'inappétence dont j'ai parlé fut dissipée vers la dixième friction ; 2.º que l'appétit qui lui succéda , devint si vif vers le milieu du traitement, que tout aliment paraissait bon pour le satisfaire , même ceux qui inspiraient auparavant de la répugnance ; 3.º que , pendant le traitement , et même quelque temps après , le visage était très-coloré , quoique habituellement pâle dans l'état de santé , et qu'une gaîté et une vivacité insolites avaient remplacé la morosité et le phlegme habituel du caractère ; 4.º enfin, que le pouls, d'abord petit et fréquent, devint insensiblement plein et élevé vers la fin du traitement.

Quoique cette affection ne fût pas absolument récente , j'ai dû pourtant la classer parmi les maladies syphilitiques aiguës , en raison de la nature des symptômes qu'elle avait développé. Pourrait-on d'ailleurs assigner une autre place à un état inflammatoire aussi exquis, que celui auquel le malade fut en proie ? Ce qui surprend le plus dans cette observation , c'est de voir arriver une guérison aussi heureuse , une excitation générale aussi prononcée , durant et après le traitement , sans que cette excita-

tion ait été suivie de quelqu'une des évacuations dont j'ai déjà parlé. Cette circonstance
serait non-seulement susceptible de faire penser que la blennorrhagie prolongée jusqu'au
quarantième jour, en a tenu lieu ; mais qu'on
aurait pu se passer peut-être, après la guérison de cet écoulement, de continuer l'administration du remède. J'ai déjà fait remarquer
et je ferai remarquer encore, que les symptômes qui se développent sur la surface du corps,
persistent quelquefois lorsque le principe du
mal est entièrement usé, et qu'ils ne disparaissent eux-mêmes que quelque temps après ;
tels sont spécialement les poireaux, les verrues et certains ulcères. L'épouse du malade
précédent va me fournir un exemple positif de
ce que j'avance.

Cette dame, un peu plus jeune que son mari,
d'un tempérament bilieux et très-irritable, était
atteinte, depuis peu, d'une leucorrhée à laquelle venaient de succéder des verrues qui
occupaient les bords des grandes lèvres, et
d'un ulcère chancreux situé vers la commissure inférieure de ces dernières parties. Une
affection catarrhale récente qui concommitait
avec ces symptômes, ne me permit pas d'abord
de m'occuper de la maladie syphilitique. Le
catarrhe entièrement guéri, je fis commencer
l'usage du muriate d'or et de soude en fric-

tions sur la langue , et en débutant par un quatorzième de grain par jour. Ce traitement dura un peu plus de trois mois , et fut porté jusqu'à un sixième de grain par jour , du remède. L'augmentation de l'excitabilité générale se fit remarquer , d'une manière très-sensible, pendant l'administration du quatrième grain , se dirigea plus spécialement vers l'estomac dont il activa beaucoup les fonctions , et s'éleva ensuite progressivement. Quand on fut parvenu au sixième , des bouffées de chaleur se manifestèrent de loin en loin, dans le courant de l'après-midi et dans la soirée, avec fréquence sensible du pouls ; dès-lors , diminution de la leucorrhée et modification de sa couleur. Cette perte tarit tout-à-fait pendant l'emploi du huitième grain, et le chancre guérit avec elle. Dès le neuvième , les bouffées se rapprochèrent , se confondirent , et un état fébrile permanent , mais peu intense , s'établit et dura pendant trois ou quatre jours. Il s'accompagna d'abord d'un peu d'ardeur à la gorge , ensuite de difficulté d'avaler , de phlogose des gencives et d'aphthes dans l'intérieur de la bouche. Une salivation muqueuse et tout-à-fait inodore commença à s'établir le cinquième jour, augmenta progressivement , se maintint pendant onze jours, et fit dissiper les symptômes précédens. Cette salivation, analogue à toutes celles que j'ai vu produire, ou par l'usage du muriate, ou par celui de l'or à l'état métallique et très-finement limé (1), n'entraîna, ni l'ébranlement, ni la sensibilité ou l'agacement des dents, comme cela arrive à la suite de l'emploi du mercure, et ne s'opposa jamais à ce que la malade s'exposât librement à l'air. Les verrues peu susceptibles d'être excisées, en raison de la largeur de leur base, restèrent stationnaires durant tout le traitement, et se dissipèrent d'elles-mêmes, six mois environ après celui-ci. J'avoue franchement que je n'étais point complétement rassuré sur la cure de cette dame, que l'existence de ces verrues m'en imposait, et que je regrettais de trouver la malade rétive aux conseils d'entreprendre d'autres remèdes : huit années d'une santé parfaite m'ont pleinement convaincu de l'entière guérison, et ont, par conséquent, dissipé toutes mes craintes.

J'ai eu plusieurs fois occasion, depuis cette observation, de faire de semblables remarques et d'obtenir les mêmes résultats ; mais c'est surtout dans les cas d'excroissances indolentes, qu'elles se sont le plus souvent présentées. Si l'on considère, en effet, que l'influence de

(1) J'emploie ordinairement l'or de sequin, que je fais limer, d'après le conseil de M. le docteur Chrestien, avec des limes usées et mousses, afin que les molécules qu'elles détachent soient plus ténues.

la vitalité est presque nulle, par rapport à ces sortes de productions morbides, douées en général d'une bien faible sensibilité lorsqu'elles n'en sont pas tout-à-fait dépourvues, on sera peu étonné qu'elles ne puissent pas constamment céder à l'effet des remèdes qui agissent même avec le plus d'activité sur l'ensemble de l'économie, à laquelle elles deviennent comme étrangères par leur manière d'exister. Stationnaires pendant la vie entière, on ne les verrait prendre aucune part aux différentes révolutions que le corps éprouverait; elles meurent comme elles existent, je veux dire sans conséquence pour l'ensemble ou la partie à laquelle elles tiennent. Un médecin renommé de Montpellier, m'adressa, il y a quelques années, un de ses malades que des affaires urgentes attiraient et fixaient à Marseille. Ce jeune homme, atteint, entr'autres symptômes, d'un grand nombre de poireaux situés à la base du gland, avait subi le traitement le plus étendu par les préparations d'or. Tout s'était parfaitement dissipé, la santé était belle et florissante; mais les poireaux à bases assez larges subsistaient encore dans leur premier état. Je lui conseillai de faire exciser les excroissances et d'abandonner son traitement, parce qu'il deviendrait superflu : il n'a ressenti, depuis cette époque, aucune incommodité de ce genre. Il est bien

peu de praticiens qui n'aient observé des accidens de cette sorte, et qui n'aient vu des
excroissances de même nature, surtout des
verrues dont le développement était dû à des
affections syphilitiques antécédentes, subsister
après la guérison et durer toute la vie, sans
occasioner la moindre incommodité. Il n'en est
pas de même, par rapport aux affections symptomatiques, plus susceptibles de participer à la
vitalité des parties du corps où elles ont leur
siége. Mais, comme je l'ai dit précédemment,
il arrive quelquefois qu'elles ne guérissent que
lorsque le remède a reçu son plein effet, c'est-
à-dire, un certain temps après qu'on a cru
devoir en suspendre l'administration. Quoique
cet écrit doive fournir ailleurs plusieurs exemples de ce que j'avance, l'observation suivante
trouvera naturellement ici sa place.

Une domestique, âgée de trente-six ans,
avait une excroissance assez considérable sur
le bord de la nymphe gauche ; elle était atteinte, de plus, d'une leucorrhée abondante,
de couleur verdâtre, et d'un bubon indolent à
l'aine gauche. La leucorrhée existait depuis
six mois, l'excroissance et le bubon depuis
trois ou quatre : la malade n'avait fait aucun
remède. Depuis le six mars 1816, jusqu'au
cinq avril, elle prit à un dixième de grain
par jour, trois grains de muriate d'or et de

soude en frictions sur la langue. Du six avril au vingt-un du même mois, elle en prit deux grains à un huitième par jour.

Du vingt-deux avril au six mai, elle en consomma deux grains divisés par septièmes.

Du sept au dix-huit mai, deux nouveaux grains divisés par sixièmes.

Pendant tout le traitement, augmentation notable et progressive de l'appétit; et depuis le dix-sept avril, jusqu'à la fin du même mois, démangeaisons par tout le corps, et sueurs pendant la nuit.

A dater de l'apparition des sueurs, diminution progressive de la leucorrhée, dont la couleur et la consistance allèrent toujours en se modifiant, jusqu'à son entière extinction.

Mais le bubon resta stationnaire, ainsi que l'excroissance précitée. Je fis exciser cette dernière, le vingt-deux mai, et la plaie qui résulta de cette opération, fut pansée avec un mélange de quinze grains d'or divisé, combinés avec deux gros de cérat de Galien. La cicatrisation s'opéra en sept ou huit jours; le bubon fut fondu en dix ou douze, par des frictions qui furent faites, deux fois par jour, sur cette partie, avec le volume d'un pois d'un mélange composé avec un gros d'or divisé et demi-once d'axonge.

A ce fait j'ajouterai le fait suivant, parce qu'il est plus concluant encore.

Après un commerce impur, un ouvrier ca-
lefat, âgé d'environ quarante ans, fut atteint,
en 1817, de deux bubons aux aines, qui
acquéraient, chaque jour, du volume, et sur lesquels un élève en chirurgie fit appliquer des
emplâtres fondans, connus sous le nom d'emplâtre de Vigo. Ces tumeurs qui, jusqu'à cette
application, avaient été peu douloureuses, le devinrent excessivement, mais cessèrent d'augmenter
de volume. Consulté par le malade, je l'engageai à renoncer à toute espèce d'application ;
je lui prescrivis le repos, un régime ténu et des
boissons aqueuses. Les douleurs cessèrent presque spontanément ; mais, quelques jours après,
les bubons firent de nouveaux progrès et acquirent, l'un et l'autre, la grosseur d'un œuf de
poule d'Inde. Parvenus à ce volume, ils restèrent indolens et ne subirent aucune variation
pendant quinze jours ; j'administrai alors le
muriate d'or et de soude en frictions sur la
langue : au début, à un quatorzième de grain
par jour, et successivement à un douzième et à
un dixième. Vers les derniers jours d'usage du
troisième grain, divisé en dix fractions, comme
je viens de le dire, le malade ressentit quelques élancemens dans le bubon gauche, et ceux-
ci augmentèrent progressivement. Cette circonstance ne m'empêcha pas d'élever la dose du
remède et de passer à un neuvième et à un

huitième de grain ; durant l'emploi desquels la tumeur , après avoir subi les différentes périodes inflammatoires , parvint à suppuration. L'abcès fut ouvert d'un coup de lancette , laissa échapper une assez grande quantité de matière, suppura pendant environ une vingtaine de jours, et se cicatrisa ensuite rapidement. Les frictions furent suspendues , pendant six jours , vers l'époque de l'ouverture de la tumeur , reprises après à un huitième de grain par jour , et continuées de la sorte jusqu'à la cicatrisation. Durant le temps dont je viens de parler , le bubon droit n'éprouva pas le moindre changement , ce qui me détermina à passer brusquement à un cinquième de grain divisé en deux fractions par jour , l'une prise le matin , l'autre le soir après le dernier repas. A la huitième dose de cette nouvelle division , horripilations fréquentes et de courte durée , frissons auxquels succéda une fièvre modérée qui dura environ quatre jours, et fut suivie à son tour d'un flux abondant d'urines , lequel se prolongea pendant neuf à dix (1). Les frictions furent supprimées dès

(1) La production de ce flux, au moyen des préparations d'or, a paru si constant à M. le docteur Edward de la Field, que ce médecin a prévu et constaté, par des expériences , leurs bons effets dans les maladies qui s'accompagnent de la suppression ou d'une diminution

l'instant que l'appareil des symptômes relatés
commença à se manifester, et ne furent plus
administrées dès ce moment; mais, à fur et à mesure que les urines coulèrent en abondance,
c'est-à-dire, que la crise fut entièrement établie, le bubon diminua sensiblement et se réduisit à un petit volume. Celui-ci, de la grosseur d'un petit œuf de pigeon, resta stationnaire,
pendant plus de cinq mois, malgré l'application des fondans réputés les plus efficaces, et
disparut enfin, en peu de jours, sans secours
d'aucun genre, après un travail forcé.

Les effets produits par le muriate d'or et de
soude, dans les deux cas qui viennent d'être
rapportés, s'observent assez fréquemment aussi
dans ceux de la même espèce où le traitement
mercuriel a été employé; il est bien peu de
praticiens qui n'en aient eu des exemples, et
cette circonstance en démontrant l'efficacité des
deux médications, à de grands avantages près
de la part de l'une dans des affections analogues, est un des meilleurs argumens à opposer
à l'incrédulité ou à l'obstination. Sans m'étendre davantage sur ce sujet, je ferai remarquer,
pour venir à l'appui de la seconde observation,
combien il peut devenir dangereux de répri-

considérable de cette excrétion. *Voy. son Rapport, inséré dans cet écrit.*

mer, par des applications hâtives, la formation
des tumeurs qui se développent dans les maladies d'espèces différentes, et notamment
dans la syphilis. Ce principe, scrupuleusement
adopté par rapport aux maladies aiguës en
général, et surtout par rapport aux fièvres,
ne l'est presque jamais dans certaines affections du système lymphatique ; et l'on a vu
même des chirurgiens très-habiles d'ailleurs,
extirper le paquet glanduleux qui constitué
le bubon vénérien, sans égard pour la période de la maladie. Il suffit d'avoir étudié avec
un peu d'attention la marche des maladies en
général, pour être convaincu du danger de ces
sortes de perturbations ; elles rendent non-
seulement le traitement plus rebelle, mais
préparent encore des formes nouvelles, irrégulières, insolites, et des dégénérescences dont
l'opiniâtreté déconcerte l'habileté la plus consommée. Je dis qu'il suffit d'avoir étudié la
marche ordinaire des maladies, pour être convaincu du danger de ces sortes de perturbations, parce qu'ainsi que l'ont pensé la plupart des grands écrivains en médecine, et
tous les bons observateurs, la nature est une
dans son but et indique toujours son intention, quel que soit son degré de faiblesse :
je n'excepte de ce cas que les anomalies prononcées, sans préjudice pourtant des phéno-

mènes antécédens qui les ramènent au principe établi. Or, l'intention de la nature ne pouvant être méconnue dans la formation du bubon syphilitique, je ne puis concevoir comment un assez grand nombre de praticiens
tentent et opèrent sa fonte par des applications
topiques, dès le commencement du traitement.
Je sais bien qu'ils m'opposeront les effets ultérieurs de ce traitement-là ; mais, en les supposant, dans ce cas, aussi efficaces qu'ils l'admettent, pourront-ils prévenir les suites d'un
refoulement, susceptible à son tour de devenir
d'autant plus funeste, qu'on ne saurait en diriger le mouvement? Ce mouvement, quel
qu'il soit, tend nécessairement à produire des
symptômes nouveaux, le principe morbide
établissant son siége sur un nouveau point de
l'organisation, ou se portant et agissant avec plus
de force et d'intensité sur la masse des fluides : soit que l'une ou l'autre de ces révolutions ait lieu, les résultats n'en déconcerte-
ront pas moins la marche naturelle de la maladie, et on lui verra, comme cela arrive presque toujours, prendre, dans cette catégorie, un
nouvel aspect et une autre forme. C'est ainsi
que la résolution trop prompte du bubon est
souvent suivie d'affections terribles de la gorge,
d'ophthalmies rebelles, de douleurs ostéocopes,
quelquefois même de ces périostoses, de ces

exostoses contre lesquelles l'art a besoin d'employer des efforts inouïs. Un des plus grands inconvéniens des résolutions artificielles prématurées dans le traitement de la syphilis, c'est qu'en faisant disparaître le symptôme, elles masquent, en quelque sorte, la maladie, et en imposent sur la certitude de la guérison. Trompé par l'apparence, le malade se rassure sur son état, renonce à l'emploi des remèdes, à la servitude du régime, et court ainsi vers de plus grands maux. Les formes que ceux-ci prennent à leur tour sont d'autant plus redoutables, qu'un foule de circonstances prises, tant dans le nouvel aspect de la maladie, que dans la situation personnelle de celui qui en est atteint, sont capables d'en imposer au médecin et de l'égarer dans son diagnostic. Un membre de l'ancien Collége royal de médecine de Marseille, feu M. le docteur Chevalier, s'était adonné, durant le cours d'une longue pratique, à la recherche des différentes formes sous lesquelles se reproduit la syphilis, lorsqu'elle n'a pas été complétement éteinte. Les affections variées qui résultent d'un défaut d'entière guérison, dans ce cas, lui avaient paru si extraordinaires qu'il était tenté d'en admettre le principe dans la plupart des maladies chroniques dont les causes étaient obscures. Il rapportait spécialement ce principe à l'hypochondrie en général, et ses réflexions à cet égard sont on ne peut plus ingénieuses. Quoique le docteur Chevalier ait peut-être donné une trop grande latitude à ses idées, il n'en est pas moins vrai que son travail pourrait jeter beaucoup de jour sur les dégénérescences syphilitiques, et que ceux entre les mains de qui il se trouve, rendraient en le publiant, un service important à l'art de guérir.

On objectera peut-être, qu'en favorisant, par certaines applications locales, la suppuration des bubons, on a principalement en vue de prévenir les dégénérescences qui peuvent en être la suite. Je crois cette opinion mal fondée; et loin d'attribuer aux effets de la suppuration, les caractères plus ou moins graves que prend quelquefois l'ulcère qui en résulte, l'expérience m'a convaincu qu'il faut plutôt les rapporter à une fausse direction des moyens curatoires, soit généraux, soit particuliers. Combien de fois aussi l'usage des fondans et des résolutifs sur les bubons indolens, n'a-t-il pas fait passer ceux-ci à un état d'induration squirrheuse, qui a immensément retardé la guérison de la maladie, ou nécessité l'emploi des caustiques les plus douloureux ! Je n'entends cependant pas que l'on provoque non plus la suppuration de ces sortes de tumeurs lorsqu'elles n'y ont aucune tendance, car celle-là serait suivie d'engorgemens considérables, susceptibles de produire à leur tour de nouvelles inflammations ; mais qu'on les laisse aller à leur propre mouvement, à moins que la terminaison du traitement, la destruction des autres symptômes n'indiquent, comme dans l'un des cas précités, la nécessité de résoudre une affection ancienne et qui n'est plus que locale. Dans tous les cas, néanmoins, je regarde la suppuration naturelle des bubons, comme l'issue la plus avantageuse qu'ils puissent avoir, et comme l'un des phénomènes qui contribue le plus à abréger la durée de la maladie.

Les symptômes extérieurs de la syphilis doivent d'autant plus être favorisés à l'époque de leur développement, qu'on peut les regarder, en toute assurance, comme une direction imprimée par la nature à la maladie elle-même. Cette direction est d'autant plus favorable, en général, qu'ainsi que l'a fait observer le célèbre Barthez, en parlant de toutes les espèces de fluxions, les symptômes extérieurs ont une durée nécessairement limitée ; qu'ils peuvent avoir des effets salutaires, soit en changeant la manière d'être morbifique des organes, soit en dissipant une partie de la cause humorale. Cette vérité est constatée par les heureux résultats des différens flux que fait naître la

syphilis et dans lesquels l'expérience journalière fait reconnaître la propriété d'atténuer
d'autres symptômes et d'en abréger la durée.
Il serait inutile d'en citer ici des exemples,
parce qu'ils sont connus de tous les praticiens
et à la portée de tout le monde ; et comme
les rapprochemens à faire entre les mouvemens
analogues dans des maladies d'espèces différentes , expliquent les conséquences de ces mouvemens , ce point se trouve nécessairement
rapporté à la doctrine générale des crises dont
il fait partie. C'est donc en parlant de cette
doctrine , que je me suis imposé la loi d'abandonner à eux-mêmes , durant leur première
période , la direction des bubons syphilitiques,
trop souvent réprimés , je le répète , par des
mains inexpérimentées , et que je ne fais sur
eux des applications résolutives ou fondantes ,
que lorsque le traitement est assez avancé pour
donner à penser que leur indolence ne tient
plus qu'à un certain état d'habitude locale. Je
ne sais si je m'explique assez clairement pour
me faire comprendre du lecteur ; mais il m'est
impossible de pouvoir mieux rendre ma pensée : je prie ceux qui me trouveront obscur ,
de suspendre un moment leur jugement , et de
ne le porter, que lorsqu'ils auront achevé de
parcourir les faits que je continuerai à exposer dans cet écrit. Avant que de citer ceux

qui viennent plus directement à l'appui de mon opinion, je ferai remarquer que ce que j'ai dit touchant les bubons se rapporte aux autres symptômes extérieurs ; cette manière d'agir a de plus l'avantage de constater irrévocablement l'efficacité du traitement et du remède sur lequel celui-ci repose ; si néanmoins je viens à présenter des exceptions, je prierai de considérer et la nature des cas qui les ont réclamées, et la nature des médications qui ont été employées pour hâter la cure de l'effet ou du symptôme.

Un garçon perruquier, âgé d'environ vingt ans, contracta une blennorrhagie et un bubon à l'aine gauche, qui se développèrent à un assez court intervalle l'un de l'autre. La blennorrhagie parcourut sa période d'inflammation sans rien offrir de remarquable, si ce n'est un prolongement insolite, favorisé sans doute par la formation de la tumeur. Celle-ci acquit en peu de temps le volume d'un œuf de poule, et n'était douloureuse qu'autant qu'on la comprimait, ou que le malade était forcé de faire un exercice soutenu. Après avoir suffisamment humecté ce malade, à l'aide des boissons mucilagineuses, et dissipé, par ce moyen, la phlogose de la membrane urétrale, il fut mis à l'usage du muriate d'or et de soude en frictions sur la langue. Les trois premiers grains furent divisés en quatorze , treize et douze fractions. Durant l'administration du second et du troisième grain , la couleur de l'écoulement qui , jusque-là , avait été verdâtre , devint jaune et successivement blanche. Pendant l'emploi du quatrième grain , divisé en onze fractions , le bubon fit éprouver des douleurs lancinantes , s'enflamma et entra en suppuration. La fièvre que produisit ce travail , nécessita momentanément la suspension du remède , lequel ne fut repris que trois jours après l'ouverture de la tumeur. À mesure que celle-ci fut vidée , l'écoulement blennorrhagique diminua , et tarit enfin de lui-même au seizième jour de la suppuration , qui se prolongea jusqu'au vingt-unième. La cicatrisation fut prompte , régulière , précédée d'une augmentation ʾde l'excitation générale survenue après l'usage de trois nouveaux grains du muriate triple , divisés en dix , neuf et huit fractions, laquelle augmentation d'excitation fut suivie d'un flux d'urines abondant et prolongé.

Cette observation , en démontrant combien la marche de la syphilis devient simple sous le traitement par les préparations d'or , lorsque celui-ci est administré avec méthode et n'est pas contrarié dans ses effets ordinaires , prouve , ainsi que je l'ai avancé plus haut , que la solution la plus heureuse de la maladie , est celle qui s'opère par la solution la plus parfaite de ses symptômes. Je dis la solution la plus parfaite de ses symptômes, étant impossible d'en admettre une plus complète que celle dont on vient de voir l'exemple : celui-ci présente, en effet, une durée suffisante, un état permanent de fluxion qui , en favorisant au dehors l'issue d'une partie de la cause , permet au remède d'atténuer et de détruire celle qui existe au dedans. Je le demande ici aux praticiens les plus consommés , juge-t-on autrement de la guérison d'une maladie quelconque , que par la cessation progressivement amenée de ses effets , et de l'efficacité d'un remède, autrement que par une pareille manière d'agir ? Je dis plus, s'il est permis en médecine , s'il est même prudent et utile de douter de l'efficacité réelle d'une médication qui fait brusquement disparaître les phénomènes propres à la maladie , n'y aurait-il pas de la mauvaise foi à refuser de la confiance à la médication qui ne fait cesser les symptômes du mal qu'après les avoir insensiblement usés ? Telle est la propriété des préparations d'or ; propriété démontrée par l'expérience, et qui n'a sans doute rencontré , comme toutes les nouveautés utiles , des adversaires et des antagonistes , que parce qu'en général , on n'a pas apporté dans son emploi , ou assez de méthode , ou assez de persévérance. Il est certain que toute médication qui déplace brusquement un symptôme essentiel, ne le déplace qu'aux dépens de la cause que ce déplacement aggrave, quoique le symptôme se reproduise quelquefois sous une autre forme et sur une autre point de l'organisation. Cette vérité est trop connue pour que j'aie besoin de la prouver ; c'est moins pour l'étayer que pour venir à l'appui de mon assertion sur l'efficacité des préparations d'or, que je vais rapporter le fait suivant.

Un perruquier, âgé de vingt-deux à vingt-trois ans, d'un tempérament sanguin, fut atteint de rhagades et de chancres auprès de l'anus, peu de temps après s'être souillé par un commerce honteux. Dans la vue de rendre, sans doute, plus promptement ce jeune homme à ses occupations et à ses courses ordinaires, on lui conseilla d'user d'un chocolat antisyphilitique (probablement le chocolat de Bru, remède peu usité), et de fumiger, cinq à six fois par jour, la partie malade ; avec un mélange d'encens et de cinabre. L'effet de ces fumigations fut d'une telle rapidité, qu'en moins d'une huitaine les rhagades et les chancres furent entièrement guéris. Environ un mois après cette apparence de guérison, et nonobstant la continuation du chocolat précité, le malade éprouva un sentiment de malaise, et deux bubons se manifestèrent ; l'un , derrière l'angle maxillaire gauche ; l'autre , sous l'aisselle du même côté. On pratiqua alors des applications fondantes , des frictions mercurielles sur les deux tumeurs , qui n'en acquirent pas moins un volume assez considérable , surtout celle de l'angle maxillaire. L'état de malaise continuait, et à cet état se joignirent des vertiges et des douleurs de tête ; enfin , la perte de l'appétit et la maigreur survenant, le désespoir s'empara du malade : ce fut dans cette situation que je le vis pour la première fois , deux mois et demi après l'invasion des premiers symptômes. Le pouls était faible , les forces considérablement diminuées, les tumeurs indolentes , et les vertiges n'avaient lieu que lorsqu'on faisait du mouvement , quoique la douleur de tête , d'ailleurs peu intense , fût à peu près permanente. Celle-ci me paraissant plutôt produite par la compression exercée de la part des deux tumeurs sur les vaisseaux sanguins sous-jacens , que par l'action directe du vice syphilitique sur quelque portion de l'encéphale ; l'excitabilité étant d'autre part peu prononcée , je mis de suite le malade à l'usage du muriate d'or et de soude en frictions sur la langue, commençant par un sixième de grain, et passant successivement à un neuvième et à un huitième par jour. Durant leur emploi , ces trois grains relevèrent l'appétit , ainsi que les forces, et ramenèrent le calme moral. Durant l'usage du quatrième , du cinquième et du sixième grains , réduits à un septième et à un sixième par jour , le bubon de l'aisselle devint douloureux , augmenta de volume , s'enflamma et parvint à suppuration. L'inflammation et le travail de la suppuration ayant amené un peu de fièvre , et quoique cette fièvre m'eût paru indépendante du remède (1), je n'en suspendis pas moins son usage, afin d'éviter un surcroît d'irritation qui , sans être dangereux , aurait pu devenir incommode. La tumeur fut ouverte au moyen de la potasse caustique , et fournit une abondante quantité de pus ; dès-lors, le bubon de l'angle maxillaire commença à diminuer de volume et les maux de tête à être plus rares et plus modérés. La fièvre, enfin, ayant entièrement disparu , je fis reprendre l'usage du triple sel, que je ramenai à un dixième de grain par jour : celui-ci fut continué pendant dix-sept jours , durant lesquels la plaie de l'aisselle se cicatrisa , la tumeur de l'angle maxillaire se réduisit au quart de son volume extérieur , les douleurs de tête et les vertiges

(1) Les mouvemens fébriles critiques produits par les préparations d'or, ont un caractère particulier qui ne se présentait pas ici , et que j'aurai l'occasion de décrire ailleurs.

se dissipèrent. Un état de malaise survenu à l'époque ci-dessus, et attribué par le malade à un repas trop copieux , préluda le développement d'un mouvement fébrile peu intense, qui dura trois ou quatre jours , s'accompagna d'un sentiment d'ardeur dans la bouche, de rougeur et de gonflement aux gencives , et se termina par une douce salivation. Ce flux dura une douzaine de jours , en s'affaiblissant petit à petit depuis le septième : la tumeur s'effaça entièrement pendant cette période. Et quoique la guérison de la maladie ne date encore que de cinq à six mois, je pense que le lecteur ne sera pas tenté de nier sa solidité (1).

D'après les faits que j'ai avancés jusqu'à présent, on a pu juger que ceux entre les

(1) Je viens de traiter tout récemment un scieur de long, atteint d'une tumeur volumineuse au cou et d'une ophthalmie produites par la résolution précoce d'un bubon syphilitique inguinal. La cure a été opérée radicalement par six grains de triple sel , divisés en douze , dix, neuf, huit, sept et six fractions , frictionnés successivement sur la langue. La tumeur venue à suppuration , s'est rapidement cicatrisée , et il y a eu, vers la fin du traitement, des sueurs et des urines excessives qui ont coulé tout à la fois. MM. Besson père et fils , pharmaciens distingués de Marseille , et auxquels j'accorde une confiance particulière pour la préparation des médications aurifiques , ont été témoins de cette guérison.

mains de qui les préparations d'or ont échoué dans le traitement des maladies syphilitiques récentes et aiguës, ou n'ont pas employé ces préparations avec les précautions nécessaires, ou selon la méthode convenable. Il en est de cette sorte de médication, comme de toutes celles qui appartiennent à la thérapeutique particulière d'espèces distinctes. Plus, en effet, ces espèces sont récentes, plus elles offrent de prise, d'action et d'efficacité aux moyens indiqués pour les détruire. Cette vérité générale s'applique très-spécialement à la syphilis, soit qu'on l'attaque par le mercure, soit qu'on la combatte par les préparations d'or ; et, à cet égard, j'en appellerai moins à mon expérience, toute concluante qu'elle est, qu'à la manière d'agir du remède. Si l'on en croit, je ne dirai pas ses détracteurs, mais ses critiques, ou il n'agit pas du tout, ou il n'agit que faiblement. Tantôt on lui voit opérer des guérisons brillantes, quelquefois ne procurer que des demi-succès ; dans certaines circonstances, donner lieu à des ravages effrayans. Qui ne croirait, en parcourant des contradictions si apparentes, des conséquences si invraisemblables, se retrouver une seconde fois à cette époque, où l'art d'expérimenter, encore dans l'enfance, suivait la route obscure de l'empirisme et ne connaissait d'autre guide que les résultats d'un hasard

incertain ? Une médication active quelconque ,
en tant qu'elle est appliquée d'une manière
rationnelle , guérit ou ne guérit pas ; mais
soit qu'elle produise la guérison , soit qu'elle
n'atteigne pas à ce but, son effet est toujours
le même , c'est-à-dire , qu'il détermine constamment dans l'une ou l'autre occurrence, ou
des phénomènes , ou une série de phénomènes du même ordre et de la même espèce.
Cette détermination , en précisant la manière
d'agir de l'instrument , indique à son tour la
suffisance ou l'insuffisance de sa propriété ,
ainsi que les modifications ou règles particulières qu'exige son application , tant par rapport aux modifications morbides, qu'aux modifications individuelles auxquelles il est adapté.
C'est en négligeant l'observance de ces règles
si importantes néanmoins à suivre, que les
critiques dont je viens de parler , se sont éga-
rés dans un labyrinthe inextricable, se sont em-
brouillés , en quelque sorte, dans un assem-
blage de résumés incohérens, et ont achevé de
couvrir d'obscurité un sujet qu'il était si facile
d'éclaircir. Qu'ils cessent donc d'accuser d'exagération les praticiens qui ont loué les propriétés d'un remède dont ils ont étudié les
effets avec art et méthode ; qu'ils expérimen-
tent, dis-je, de nouveau, mais qu'ils expéri-
ment plus médicalement , et ils rendront alors

à chaque prétention ce qui lui est équitablement dû. On a déjà pu s'apercevoir et on reconnaîtra davantage, en continuant la lecture de cet écrit, qu'il est des individus, des tempéramens qui semblent, en quelque sorte, se montrer rétifs à l'action des préparations d'or. Si, à leur égard, on voulait s'obstiner à suivre la règle commune, on échouerait sans doute, comme on échoue pareillement dans l'application d'une foule de médications héroïques dont les doses exigent quelques exceptions. Le contraire a lieu envers les tempéramens très-opposés et dans le cas où l'irritation étant déjà fort vive, toute excitation artificielle doit être produite avec beaucoup de ménagement, préparée avec un certain art, et amenée, comme on le dit vulgairement, doucement et à la longue. Tels sont les cas d'ophthalmies aiguës occasionées par la métastase du flux blennorrhagique intempestivement supprimé, et qui s'observent plus fréquemment sur les côtes de la Méditerranée que partout ailleurs, en raison de la direction décidée que la diathèse inflammatoire a à s'y porter de préférence vers la tête et les organes de la vue. Dans ces cas, dis-je, le remède ne doit être administré qu'avec réserve et parcimonie, pour opérer une guérison dont la solidité m'est garantie par de nombreux exemples ; je n'en citerai qu'un seul, et le premier de ceux que j'ai observés, les ayant tous trouvés à peu près uniformes (1).

Un aspirant du Corps de la Marine contracta une blennorrhagie, qui fut traitée méthodiquement dès son invasion. Les approches du carnaval ayant fait craindre au malade de perdre une partie des plaisirs et des amusemens de cette époque de l'année, il eut recours aux soins d'un empirique, qui supprima l'écoulement par la méthode toujours vicieuse des injections. Malgré l'usage des pilules ou dragées de *Vaume*, il éprouva bientôt une violente inflammation aux deux yeux; celle-ci était accompagnée de douleurs si intenses, que la lumière la plus faible ne pouvait être supportée, et qu'il y avait impossibilité d'écarter les paupières constamment fermées et contractées. A l'état que je viens de tracer succédèrent bientôt des douleurs à la tête plus prononcées la nuit que le jour, et un larmoiement limpide extrêmement incommode. Appelé sur ces entrefaites, je mis en usage quelques moyens propres à rappeler l'écoulement, et n'en obtins aucun résultat : les révulsifs, les tempérans et les adoucissans de toute espèce ne me réussirent

(1) Gozzi en donne un exemple. *Voy. l'Ouvrage cité, observation* 1.re La cure fut entreprise et consommée sous les yeux des docteurs Pierre Malaguti et Mauro Landuzzi.

pas mieux; et je me décidai, en recommandant la patience au malade, d'avoir recours à un traitement radical. Le mercure et ses différentes préparations m'ont trop souvent paru infidèles dans les affections de ce genre, où elles ne sont pas d'ailleurs sans danger, que je ne songeai même pas à les mettre en pratique. La fréquence du pouls, la chaleur âcre de la peau, l'élévation de l'un et l'augmentation de l'autre vers le soir, me rendaient encore fort circonspect sur l'usage des sudorifiques dont la propriété trop excitante aurait été susceptible d'exaspérer l'irritation. Quoique la manière d'agir des préparations d'or ne fût pas elle-même sans inconvénient dans un cas de cette nature, elles me parurent néanmoins préférables aux autres moyens, parce que l'expérience m'avait appris qu'il était possible de modifier et d'arrêter leur effet à volonté. Le muriate triple qui excite d'une manière prononcée, ne me parut pas encore indiqué, et j'eus recours à l'oxide par la potasse, donné à un quart de grain sous forme pilulaire et combiné avec du mucilage. Au dixième jour d'usage de ce remède, la douleur des yeux et celle de la tête commencèrent à diminuer, le pouls devint un peu plus souple, et le malade jouit, pendant la nuit, d'un sommeil d'environ quatre heures. Cette amélioration ayant amené un plus grand calme le lendemain , et la peau offrant à un plus faible degré la chaleur âcre dont j'ai parlé ci-dessus , je donnai, en deux doses, un demi-grain de l'oxide , faisant avaler sur chacune d'elles un verre de tisane de poulet. L'amélioration se soutint assez pour me permettre de pousser successivement la dose de l'oxide à trois quarts de grain et à un grain par jour, divisés en plusieurs fractions et accompagnés de la boisson précédente. Au vingt-unième jour de traitement , la douleur fut assez tolérable pour permettre aux paupières de s'ouvrir et de fixer une lumière douce ; je découvris alors une inflammation qui occupait toute la surface des globes , ainsi que les bords des paupières. La cessation des mouvemens fébriles qui se manifestaient auparavant vers le soir , la diminution de la douleur de tête , la régularité et la souplesse du pouls , la chaleur naturelle de la peau, enfin , s'il m'est permis de parler ainsi , l'état de simplicité de la maladie , me firent songer à des moyens plus actifs , et j'eus dès-lors recours au muriate triple. L'effet de cette médication fut cependant long ; elle usa lentement le mal , et ne finit par le guérir qu'après trois mois et demi environ d'un usage soutenu. Je ne dois pas oublier de faire remarquer ici , qu'en commençant l'administration du remède à un quinzième de grain par jour et diminuant progressivement chaque grain d'une fraction, j'eus obtenu un soulagement complet après la consommation du quatrième; mais que la rougeur des yeux continua sans douleur aucune, même par le contact du jour le plus brillant, et ne s'effaça complétement qu'après le septième : il est vrai qu'il survint à cette époque un ptyalisme abondant et qui se soutint sans puanteur de la bouche, sans ébranlement des dents, pendant environ trois semaines.

Il n'y a pas de doute que si les préparations d'or eussent été employées dans le cas que je viens de rapporter, sans méthode, sans ménagement et sans précaution, le malade, au lieu d'en éprouver d'heureux résultats, en eût été la victime. Mais aurait-on eu le droit de conclure pour cela que ces préparations n'ont pas la propriété de guérir les maladies syphilitiques récentes ? Pas plus qu'on ne l'aurait à dénier l'efficacité de tout autre remède employé hors de proportion et sans égard aux modifications commandées par la nature et l'espèce du symptôme. Je le répète et ne saurais trop le répéter, l'art d'expérimenter exige une prévoyance infinie, l'application constante des lois immuables d'une saine philosophie, et la connaissance approfondie des causes qui meuvent, altèrent et modifient les phénomènes de la vie. Sans ces secours indispensables, on ne peut se promettre

des résultats positifs dans l'emploi des instru-
mens dirigés contre la maladie, on ne peut
espérer de discerner le vrai du faux, on met
enfin la routine à la place de l'expérience, et
l'observation dès-lors fautive, n'est plus qu'un
guide infidèle et dangereux. Ce guide, plus facile à suivre que celui que j'ai indiqué, est malheureusement à la portée de tout le monde ;
il séduit parce qu'il flatte : et l'amour-propre
imprévoyant, loin de lui attribuer ses écarts ou
ses demi-succès, ne voit en lui qu'un oracle
dont il révère superstitieusement les décrets.
Ce que je dis à cet égard est, en effet, plus
rigoureusement vrai qu'on ne le pense, et je
pourrais, si je le voulais, en faire de nombreuses applications au sujet que je traite. Sans
blesser qui que ce soit, je me bornerai à un
seul exemple ; il aura l'avantage de prouver
que s'il y a quelquefois du danger à employer
les préparations d'or, quand le moment n'est
pas opportun, il y en a encore plus à prolonger son administration au delà des limites qui
sont marquées par la guérison.

Un orfèvre, âgé d'un peu plus de quarante
ans, avait été guéri d'un chancre à la face interne du prépuce, et d'un bubon au pli de
l'aine, au moyen du muriate d'or et de soude
frictionnés pendant un mois et demi sur la
langue. Feu M. Bertrand, chirurgien très-ré-

pandu à Marseille, et auquel l'emploi des préparations d'or était familier , avait suivi le trai-
tèment et constaté la cure. Malgré la décision
et les avis de ce praticien , le malade crut
pouvoir continuer sans danger le remède et
s'en administrer encore trois grains à des proportions trop fortes. Pendant l'usage du dernier , démangeaisons insupportables par tout
le corps , lesquelles furent bientôt suivies d'une
éruption de tubercules , dont plusieurs se couvrirent ensuite de croûtes dartreuses (1). M. le
docteur Goullin , médecin d'un mérite distingué , duquel je tiens ces renseignemens , ne
put calmer les accidens dont je viens de parler,
quoiqu'il les combattît avec beaucoup de sagacité ; ils ne tardèrent même pas à se compli-
quer d'un bourdonnement continuel et de battemens , perceptibles à l'œil , des carotides et
des temporales. La véhémence de ces battemens
était si forte et si incommode, qu'aucun moyen
usité ne pouvait les calmer; l'inquiétude à laquelle ils donnaient lieu et qui mettait le
malade dans un état continuel d'agitation ,
tenait presque du délire. Les tubercules acqui-

______

(1) Ce prolongement de traitement n'aurait peut-être
pas eu ces suites fàcheuses , si le malade ne se fût
livré , comme il le fit , à de graves écarts de régime
pendant sa durée , et notamment à l'usage fréquent du
café et des liqueurs alcooliques.

rent un volume plus considérable et la dureté de la corne, un commencement de goutte sereine vint se joindre à cet ensemble de maux. M. le docteur Goullin perdit de vue ce malade, qui quitta la ville de Marseille, et fut chercher des secours dans son pays natal.

Le fait que je viens de rapporter, en assimilant les propriétés générales des préparations d'or à celles des médications héroïques les plus connues, démontre, comme je l'ai avancé plus haut, qu'il est en toute chose des limites que la prudence défend de franchir. Mais la nature même de ces limites ne prouve rien contre l'efficacité de l'agent employé pour arriver au but ; et il y aurait autant de témérité à rejeter ici sur le muriate d'or et de soude les désordres survenus, qu'il y en aurait à condamner le mercure, dans les cas où son emploi trop prolongé aurait donné lieu à des suites funestes. Ce que je dis du mercure, peut s'appliquer pareillement à tous les remèdes spécifiques ou réputés tels ; car il n'appartient qu'à des mains habiles et expérimentées, d'en diriger l'administration. Plus ces remèdes sont sûrs, plus ils ont de l'activité, et plus cette activité même devient une arme dangereuse, lorsqu'elle est maniée sans connaissance de cause, avec irréflexion ou légèreté, comme dans le cas précité. Qu'on cesse donc de confondre l'usage avec l'abus, que l'on indique avec exactitude l'opportunité d'un remède, qu'on précise, aussi rigoureusement qu'il est possible, le point d'où l'on doit partir et celui où il convient de s'arrêter, en le mettant en pratique, et l'on acquerra alors, sur les propriétés médicamenteuses, ce degré de certitude qui prévient ou fait cesser tout litige. C'est ce que je me suis proposé, en réunissant les diverses observations que j'ai eu occasion de faire touchant l'emploi des préparations d'or : si je suis parvenu, comme je le crois, à établir leurs propriétés dans le traitement des maladies syphilitiques récentes et aiguës, il me reste à démontrer leur efficacité dans les affections chroniques de la même espèce, ainsi que dans certaines dégénérescences et quelques maladies de la lymphe. Si ce dernier point n'est pas contesté par les médecins français, si le rapport rédigé par M. le baron Percy est tout en sa faveur, il n'est du moins pas partagé dans tous les pays : le rapport suivant, publié à New-Yorck, par M. le docteur Félix Pascalis, vient à l'appui de ce que j'avance. Ce rapport me paraît d'autant plus curieux, qu'il est en opposition directe avec celui qui a été rédigé à Paris, au nom de la commission de notre Académie des Sciences. Cette commission n'admet l'efficacité des préparations d'or , que dans les cas invétérés, tandis que le médecin des États-Unis ne le reconnaît que dans les maladies récentes. En se rappelant ce que j'ai dit déjà sur la manière d'administrer les préparations en question ; on se rendra facilement raison de cette différence de sentiment (1).

<table>
<tr><td>

A REPORT

On the use and efficacy of the muriate of gold, as an antisyphilitic reme- dy, in the practice of the New-York hospital.

To SAMUEL MITCHILL , *M. D. attending physi- cian.*

New-York hospital , july 25 1817.

DEAR SIR ,

Agrerably to my promi- se , i have drawn up for your perusal , a list of ca- ses in which the muriate of gold used in the cure of syphilis , which fell un- der my care during my re- sidence in the New-York hospital as physician there-

</td><td>

RAPPORT

Sur l'usage et l'efficacité du muriate d'or , em- ployé comme anti-sy- philitique, dans l'hôpi- tal de New-Yorck.

A SAMUEL L. MITCHILL , *D. M. , Médecin par quartier.*

Hôpital de New-Yorck, le 25 juillet 1817.

MON CHER MONSIEUR ,

Conformément à la pro- messe que je vous ai faite, je soumets à votre senti- ment une liste des maladies syphilitiques que j'ai trai- tées par le muriate d'or , pendant ma résidence à l'hôpital de New-Yorck , en qualité de médecin de

</td></tr>
</table>

(1) J'aurais pu renvoyer le lecteur à la thèse de M. Destouches , pour la connaissance du rapport ; mais j'ai pensé qu'on sera bien aise d'en trouver ici l'origi- nal et sa traduction littérale.

of This remedy, which you had introduced into the practice of our hospital in the year 1811, with great success, was, for some reason which I cannot discover, totally neglected, until you resumed its use in may, 1816, while my predecessor D.ʳ James W. Warburton resided in the hospital. Since that time it has been given very extensively, and with a success which, in my mind, has established the efficacy of the remedy. In an incontestable manner.

The cases above mentionned are not the only one speaking in favour of the muriate of gold, D.ʳ John K. Rogers surgeon of the hospital has got as many instances stating the good effect thereof, with all the patients under his own care, at the time this medecine was resumed, this same doctor being now in Europe, it is not in my power to acquaint you with all the result of the practice as to this medecine in New-York hospital.

The cases selected of syphilitic affections for the exihibition of this remedy, were those in which it was ascertained, that previously no mercury had been taken;

cet établissement. Ce remède que vous aviez employé dans notre hôpital en 1811, et qui y avait eu beaucoup de succès, fut, par des motifs que je n'ai pu découvrir, totalement négligé jusqu'au mois de mai 1816, époque à laquelle vous le remîtes en usage, pendant que le D.ʳ James Warburton, mon prédécesseur, résidait dans l'hôpital. Depuis lors, il a été fréquemment administré avec un succès qui en établit, selon moi, l'efficacité d'une manière incontestable.

Les cas dont je vais vous faire part, ne sont pas les seuls qui parlent en faveur du muriate d'or; le docteur John K. Rogers, chirurgien de l'hôpital, en possède un aussi grand nombre, qui en constatent l'efficacité, d'après les succès qu'il en obtint sur les malades confiés à ses soins, lorsque l'usage de ce remède fut repris. Ce docteur étant actuellement en Europe, il n'est pas en mon pouvoir de vous transmettre tous les résultats des expériences qui ont été faites dans l'hôpital de New-Yorck

Les cas d'affections syphilitiques dans lesquels on administra le remède, furent ceux qui, d'après des informations positives, n'avaient pas été combattus

soas entirely to obviate, the suspicion, that the recovery of the patients was in any way facilitated by the previous use of that remedy.

When the gold was first tried , in order to be convinced of its efficacy, no other dressing was made use of upon the chancres , that the dry lint, as will appear from many of the cases which I have related. But after its success seemed to be sufficiently established , local applications were made to facilitate the cure; always avoiding , however , such as contained mercury in any form whatever. This was particularly attended to in the first cases which occurred under the care of doctors Warburton and Rogers, in almost all of which no local Applications were made. Those of the first of these gentlemen I have also related , from some minutes which were left in the hospital when he retired. It is not , however , in my power to specify the particular cases in which this plan was pursued ; the number of cases where the above plan was applied has been so great , that it was useless to go further in pursuing the experiences thereon , when I took the charge of the hospital.

antérieurement par le mercure , afin de ne pas laisser soupçonner que la guérison n'eût été favorisée par l'emploi de ce médicament.

Lorsque les premières épreuves furent faites , on n'appliqua autre chose sur les chancres que de la charpie bien sèche , comme on le verra dans plusieurs cas que j'ai détaillés , afin d'être tout-à-fait convaincu de l'efficacité de l'or. Mais, après que ses bons effets parurent être suffisamment établis, on fit des applications locales pour faciliter la cure , écartant néanmoins celles qui auraient pu contenir du mercure sous quelle forme que ce fût. Cette méthode fut particulièrement suivie chez les premiers malades soignés par les docteurs Warburton et Rogers , et chez la plupart desquels on n'employa point de topiques. Les circonstances relatives aux malades du docteur Warburton , sont extraites des notes ou minutes qui ont été laissées dans l'hôpital , lorsque ce médecin s'en retira. Il n'est cependant pas en mon pouvoir de spécifier, d'une manière précise , le nombre des cas dans lesquels le plan sus-mentionné fut suivi , attendu qu'il était trop considérable pour qu'on crût utile de pousser plus

Several of the patients, whose cases are here stated, have returned to the hospital with other diseases, many months after having been cured of syphilis by the muriate of gold. These patiens have remained all free from secondary symptoms, except in one instance, which is mentioned among the cases This is full as much as we could expect from mercury, and particularly when exhibited in an hospital where it is frequently impossible to induce the patients to remain and continue their remedies after the disappearance of the local symptoms; and where, consequently, secundary, symptoms may reasonably be expected to return.

The result of the experiments made with this remedy, seems very fairly to prove that this metal is fully equal in power to mercury in curing the primary syphilis. In some instances, it is true a more rapid cure has taken place than I have ever known produced by mercury. When secundary symptoms have appeared, as far as I have yet ascertained, the

loin les expériences à ce sujet. quand je me chargeai du soin des malades.

Quelques malades compris dans le nombre de ceux dont je viens de parler ci-dessus, sont revenus à l'hôpital, pour d'autres affections, plusieurs mois après avoir été guéris de la syphilis par le muriate d'or. Ces divers individus ont tous été exempts de symptômes secondaires, à l'exception d'un seul qui a présenté des signes consécutifs, ainsi que je l'ai noté. On aurait pu s'attendre à un tel accident, même en administrant le mercure, surtout dans un hôpital où l'on se trouve quelquefois dans l'impossibilité d'engager les malades à continuer leur traitement après la disparition des symptômes locaux, et où l'on doit, par conséquent, s'attendre à en voir reparaître de secondaires.

Le résultat des expériences faites avec l'or, paraît prouver clairement que ce métal jouit d'une efficacité pareille à celle du mercure, dans la cure de la syphilis primitive. Dans quelques circonstances, il est vrai, la guérison s'est opérée avec une rapidité inouïe, et telle qu'elle n'a jamais été produite par le mercure lui-même. Lorsqu'il survient des symptô-

gold cannot be depended upon for a radical cure. One case, as much as I may judge of in this kind under the care, of D.ʳ Warburton is noted as having succeeded : the particulars of that case are not in my possession, and I have not had it in my power to ascertain whether the patient ever suffered a reccurence of this disease.

mes secondaires , on ne peut pas compter sur l'or pour une cure radicale, autant que j'ai pu en acquérir la certitude. Le docteur Warburton a pourtant noté un cas de ce dernier genre, dans lequel il avait obtenu du succès. Ne connaissant point les particularités relatives à ce cas , je n'ai pu m'assurer si l'individu soumis au traitement , n'a pas éprouvé de nouveaux symptômes (a).

(a) Il est difficile de comprendre pourquoi le docteur Édouard Delafield craint d'employer le muriate d'or contre les affections dont il fait mention dans cet article. Sa manière de s'exprimer à ce sujet, paraît indiquer que son opinion est plutôt fondée sur des vues théoriques , que sur des recherches pratiques. Il le dit lui-même plus haut : le muriate d'or n'a été administré à l'hôpital de New-Yorck, que dans des cas très-récens et qui n'avaient subi encore aucune espèce de traitement. Comment donc a-t-il acquis la certitude que le remède ne pouvait-être employé, lorsqu'il survenait ou qu'il était survenu de nouveaux symptômes ? Que l'on compare le résultat de ces expériences, avec celui qui découle des observations consignées dans l'ouvrage de M. le docteur Chrestien , avec les conclusions du rapport rédigé par M. le baron Percy , les faits exposés par M. le docteur Destouches, ceux relatés par le savant docteur Gozzi , avec ceux enfin que je réunis dans cet écrit, et l'on aura l'explication de la différence qui règne entre les sentimens exclusifs du médecin anglais et du rapporteur français. L'un prouvant, en effet, que le muriate d'or guérit les maladies syphilitiques bornées aux symptômes primitifs , pense, on ne sait trop d'après quelles inductions , que ce remède ne saurait étendre son efficacité jusqu'à des affections plus graves ; l'autre , au contraire , constate ses merveilleux effets dans les complications les plus désespérées , et croit ses effets dangereux dans les maladies syphilitiques nouvellement contractées. Il est vrai qu'il ne cite aucun fait à l'appui de son assertion, et qu'il se contente de s'étayer du dire d'un médecin estimable de la ville de Lyon. Quelque respect, quelque déférence même que j'aie pour celui-ci , il me semble que M. le rapporteur de l'Académie des Sciences aurait dû balancer ce sentiment avec celui de l'auteur de la méthode, non moins appréciable, non moins digne de sa confiance. « La seule conséquence qu'il soit « permis de tirer de cela (a dit un médecin très-éclairé, dont les « journalistes de Paris n'ont pas voulu publier les réflexions sur le « rapport de l'Académie), c'est que Messieurs les commissaires de « l'Académie des Sciences n'ont pas lu ce que M. Chrestien a écrit « à ce sujet. » Je pourrais moi-même en fournir plusieurs preuves : cependant, pour ne pas trop fatiguer l'attention du lecteur, je me

I have not specified in each case the particular manner and dose in which the remedy was given because there was one general rule adopted for all. The patients commenced with one eighth of a grain four times a day, and when necessary, double that quantity, generally half a grain a day was sufficient to produce a cure. The medecine was prepared in the manner ordered in the pharmacopœia of the New York hospital.

The only sensible effect produced by the medecine, was a very considerable increase of the discharge of urine. This was a very constant effect of the exhibition of the muriate of gold and even it was so con-

Je n'ai point détaillé dans chaque cas le mode d'administration du remède et sa dose, parce qu'il y avait une règle générale adoptée pour tous. Les malades commençaient par un huitième de grain, quatre fois le jour, et cette dose était doublée lorsqu'on le jugeait nécessaire. En général, un demi-grain par jour suffisait pour produire la cure. Le médicament était préparé, d'après la formule insérée dans la pharmacopée de l'hôpital de New-Yorck. (*b*)

Le seul effet sensible que produisit ce remède, fut un accroissement considérable dans l'écoulement des urines. C'était là un effet tellement constant de l'administration du muriate d'or, et même si bien pro-

bornerai à la suivante. Si M. le rapporteur avait lu l'ouvrage de M. Chrestien, il n'aurait pas eu besoin d'invoquer le témoignage de M. Martin, il aurait cité M. Chrestien lui-même. Celui-ci dit dans son ouvrage, page 542, que dans les véroles naissantes et lorsque les symptômes annoncent la période inflammatoire, ceux-ci s'aigrissent par l'action du muriate donné même avec prudence. L'oxide mérite de lui être préféré en pareil cas.

(*b*) Il est à regretter que M. le docteur Delafield n'ait point consigné ici la formule dont il parle. Je présume que les doses auxquelles il a eu recours, supposent le mélange des substances combinées avec le muriate, pour lui servir d'excipient. Dans ce cas, il se serait servi d'une préparation analogue à celle dont parle Hufeland (Journ. de médecine, tom. 44, 1.re partie, 1817; page 116), et dans laquelle un grain du triple sel se trouve uni à un grain d'amidon. Peut-être aussi que son muriate n'étant pas parfaitement préparé, l'excès d'acide en diminue l'action, en rendant l'absorption plus difficile, par suite de la constriction exercée sur les vaisseaux absorbans.

siderable , that I was induced to make use of it in dropsy , and in one case with success. A few other trials were made , in cases where other remedies had failed, which gave sufficient encouragement to pursue the inquiry , without establishing any thing very decisive on the subject.

Although the muriate of gold was given in some instances , to the quantity of a grain and a half in the day, I never, in any case, knew it to have done any harm.

I am. with sentiments of the highest respect,
Your obedient servant ,

Edward DELAFIELD.

We have an annexed statement of eighty one registrered cases, mostly of persons with few exceptions, in midle age and of hard and labouring occupations. No incidental circumstances during treatment, have been omitted, that arose from complicated symptoms, or different diseases, and from opération of the gold which had remarquable diuretic effects. To the aboye communication we cheerfully agree , and it supersedes the insertion of the numerous cases,

noncé , que je fus induit à l'employer contre l'hydropisie , dans un cas où le succès répondit à mon attente. Un petit nombre d'autres essais furent faits dans des cas où plusieurs remèdes avaient échoué , et ces essais, quoique faits pour encourager suffisamment , n'établirent néanmoins rien de positif à cet égard.

Quoique le muriate d'or ait été donné dans quelques cas à la dose d'un grain et demi par jour , je n'ai jamais appris qu'il ait fait du mal dans aucun.

Je suis avec les sentimens du plus profond respect,
Votre très-obéissant serviteur,

Édouard DELAFIELD.

Nous possédons un état ci-joint de quatre-vingt-un cas , enregistrés par MM. Delafield et Rogers , relatifs à des personnes , qui, à quelques exceptions près , sont toutes d'un moyen âge, et adonnées à des travaux durs et pénibles. On n'a omis dans cet état aucune des circonstances accidentelles survenues pendant le traitement, ou bien qui ont été la suite de la complication des symptômes , des indispositions et de l'action de l'or, dont les effets diurétiques ont

which do not comport with our present limits and now we present the result to our reader, as an important and authentic document; it proclaims the efficacy of the muriate of gold, and places it beyond the reach of any reasonable controversy, at least, during the first stage of syphilis, under the formation of primary chancres and buboes. This is a restriction upon the more unqualified extension of the remedy to confirmed lues and other diseases, by the inventor M. Chrestien, of France, whose name, and new remedy; we regret to say, appears neglected by the medical faculty of that country.

We nevertheless, think it our duty, and a very interesting task, for our medical improvement, further to experiment, with a view principally to ascertain

toüjours été très-prononcés. Comme nous ajoutons foi à ce qui nous a été communiqué, nous nous empressons de le publier, en nous dispensant pourtant d'insérer les observations trop nombreuses pour les limites que nous prescrit notre journal. Nous nous bornons à présenter un simple résultat à nos lecteurs, comme document important et faisant autorité. Ce document démontre l'efficacité du muriate d'or dans le premier degré de la syphilis, quand il y a des chancres et des bubons, et le met hors de toute discussion fondée. Nous penserions, d'après ce qui a été exposé, que l'inventeur, M. Chrestien, médecin français, dont le nom et le remède, nous le disons à regret, paraissent négligés par la Faculté de Médecine de ce pays-là, a attribué à sa méthode trop de propriétés contre la syphilis et d'autres maladies (c).

Nous croyons neanmoins qu'il est de notre devoir et très-intéressant pour les progrès de la médecine, de pousser plus loin les expériences, afin de s'assurer

(c) Si les observations qu'on va lire dans les parties suivantes de ce mémoire, ne réfutaient complétement cette objection, on pourrait lire la note (1) de la page 59 de la thèse de M. le docteur Destouches, sur l'efficacité des préparations d'or. J'aurai sans doute occasion de revenir à cet écrit, dans lequel j'ai puisé en grande partie la traduction du rapport de Delafield.

whether the permanent cure of primary symptoms , in their comparative results , with changes of season, the temperature. the ages , and upon the weaker sex, in all its accessory functions. Much also remains to be considered, in relation to cases of the other diseases, not admitting a remedy, which has but one and internal mode of exhibition , and that during an undefined period of time.

We remark in the statemen', that a few cases only have been cured in lefs than a month , that a great majority have required two months and many of these a still longer time. it would be desirable also , that since primary chancres have generally been so healed under the influence of

si la cure de ces symptômes primitifs est durable , en comparant les résultats de cette cure avec le changement des saisons , la température , les âges de la vie , la faiblesse du sexe et toutes les fonctions accessoires. Il y aurait aussi beaucoup de choses à considérer par rapport aux autres maladies, lesquelles ne sauraient admettre un remède qui n'a à suivre qu'un seul mode dans son administration à l'intérieur , pendant une durée de temps indéterminée (d).

Nous remarquons dans le registre qui nous a été adressé , qu'un mois de traitement a suffi, dans un petit nombre de cas , que la majorité en a exigé deux, et plusieurs un laps de temps plus long encore. Il serait également à désirer que l'on eût déduit des symptômes et de l'état du

---

(d) Le docteur anglais veut dire , sans doute, qu'on n'a employé encore dans l'hôpital de New-Yorck, qu'une seule méthode pour l'administration de l'or ; car M. Chrestien parle, dans son ouvrage, de plusieurs préparations de ce métal à l'intérieur. M. Delafield a dû voir aussi, dans l'ouvrage précité, l'histoire d'une guérison de maladie syphilitique opérée par une pommade préparée avec le muriate triple, incorporé dans de l'axonge , qu'on employa selon la méthode de Cirillo. Il pourrait également lire dans l'ouvrage du docteur Gastier. intitulé: *Essai sur la nature ou les caractères des maladies en général,* page 324 , la citation de deux guérisons complètes de syphilis, obtenues par l'usage, en frictions sur la peau, d'une pommade composée avec de l'axonge et de la poudre d'or extrêmement ténue. Je dois faire remarquer ici , que la publication de l'ouvrage de M. le docteur Gastier, est postérieure de deux ans à la lecture faite à l'Institut d'un mémoire de M. Chrestien, où celui ci rapporte plusieurs guérisons de la syphilis et d'autres maladies, par l'emploi de l'or en substance, frictionné dans l'intérieur de la bouche.

the muriate of gold , as to induce the prescribing physicians not to confide in a perfect cure , until after a further continuation of the remedy , there should be some rule to go by , from symptoms , pulse or other wise , whereby the practice could be extended or abridged, according to the exigencies , of the case , and without attaining its main object which is a radical cure.

pouls , les règles d'après lesquelles le traitement dût être prolongé ou abrégé, sans hasarder l'objet principal, la guérison radicale, dans les cas où les chancres primitifs ont été guéris assez promptement par l'action du muriate, pour ne pas laisser le médecin dans l'incertitude où il se trouve, et pour qu'il puisse déterminer, d'une manière sûre, si le remède doit être abandonné.

MALADIES SYPHILITIQUES INVÉTÉRÉES ET DÉGÉNÉRÉES.

Si je voulais faire l'éloge des effets produits par les préparations d'or dans le traitement de la syphilis ancienne et constitutionnelle , j'emprunterais à M. le baron Percy , les expressions dont il s'est servi en rendant compte à l'Académie des Sciences du résultat de ses expériences. Mais l'éloge , toujours trop vague en lui-même, est rarement d'une utilité réelle par rapport aux sciences de fait, parce que celles-ci ne peuvent être fondées que sur la conviction, et que la conviction ne saurait être puisée dans des assertions indéterminées. L'application de ce principe se rapporte également à la critique , autant qu'elle n'est pas liée avec l'histoire raisonnée et circonstanciée des cas qu'elle a pour objet et sur lesquels elle doit s'établir. Les nouvelles découvertes, ou si mieux on aime, les procédés nouveaux, car il est inutile de discuter sur des distinctions puériles, rejettent l'éloge, la critique, et n'admettent qu'une suite d'expériences bien dirigées, pour constater ou nier leur propriété. C'est donc l'expérience que je vais encore évoquer, comme je l'ai déjà fait en traitant des affections syphilitiques récentes et aiguës, non-seulement pour confirmer ce que tant d'autres ont avancé sur l'efficacité de l'or contre la syphilis invétérée, mais surtout pour faire ressortir les modifications et la variété des procédés que nécessite l'application de ce métal dans les cas de cette dernière espèce. En considérant les objets sous ce double point de vue, je donnerai à la preuve le plus grand complément qu'elle puisse recevoir; je démontrerai que ce n'est point en expérimentant d'une manière automatique, qu'on a des droits au succès, et j'établirai peut-être par là, les règles particulières à l'aide desquelles on arrive constamment à des résultats sûrs. Pour parvenir à cette dernière fin, il s'agit de partir d'un point de doctrine qui soit unanimement adopté et sur lequel on ne puisse élever aucune espèce de contestation. Telle sera la différence établie entre les phénomènes de la vie dans l'état aigu et l'état chronique, c'est-à-dire, entre le plus

et le moins d'exaltation et d'abattement des
propriétés vitales , toute circonstance relative
au plus ou moins d'excitabilité ou d'irritabilité
individuelles , prise en considération. Cette différence sur laquelle les médecins de tous les
siècles ont généralement fondé leurs vues de
traitement , doit être établie ici avec d'autant
plus de rigueur , que le moyen thérapeutique
dont il y est question , n'ayant qu'une seule
manière d'agir , son mode d'action éprouve
nécessairement un grand nombre de modifications de la part des causes accessoires sous
l'influence desquelles les malades se trouvent
placés. Ni la diversité des lieux , ni celles des
âges , ni celle des tempéramens n'ont fait naître , par rapport aux propriétés des préparations d'or , la diversité d'opinions exclusives
dont certains critiques feignent de se plaindre;
mais l'irréflexion qui est de tous les pays, qui
soumet tous les cas à une même méthode
d'application , qui ne voit rien au delà de ce
qu'elle a fait , a produit les contrastes d'où
ont découlé à leur tour et l'erreur et l'incertitude. Puisque les journaux du nord de l'Europe , à commencer par celui d'Hufeland , ont
retenti du bruit des préparations d'or ; puisque plusieurs médecins français s'en louent
dans diverses affections ; puisqu'un médecin
aussi justement célèbre , d'un mérite aussi

distingué , d'un talent aussi supérieur, que M. le professeur Fodéré , s'est singulièrement appliqué à l'observation pratique des effets du muriate triple , il eût fallu rechercher les motifs sur lesquels l'éloge et le blâme ont été fondés. On aurait reconnu alors , que si des substances appelées éminemment excitantes , n'ont opéré d'aucune manière appréciable, dans un petit nombre de circonstances , c'est parce qu'elles ont été employées avec trop d'uniformité , qu'elles ont été trop minutieusement graduées ou administrées à de faibles doses , chez des sujets lymphatiques et peu susceptibles d'être excités.

C'est spécialement au traitement des maladies syphilitiques chroniques et invétérées que s'appliquent les réflexions qu'on vient de lire , et où la nécessité de varier le mode d'administration des préparations d'or se présente le plus souvent. En effet, employées dans ces cas avec parcimonie, chez des sujets peu excitables , ou elles produisent très-lentement la cure , ou ne l'opèrent qu'incomplétement, et c'est ici le défaut ; ou bien elles le font avec profusion chez des sujets irritables ou déjà irrités, et déterminent des excès qui rendent difficile l'éradication du mal essentiel, et c'est ici l'excès. Entre l'excès et le défaut , il est encore un nouveau oint sur lequel je dois, en passant, fixer l'at-

tention du lecteur ; je veux parler de ces circonstances où l'action de quelqu'un des agens
nécessaires à l'entretien de la vie, venant à
exercer trop énergiquement son influence sur
l'économie, détermine prématurément une exaltation subite et des évacuations stériles. Le praticien doit être en garde contre ces sortes d'é-
vénemens, dans le traitement des maladies
d'espèces différentes, lorsqu'il employe les préparations d'or pour les combattre, et ne pas
s'en laisser imposer par eux, et reprendre l'u-
sage du remède après leur entière disparition,
comme on le fait en même occurrence dans le
traitement mercuriel : en m'occupant précédemment des affections syphilitiques récentes, j'ai
donné quelques exemples de cette nature, et
j'aurai encore occasion d'en citer plusieurs autres. Ce que je viens de dire, ne s'applique cependant pas à toutes les affections syphilitiques
invétérées ou constitutionnelles, dont le plus
grand nombre, au contraire, cède à un traitement simple, progressivement gradué et administré selon la méthode ordinaire, qui est celle
indiquée par M. le docteur Chrestien (1). Pourvu
que le sujet auquel on l'adapte, ne soit ni trop
ni trop peu excitable, qu'aucun accident par-

____

(1) *Voy.* l'Appendice ajouté à la seconde édition
de la *Méthode iatraleptique.* Paris, chez Croulle-
bois, 1814.

ticulier ne s'oppose à son administration, cette méthode m'a presque toujours réussi, et je ne compte qu'un bien petit nombre de cas dans lesquels elle a échoué ; peut-être même n'aurai-je pas à me plaindre de ses insuccès, dans ces rares occasions, si j'eusse trouvé des malades plus persévérans, ou si dans ces circonstances j'eusse passé brusquement au *summum* de la dose du remède, pour revenir ensuite au point d'où j'étais parti, comme l'expérience m'a appris depuis lors à le faire. D'accord avec les expérimentateurs sur l'efficacité des préparations d'or dans le traitement des affections syphilitiques invétérées et qui avaient résisté déjà à d'autres moyens curatifs, je m'attacherai plus particulièrement ici, à indiquer les modifications que nécessite ce traitement dans quelques occurrences ; mais comme pour procéder avec ordre, il faut suivre en tout une échelle de gradation et établir, par ce moyen, un tableau comparatif duquel on puisse déduire d'exactes conséquences et s'élever, même dans l'occasion, du connu à l'inconnu, je commencerai par rapporter l'histoire de quelques maladies qui ont offert la marche la plus simple. Si j'en limite le nombre à deux ou trois exemples seulement, c'est qu'il est au moins superflu de trop répéter la la même chose , et que je crois d'ailleurs avoir peu à apprendre à cet égard.

Une dame , âgée de trente-huit ans , d'un tempérament bilioso-sanguin , était atteinte depuis près de deux ans d'une leucorrhée syphilitique , dont elle ne soupçonnait pas la nature. Éloignée de son époux depuis l'époque précitée , elle n'aurait pas été éclairée sur cette espèce de perte , qui prenait d'ailleurs peu sur sa santé , si des rhagades n'étaient survenues à l'entour de l'anus , et si des bosselures brunâtres, irrégulières ne s'étaient développées sur la face interne de la région supérieure des cuisses. Il y avait environ quinze jours que ces symptômes secondaires s'étaient manifestés , lorsque je fus appelé par la malade, vers le commencement de décembre 1818 , et que je lui administrai les premières doses de muriate d'or et de soude , divisées par douzièmes de grain. Celles-ci n'ayant eu aucun effet sensible, par rapport à l'économie , je divisai le second grain en onze fractions : dès l'emploi de la quatrième , augmentation de l'appétit; après la onzième fraction , diminution de la perte , dont la couleur était devenue moins intense depuis quelques jours : l'appétit augmenta encore et devint très-vif pendant l'usage du troisième grain divisé en dix fractions ; durant son emploi la matière de la perte se décolora et prit

une faible teinte paille, tandis que les bosselures qui se ramollissaient, perdirent leur couleur brune pour prendre celle de la peau.
L'appétit se soutint durant l'emploi du quatrième grain divisé en neuf fractions; mais les
symptômes n'offrirent aucun changement. Cependant les rhagades diminuèrent d'étendue
sous les deux premières doses du cinquième
grain divisé en huit fractions, et furent entièrement cicatrisées après la septième. Une chaleur insolite, plus prononcée la nuit que le
jour, mais qui n'empêchait pas la malade de
vaquer à ses occupations habituelles, s'établit
sous la dernière prise du cinqnième grain.
Cette chaleur n'était pourtant pas assez vive
pour me porter à suspendre le remède que je
fis continuer à la même dose durant six jours
encore. Le degré de chaleur ne varia pas pendant cette période, sous laquelle la perte diminua, blanchit et fut ramenée à un état de
simplicité, c'est-à-dire, qu'elle devint absolument muqueuse. Après la sixième dose mentionnée, la chaleur tomba et fut remplacée par
un flux d'urines très-copieux, sédimenteux et
qui dura environ une quinzaine de jours (1).

(1) Toutes les fois que j'ai employé les préparations
d'or, n'importe lesquelles, j'ai remarqué un accroissement sensible et plus ou moins prononcé de l'évacuation des urines, à une époque un peu avancée du

Dès l'instant que le flux d'urines se manifesta ,
je crus devoir faire cesser l'emploi du remède
et regardai la cure comme terminée ; en effet,
l'écoulement eut bientôt tout-à-fait tari , et les
traces des bosselures se dissipèrent complète-
ment.

Quoique la guérison de la dame dont je
viens de retracer l'histoire, date d'une époque
peu éloignée , je crois néanmoins pouvoir la
regarder comme parfaitement établie , la marche du traitement ayant présenté les divers caractères qui en garantissent la certitude. L'éli-
mination progressive des symptômes sous l'emploi d'un remède quel qu'il soit , et leur disparition absolue à la suite des évacuations critiques qu'il détermine , sont dans toute affection morbide , le gage le plus certain de son
entière éradication : je n'en excepte pas même
la syphilis, toute susceptible qu'elle est de se
reproduire sous de nouvelles formes , lorsque,
dans certains cas , on l'a crue déjà guérie. Il
est , en effet , des circonstances dans lesquelles on cesserait de croire à la guérison de cette
affection , si on suivait avec plus d'attention ,

traitement ; quelles que soient les crises que celui-ci
détermine , l'accroissement en question n'en est pas
diminué : ceci concorde parfaitement avec ce que les
divers expérimentateurs, et notamment Gozzi , ont observé de la part de cet ordre de médications.

qu'on ne le fait maintes fois , les divers changemens qui se sont opérés en elle durant le traitement , et qu'en dégageant celui-ci de toute application subsidiaire , on observât soigneusement la série des mouvemens critiques qu'il aurait provoqué. La nature et l'art n'ont qu'un seul moyen de guérir, et si ses résultats présentent des formes variées plus ou moins saillantes , plus ou moins palpables pour le commun des hommes, ils n'en sont pas moins réels , pas moins sensibles pour l'observateur judicieux et attentif , de quelle manière qu'ils aient lieu. Il est difficile , à la vérité , de voir une guérison s'opérer avec plus de simplicité, suivre une marche plus régulière que celle dont il vient d'être fait mention , aussi est-ce de cette bénignité , de cette régularité souvent observées que je tire la conséquence de l'efficacité du remède et de la préférence qu'il a droit d'obtenir sur le mercure , dont l'emploi a rarement lieu sans exciter quelque orage. Tous les cas , sans doute , ne présentent pas une semblable uniformité dans les effets des préparations d'or , mais ils offrent tous les mêmes résultats , à quelque très-petit nombre d'exceptions près ; et ces résultats en dévoilant la manière dont elles agissent, fixent définitivement la confiance qui leur est due. Avant de passer à l'examen de cette question importante ,

il convient, comme je l'ai déjà dit, de multiplier les faits, de les rapprocher les uns des
autres, de les classer non-seulement selon leur
degré plus ou moins grand d'intensité, mais
encore sous celui du plus ou moins de susceptibilité qu'ont éprouvé les sujets à recevoir
les impressions du genre de médications dont
je parle : cette méthode est, ce me semble, la
seule propre à conduire au but énoncé.

Un homme de cabinet, âgé de vingt-sept ans,
d'un tempérament bilieux, portait depuis un an
et demi un bubon indolent et peu volumineux
à l'aine gauche. Quelques frictions mercurielles,
prises sans ordre, sans suite, sans persévérance
et par conséquent sans succès, lui avaient fait
considérer cette tumeur comme une affection
simple, sans danger, et indépendante du vice
syphilitique, dont il n'avait pas eu d'autres symptômes. Vers la mi-mars 1818, des poireaux se
manifestèrent sur le dos de la verge, à la base
du gland, et pullulèrent rapidement sur cette
dernière partie : convaincu alors de sa véritable
situation, il se décida à suivre un traitement
régulier, et se confia à mes soins. Naturellement
irritable et n'usant par goût et par habitude
que d'alimens forts et excitans, je commençai
chez lui l'usage du muriate triple à un seizième
de grain par jour, passant successivement à un
quinzième et à un quatorzième, selon la méthode

de l'inventeur. Les trois premiers grains, distribués comme je viens de le dire, n'ayant produit aucun effet sensible, je passai de suite à un neuvième de grain par jour: pendant son usage, augmentation de l'appétit. Le grain suivant, divisé en huit fractions, produisit de la fréquence dans le pouls, une chaleur insolite durant la soirée, de la moiteur pendant la nuit, et fit disparaître un assez grand nombre de petits poireaux, surtout au gland. Je passai de là à un sixième de grain : au troisième jour de l'emploi de cette nouvelle dose, démangeaisons par tout le corps, chaleur vive, soif , pouls accéléré : suspension du remède ; nourriture légère , petit-lait pour boisson. Cet état de choses dura près de trente-six heures et fut suivi d'une sueur copieuse, qui se soutint toute la nuit et la journée suivante, sueur à laquelle succéda une douce moiteur qui se prolongea au même degré, pendant un peu plus d'une semaine , et s'élimina ensuite peu à peu. Le bubon inguinal disparut pendant cette période et quelques petits poireaux se dissipèrent également avec lui; les plus gros se flétrirent , furent excisés, brûlés avec le nitrate d'argent fondu sur le point de la section, et ne se sont plus reproduits. L'individu qui a subi ce traitement, compte aujourd'hui une année de guérison, et jouit d'une parfaite santé.

Je passe à un autre exemple.

Un militaire en demi-solde, âgé d'environ trente-six ans, né dans le nord de la France, ayant le tissu de la peau assez lâche, d'un tempérament plutôt lymphatique que sanguin, avait depuis quatre ans un écoulement blennorrhagique peu abondant, mais d'une couleur verte très-intense; il portait aussi depuis près de trois ans, des tubercules ulcérés au scrotum, ainsi qu'un très-léger engorgement des glandes inguinales. Différens remèdes entrepris en plusieurs circonstances et en divers lieux, avaient été presque aussitôt quittés que commencés, et n'avaient eu par conséquent aucun effet. Le malade en me consultant sur sa situation, paraissait être dans l'intention de prendre le rob de l'Affecteur, ou de passer par les grands remèdes ; traitement qui lui convenait sans doute, mais qui aurait exigé de sa part une conduite et un régime dont je ne le croyais pas capable. Les préparations d'or moins assujettissantes me parurent, sous ce dernier point de vue, les seules dont on pût espérer du succès, et je parvins non-seulement à les lui faire adopter, mais à les faire agréer encore à M. Sicard, chirurgien militaire, sous les auspices duquel il s'était présenté chez moi. Six grains de muriate d'or et de soude furent successivement administrés en frictions sur la langue : le premier

divisé en dix fractions ; le second en neuf ; le
troisième et le quatrième en huit ; le cinquième en sept ; le sixième en six. Le premier grain
ne produisit aucun effet sensible. Pendant l'u-
sage du second, l'appétit augmenta et le pouls
naturellement lent auparavant, acquit un peu
plus de fréquence et d'élévation ; les glandes
inguinales disparurent et la couleur de l'écoulement commença à se modifier et à perdre de
son intensité. Une constipation pénible survint
pendant l'usage du quatrième grain : régime vé-
gétal ; dix onces de petit-lait prises le matin et
le soir. L'écoulement commença à jaunir et
quelques tubercules se cicatrisèrent sans s'affaisser. Augmentation de la chaleur du corps,
face un peu animée, élévation notable du pouls
dans la soirée qui suivit l'administration de la
seconde fraction du cinquième grain ; cet état
se prolongea pendant la nuit et la journée
suivante : suspension du remède. Tout rentra
dans l'ordre le surlendemain, mais l'écoulement
devint plus copieux, moins coloré et quelques
tubercules se cicatrisèrent. Je laissai passer quelques jours sans reprendre l'emploi du triple sel ;
mais le calme étant tout-à-fait rétabli, l'écoulement toujours copieux, les tubercules presque
tous cicatrisés, je passai de suite au cinquième
et au sixième grains. Après la quatrième dose
de ce dernier, alternatives de froid et de chaud,

ensuite chaleur vive qui se prolonge la nuit entière; le surlendemain, face et pouls animés, soif pressante, diminution de l'écoulement, constriction et chaleur à la gorge, qui firent craindre à M. Sicard, chirurgien du malade, la formation d'une esquinancie. Une saignée ayant été proposée, je m'y opposai vivement; en effet une sueur copieuse s'étant bientôt manifestée, dissipa les symptômes que je viens de retracer et fit disparaître pour toujours l'écoulement. La sueur se soutint au même degré, pendant deux fois vingt-quatre heures, et fut remplacée par un état constant de moiteur, lequel augmentait dans le lit lorsque le malade se livrait à quelque exercice, et qui dura encore plusieurs semaines : les tubercules s'affaissèrent pendant ce temps, et ne se sont plus reproduits. Je ferai remarquer ici que l'excrétion dont il vient d'être fait mention, avait au commencement une odeur alcaline toute particulière, mais qui se dissipa insensiblement, même avant la fin de la crise; j'ai souvent fait cette observation dans des cas analogues, mais jamais d'une manière aussi prononcée, que chez une malade traitée par l'or limé et dont je parlerai dans cet écrit.

D'après les trois exemples que je viens de rapporter, on peut juger de la marche la plus communément suivie dans le traitement des maladies syphilitiques anciennes, par l'emploi du muriate d'or et de soude, celle des préparations de M. le docteur Chrestien, le plus généralement employée (1). On a dû y remarquer que, pour m'assurer de l'efficacité du remède, j'ai constamment considéré comme un point important d'en proportionner si bien les doses aux dispositions particulières du sujet;

(1) La plupart des praticiens qui ont eu recours aux préparations d'or dans le traitement de la syphilis, ont tous donné, ainsi que l'a fait l'inventeur (*Voy. Mét. iatralep.*, *p.* 544.), une préférence marquée au muriate. Le docteur Gozzi, après s'être servi avec succès de l'or divisé, de l'oxide par la potasse ou par l'étain, a fini cependant par se fixer au muriate, d'une manière plus particulière (*Voy. l'ouv. cit.*, *parag.* 15, *pag.* 8.). Cette médication, plus irritante que les précédentes, agit non-seulement avec plus de rapidité, mais possède le grand avantage de pouvoir être diminuée ou élevée brusquement dans ses progressions, selon le besoin et l'occurence, et de déterminer des crises très-marquées. L'or limé néanmoins agit d'une manière aussi active, ainsi que je le démontrerai; mais il faut le frictionner plus long-temps (environ trois minutes), pour mieux en assurer l'absorption, et répéter plusieurs fois l'opération dans la journée, si on veut porter le remède à une dose un peu élevée. Les mêmes précautions doivent être prises dans l'emploi de l'or divisé et des oxides. La friction avec le muriate n'exige pas, à la rigueur, un temps aussi long ; mais il est utile, quelque préparation qu'on administre, qu'elle soit faite vivement et d'une manière aussi soutenue qu'il est possible.

qu'elles n'ont pu agir avec trop de précipitation ou trop de lenteur. Il est facile de juger
qu'agissant avec trop de précipitation , elles
auraient éveillé trop hâtivement la sensibilité
et auraient donné , par là , lieu à des évacuations stériles , ou que dans l'autre cas ne la sol-
licitant pas à propos , elles n'auraient pas produit en temps opportun des évacuations salutaires. Cette manière rationnelle d'employer les
préparations d'or est commune à toutes les substances médicamenteuses qui jouissent d'un action déterminée et dont les propriétés sont le
moins contestées; j'en appelle , à cet égard , à
l'expérience , bien convaincu qu'elle ne me
démentira pas. Qu'on prenne , par exemple ,
le sublimé corrosif pour terme de comparaison,
et que l'on me dise si les doses de cette préparation mercurielle , une des plus énergiques
connues , ne doivent pas être modifiées selon
les circonstances propres à favoriser , retarder
ou entraver son effet ? Cette analogie (1) est

(1) Pareille analogie d'action est commune au platine , d'après ce qu'a vu produire à ce métal M. le docteur Chrestien , et qu'il me communiqua , il y a six
ans , époque à laquelle il adressa à l'Institut le mémoire
qui a donné lieu au rapport de M. Percy. Il parle dans
ce mémoire de l'emploi qu'il en a fait en frictions sur la
langue , réduit en molécules très-fines au moyen de la
lime , et de celui en éponge ; et sans en tirer aucune

d'autant plus frappante, que quoique l'or agisse avec beaucoup plus de bénignité que le mercure, et que ce premier soit toujours sans danger pour l'économie, lorsqu'il est manié avec intelligence, il y a pourtant des rapports incontestables entre les résultats produits par leur administration respective. On pourrait même avancer, sans craindre d'être taxé d'exagération, que les effets de ces deux substances métalliques ne sont séparées que par des nuances plus ou moins rapprochées, mais jamais assez éloignées pour constituer deux genres de médications opposées. Il est surprenant que M. le Rapporteur de la Commission de l'Académie des Sciences, auquel le fait n'a sans doute pas échappé, ait manqué l'occasion d'établir par là un parallèle tout en faveur de son sujet, susceptible de le conduire à une bonne manière d'expérimenter et de lui faire entrevoir de plus justes conséquences. Le rapprochement dont je parle, est tellement remarquable, que la plupart des médecins pensaient que M. le docteur Chrestien employait les préparations de mercure et avait apporté un plus grand degré de perfection dans la méthode de Clare, avant qu'il eût fait connaître celle dont il est ici question.

conséquence, il observe qu'il est digne de remarque que les corps les plus pesans de la nature fournissent les antisyphilitiques les plus puissans.

J'avais aussi partagé ce sentiment, d'après ce que quelques personnes m'avaient raconté des effets qu'elles avaient éprouvé de la part du remède du célèbre praticien de Montpellier ; et puisqu'il faut en convenir, je ne suis sorti de cette erreur, qu'après avoir vu employer et employé moi-même les préparations d'or, qu'un de mes amis, le docteur don Joseph Soria, avait vu confectionner sous ses yeux. Que M. le docteur Chrestien me pardonne cet acte de franchise, il n'a d'ailleurs rien d'offensant pour sa personne, puisque mes doutes remontent à une époque où n'ayant pas l'avantage de le connaître, je ne pouvais apprécier au juste tout ce que vaut sa parfaite probité.

En avançant que les préparations d'or ont dans leur manière d'agir, ainsi que dans leur résultat, une analogie incontestable avec les préparations de mercure, je ne prétends n'en avancer que je ne veuille étayer sur des preuves évidentes, et elles seront assez nombreuses ; mais avant de les donner, que l'on me permette de rappeler l'opinion de quelques médecins distingués du dernier siècle. Observateurs attentifs des crises qui survenaient dans les maladies, quelque cause qui les produisît ou les excitât, ils avaient reconnu que l'affection syphilitique ne cédait complétement au traitement mercuriel, qu'autant que celui-ci parvenait à déterminer une augmentation notable de l'excitation, ou des propriétés irritables en général, et des évacuations plus ou moins prolongées. Cet état auquel ils donnaient le nom de fièvre mercurielle, produisait tantôt la suppuration des tumeurs ou des ulcères, quelquefois une diaphorèse ou un flux d'urines plus ou moins copieux, mais le plus souvent une salivation douloureuse, et dont les suites entraînaient assez souvent l'ébranlement ou la chute des dents. Lorsque cette augmentation d'excitation ou cette fièvre mercurielle n'avait pas lieu, ils doutaient de la cure radicale de la maladie; et un savant médecin, feu M. Calvet, premier professeur de la Faculté d'Avignon, qui avait enseigné publiquement cette doctrine, m'a assuré que son opinion avait maintes fois acquis le caractère de la certitude. Sans vouloir approfondir un principe que tant de gens d'un grand mérite avaient adopté dans un siècle éclairé, je n'hésiterai pas à adopter, jusqu'à un certain point, leur sentiment, parce qu'il s'accorde avec la raison, l'analogie et les résultats que j'ai obtenu moi-même d'une assez longue pratique. Mais, soit qu'on admette rigoureusement ce principe, soit qu'on lui refuse toute la latitude que les médecins précités lui ont donné, on n'en demeurera pas moins d'accord que la maladie la plus parfaitement guérie est toujours celle qui se juge ou se termine par des évacuations soutenues et arrivées dans un moment opportun (1). Or, si les préparations mercurielles, et surtout celles qu'on emploie par extinction, produisent assez fréquemment cet effet ; si les sudorifiques, souvent infidèles, n'en admettent pas d'autres quand ils sont couronnés du succès ; si enfin les médications prétendues altérantes ne guérissent la syphilis et les autres affections morbides, qu'en augmentant les excrétions, l'analogie des préparations de mercure, des autres anti-syphilitiques et des préparations d'or ne saurait être révoquée en doute. Je dis qu'elle ne saurait être révoquée en doute, parce que les préparations d'or déterminent constamment,

(1) Lorsque des symptômes alarmans obligent le médecin à enrayer la marche d'une maladie, il n'est pas rare de lui en voir succéder une autre, dont les caractères sont plus bénins, et qui produit une véritable dépuration. Les fièvres intermittentes pernicieuses, m'offrent la preuve de ce que je viens d'avancer. Peu de temps, en effet, après leur soudaine disparition, due à de fortes doses de quinquina, la maladie se reproduit le plus communément avec le même type, mais sous une forme simple et dépouillée de sa première férocité. On la voit alors céder, au bout d'un septénaire, pour peu que la nature soit secondée par l'usage des apéritifs amers ; dans le cas contraire, la convalescence est longue, pénible, et porte des atteintes plus ou moins profondes sur la constitution.

comme je l'ai démontré, comme je le démontrerai encore, cette augmentation progressive d'excitation qui provoque à son tour et fait naître les crises d'où découle la guérison. C'est non-seulement d'après cette considération , que les préparations d'or doivent obtenir, sur les autres remèdes de la même classe , une préférence marquée ; mais surtout d'après l'innocuïté qui accompagne sans cesse et les mouvemens antérieurs à la crise , et la crise elle-même. C'est spécialement lorsque l'or dirige ses effets vers la bouche , que cette innocuïté est le plus susceptible d'être appréciée , puisque , ainsi qu'on l'a déjà vu et que j'aurai encore occasion de le faire observer , la salivation qui en est la suite s'opère avec une telle bénignité , qu'elle ne porte seulement pas la moindre atteinte aux habitudes , au régime et aux travaux ordinaires : aux exemples que j'en ai déjà donnés, j'ajouterai les exemples suivans.

Un jeune homme, âgé de vingt ans , et d'un tempérament lymphatique , était atteint depuis neuf mois d'une blennorrhagie et d'un chancre situé sur la face externe et antérieure du prépuce. Ces symptômes n'avaient été combattus par aucun moyen radical ; le malade s'était borné à l'usage d'une boisson nitro-gommeuse , qui, secondée par un régime fort doux , avait calmé l'irritation éprouvée dès le principe,

dans le canal de l'urètre; mais sans atténuer
l'abondance ni la couleur de l'écoulement, et
sans dissiper un léger engorgement des glandes
inguinales. Cet individu avait contracté, depuis
l'usage du remède précité, une toux sèche, de
l'amaigrissement et un peu de pesanteur à l'estomac. Dès la première dose du premier grain
de muriate d'or et de soude, divisé en quatorze fractions, la pesanteur de l'estomac fut
dissipée; un appétit vif lui succéda et la toux
ne tarda pas à disparaître. Le second grain fut
divisé en douze fractions; pendant son usage,
l'écoulement devint plus abondant et offrit une
couleur moins intense. Cet écoulement devint insensiblement muqueux et diaphane pendant l'usage du troisième et du quatrième grain,
divisés l'un et l'autre en dix fractions, et diminua notablement. Enfin, après l'emploi du
quatrième grain, cet écoulement ne fournissait
plus, dans les vingt-quatre heures, que quelques gouttes d'une matière qui blanchissait sur
le linge en se desséchant, et se détachait ensuite
par le frottement, sans laisser la moindre trace.
Le chancre était également prêt à se cicatriser,
lorsque ayant voulu employer un cinquième
grain, il survint, après l'emploi de la seconde fraction, de la chaleur à la gorge et de la salivation.
Le remède ayant alors été suspendu, la chaleur
de la gorge disparut en deux ou trois jours,

mais la salivation se soutint pendant environ
deux semaines, et le chancre se cicatrisa entièrement dans cet espace de temps. Je crus dès-
lors ne devoir plus considérer le léger écoulement encore subsistant, que comme le produit
d'une débilité locale, que quelques injections
toniques firent cesser en effet.

La salivation produite par l'emploi des préparations d'or, est celui de leurs résultats qui
établit peut-être le mieux l'analogie d'action
existante entre ce métal et le mercure. Cette
crise offre pourtant une grande différence, à la
suite de l'administration des deux substances
mentionnées: produite par les préparations d'or,
elle est constamment douce, inodore et tardive;
déterminée par le mercure, elle est quelquefois
trop précoce, souvent même orageuse, fétide et
toujours incommode. J'ajouterai de plus que la
salivation a quelquefois lieu après les premières
frictions mercurielles, et que loin de guérir dans
ces cas, elle rend le traitement de la maladie
plus difficile, tandis qu'elle annonce une guérison prochaine quand elle est produite par les
préparations d'or. La salivation mercurielle n'est
utile qu'autant qu'elle est modérée, et Swédiaur
a observé, ainsi que de Horne et bien d'autres
écrivains, que plus elle est considérable, moins
la guérison est assurée; circonstance que l'art ne

peut prévenir ni diriger à volonté (1). La salivation par les préparations d'or , n'est au contraire qu'un doux écoulement de salive tant soit
peu plus consistante que dans l'état de santé,
lequel loin d'occasioner la moindre incommodité, permet au malade , comme je viens de le
dire , de continuer ses travaux ordinaires. La
salivation mercurielle porte avec elle un goût
métallique, âpre, styptique, dégoûtant, nauséa-
bond et qui s'imprime aux alimens et aux boissons ; elle est visqueuse, tenace, remplit la bouche,
s'attache contre ses parois, les macère, les en-
flamme, tandis que celle que l'or produit est
insipide, légèrement muqueuse, file avec facilité, n'exerce aucune impression fâcheuse sur
les surfaces avec lesquelles elle est naturellement en contact, et ne gêne par conséquent ni
la mastication, ni la déglutition. La salivation mercurielle est communément accompagnée d'ulcères plus ou moins sordides , qui ravagent
quelquefois les gencives et les parties voisines,
et dont la durée se prolongerait considérablement, si l'art n'employait des moyens actifs pour
y mettre un terme. Celle par l'or, à une durée
déterminée, se dissipe sans secours étranger ,
et n'occasione qu'une légère phlogose des gen-

(1) Voy. Swédiaur, pag 226 et 227, tom. 2, édit.
de 1798.

cives, de la langue, ou des aphthes superficiels. Enfin la salivation mercurielle trop prolongée, lorsque les ressources de l'art ne peuvent assez tôt la diminuer ou l'arrêter, épuise les forces et rend la santé long-temps languissante (1); tandis que la salivation par l'or étant constamment critique, fluant avec beaucoup de modération, loin de débiliter ceux qui en sont atteints, leur communique un bien-être réel et leur donne par là des forces nouvelles. M. Bertrand, que j'ai eu occasion de citer et dont j'appréciais infiniment le talent observateur, avait fait les mêmes remarques ; l'histoire suivante viendra à l'appui de son opinion et de la mienne.

Un particulier de la ville de Martigues, homme âgé de quarante-sept ans, vint me consulter dans le mois de mai de 1812, pour une dégénérescence syphilitique. Celle-ci avait pour caractère des douleurs ostéocopes qui avaient paralysé à demi les membres inférieurs, une exostose à la pommette droite, et une tumeur indolente de la grosseur d'un œuf de poule, située au front. Cet individu, marin de pro-

____

(1) « J'ai vu plus d'une fois, dit Swédiaur, des ma-
« lades que la salivation a tués en épuisant leurs forces,
« sans qu'on ait pu la diminuer ou l'arrêter par quel-
« que remède que ce pût être..... J'en ai vu plusieurs
« mourir d'une phthisie occasionée par un pareil traite-
« ment. » *Ouv. cit.*, tom. 2, pag. 227.

fession, avait contracté dans sa jeunesse, plusieurs maladies vénériennes, dont aucune n'avait été traitée méthodiquement, et qui, depuis l'âge de dix-neuf à vingt-cinq ans, avaient manifesté leurs symptômes sur les organes de la reproduction et les parties voisines. Je prescrivis à ce malade l'usage du muriate d'or et de soude, et je confiai son traitement à M. Lafosse, ancien chirurgien de Martigues, en lui indiquant le mode d'administration du remède. Il en employa d'abord trois grains divisés en quatorze, douze et dix fractions, sans obtenir d'autre résultat qu'une augmentation notable de l'appétit. Pendant l'usage du quatrième grain, la tumeur s'enflamma et marcha vers la suppuration ; celle-ci s'établit parfaitement pendant l'administration du cinquième grain, divisé en huit fractions comme le précédent, et fut même assez abondante. Un sixième grain, divisé en six fractions, produisit une fièvre peu vive, qui dura trois jours, s'accompagna d'ardeur à la gorge et d'un très-léger engorgement des glandes amygdales. Ces symptômes disparurent, après avoir été suivis d'une salivation douce, qui se soutint pendant un peu plus d'un mois, fit suspendre l'emploi de l'or et s'accompagna d'un flux abondant d'urines. Pendant la durée de ces crises, les douleurs disparurent, les membres inférieurs reprirent leur première vigueur, et la plaie, provenue de l'ouverture de la tumeur, se cicatrisa. M. Lafosse m'écrivit alors que le gonflement de la pommette ne gênant pas le malade, il croyait devoir attendre l'automne pour lui donner encore quelques grains du triple sel : un nouvel emploi du remède ne fut pas nécessaire ; car le gonflement se dissipa insensiblement, et il n'en existait plus de trace, vers la fin du mois d'août, époque à laquelle m'étant rendu à Martigues, avec M. Dunés, chirurgien, mon collègue à la Société de médecine et au Comité central de vaccine du département, nous vîmes ensemble cet individu et nous nous assurâmes de son entière guérison (1).

Quoique les préparations d'or fassent constamment naître une augmentation d'excitation, dont le propre est d'activer la tonicité vascu-

______

(1) Le docteur Gozzi a guéri, au moyen de l'or précipité par l'étain, et successivement par du muriate, un malade qui était atteint d'une paralysie du côté droit, et d'une exostose au sternum : deux mois d'usage du premier remède, firent recouvrer le mouvement aux parties paralysées, et dissipèrent une sciatique qui le leur avait fait perdre ; l'exostose ne céda qu'au muriate. Le même docteur Gozzi cite encore plusieurs cures d'exostoses du crâne, par l'usage de l'oxide d'or par l'étain, frictionné sur les gencives, pendant un peu moins de deux mois. Voy. *l'ouv. cit.*, parag. 45 et 23, pag. 22 et 55.

laire, cette augmentation est pourtant peu sensible dans quelques cas rares , parce qu'elle y dirige, en quelque sorte, tous ses effets vers un seul organe. Telles sont, par exemple, les circonstances dans lesquelles le remède rend plus abondantes les excrétions morbides déjà existantes , modifie leurs qualités et les use ensuite insensiblement. L'augmentation de l'état fluxionnaire attirant alors tous les produits morbides , détourne nécessairement cette sorte de spasme général, qui se termine par des crises et intervertit la marche des phénomènes que produit le plus communément la médication , sans nuire pourtant à sa propriété curative. Mais l'augmentation de l'excitation n'en est pas moins réelle , quoiqu'elle ne soit que partielle, et l'on doit même regarder comme très-avantageuse pour la cure, la direction qu'elle prend ; parce que toute fluxion établie sur un point d'organisation peu essentiel à l'entretien de la vie , et qui est restée long-temps dans un état fixe , tend à sa guérison , lorsqu'elle éprouve un changement brusque , de la nature de celui dont il vient d'être fait mention dans le paragraphe précédent. Dans ces cas , les mouvemens curatoires se concentrant tous , comme dit Barthez , « auprès de l'organe qui en est le terme , » agissent sympathiquement sur l'ensemble , attirent à lui la cause, et l'expulsent dans un espace de temps plus ou moins prolongé. Ce que je fais observer ici, par rapport aux maladies syphilitiques, se remarque encore dans beaucoup d'autres affections, et l'emploi fait en médecine des applications irritantes au voisinage des organes qui sont en proie à l'état fluxionnaire, n'a probablement pas eu d'autre motif. Je ne m'étendrai pas davantage sur ce sujet, laissant à qui voudra s'en emparer le soin de l'expliquer comme il l'entendra ou le jugera convenable ; j'exposerai les faits qui viennent à l'appui du principe, c'est la tâche la plus importante que j'aie à remplir.

Une femme galante, âgée de vingt-cinq ans, d'un tempérament sanguin, de taille moyenne, ayant les passions fort vives, était affectée depuis deux ans d'une leucorrhée de couleur verdâtre, et qui variait souvent par rapport à la quantité. Cette personne avait fait quelques remèdes dans le commencement de sa maladie, et avait entrepris, il y avait environ un an, un traitement mercuriel, qui ne fut pas achevé. Appelé pour lui donner des soins (c'était au mois de juin 1812), dans une fièvre gastrique qui fut suivie d'une fausse couche, elle me fit l'aveu de son état, et me demanda une prompte guérison ; je ne veux, me dit-elle, ni languir dans les remèdes, ni dans la privation des plaisirs : je lui promis, un peu témérairement peut-être, ce qu'elle demandait, mais je lui tins parole.

Après qu'elle fut rétablie de sa couche, je la mis à l'usage du muriate d'or et de soude, à la dose d'un dixième de grain par jour, et d'une boisson copieuse de tisane de mauve : dès la sixième friction, la perte devint plus abondante et plus séreuse ; à la dixième elle était moins colorée. Le premier grain étant achevé et le cours ordinaire des phénomènes de la vie ne présentant aucune altération, ni même de disposition à éprouver la moindre atteinte, je passai brusquement à un septième de grain par jour, fraction que je fis partager en deux doses, dont l'une était frictionnée le matin, et l'autre le soir. La perte, toujours plus abondante, n'offrit plus qu'une couleur jaune peu foncée, en achevant le second grain. Pendant l'usage du troisième, soutenu à un septième par jour, la matière de la perte devint absolument séreuse, diminua insensiblement, et tarit tout-à-fait pendant celui du quatrième et dernier grain, réduit à un sixième par jour. Le pouls présenta peu de variations durant ce traitement ; il offrit seulement un peu de fréquence vers la fin. La malade se plaignit, deux ou trois jours après les dernières frictions, de douleurs assez vives dans le bas-ventre. Ces douleurs que je crus indé-

-pendantes du traitement, cédèrent à l'usage de quelques clystères simples.

Il est des cas dans lesquels l'effet des préparations d'or a besoin pour se développer, d'être activé par des secousses brusques, afin de rendre son action plus sûre ou moins tardive. La manière de produire ces secousses, quoique fort simple, exige cependant de la prudence, une certaine habileté, et mérite toute l'attention de l'expérimentateur, parce qu'elle pourrait dépasser les bornes que l'on se propose en la mettant en pratique, si on ne l'employait avec précaution. C'est principalement chez les individus d'un tempéramment lymphatique, qui ont fait un assez long usage du remède sans en avoir obtenu d'effet bien prononcé, que cette méthode est ordinairement couronnée d'un succès complet. Si les critiques qui ont accusé d'inertie les préparations d'or, avaient eu recours à un pareil procédé, il y aurait eu plus de solidité dans leur jugement, et les praticiens qui n'attendaient que leurs conclusions pour se former une opinion stable à cet égard, ne seraient points réduits à désirer un examen plus rationnel. Quoi qu'il en soit, la méthode dont je parle consiste à passer subitement à une dose beaucoup plus forte de la préparation d'or employée, lorsqu'on a déjà consommé, suivant l'ordre le plus usité, la somme à peu près suffisante à la guérison; mais on courait le risque de produire alors une violente excitation, si on prolongeait un peu trop ce nouveau mode d'administration; il faut tour à tour le suspendre et le reprendre, jusqu'à ce qu'il ait déterminé le résultat attendu. Dès l'instant même que se développent les premiers signes de l'augmentation de l'excitabilité, il convient de passer à des doses beaucoup plus modérées, pour soutenir seulement l'action qui se manifeste, et d'abandonner celles-ci sans retour, lorsque l'exaltation provoquée est enfin tout-à-fait établie. Cette méthode qui m'a presque toujours réussi dans les cas précités, n'est pas de mon invention, comme quelques personnes m'ont fait l'honneur de le croire; elle appartient à M. le docteur Joseph de Soria, premier médecin du feu roi Charles IV, lequel a bien voulu m'en donner communication, pendant le séjour qu'il fit à Marseille avec son trop infortuné Souverain. Ce fut au sujet d'une jeune dame d'Alençon, que cet habile confrère conçut l'idée d'administrer ainsi les préparations d'or. J'avais traité cette malade, atteinte d'une affection syphilitique constitutionnelle, par le muriate triple, et lui en avais administré progressivement huit grains, sans en avoir obtenu d'autres résultats qu'un léger amendement à ses maux, et un retour à l'appétit perdu long-temps auparavant. Les symptômes constitutionnels existaient cependant, presque au même degré qu'à l'époque où j'avais entrepris la cure de la maladie, et l'ensemble de l'économie avait entièrement paru étrangère à l'action du médicament. M. de Soria, auquel je fis part de ma peine, me proposa, après avoir vu la malade, de tenter un troisième de grain par jour; il me fit à ce sujet, un rapprochement très-ingénieux avec certaines lois de physique générale, et j'adoptai son sentiment. Dès la troisième friction, c'est-à-dire, dès la consommation du grain entier, la gorge devint douloureuse, la fièvre s'alluma, la tête même s'embarrassa un peu, et un flux de bouche absolument inodore, quoique assez abondant, dissipa cette exaltation et fit disparaître, après une durée de vingt jours, tous les symptômes de la maladie. M. le docteur de Soria appliqua ensuite cette méthode à un syphilitique qu'il avait soumis au mode de traitement consigné dans l'ouvrage de M. le docteur Chrestien, et accéléra par là sa guérison : on ne lira peut-être pas sans intérêt l'observation suivante, elle confirme ce que je viens d'avancer.

Il y avait cinq ans, en 1817, que M. M***, né dans la Norwege, âgé de trente ans, avait été atteint d'une blennorrhagie, et d'un chancre situé sur le dos de la verge. On le traita à Londres avec la solution de Van-Swiéten, laquelle fit disparaître les symptômes dont je viens de parler. Six mois après leur guérison et sans que M. M*** se fût exposé à une nouvelle infection, il se développa chez lui, deux bubons aux aines. Traité alors par les frictions mercurielles, les tumeurs se dissipèrent et il survint un peu de salivation après la trente-deuxième friction. Sept à huit mois après ce second traitement, il survint des douleurs ostéocopes, qui allèrent toujours croissant pendant un an. Le malade se rendit à Paris, où on lui administra de nouveau et avec les préparations les plus sévères, quarante frictions mercurielles ; traitement qui fit notablement diminuer les douleurs, sans les dissiper tout-à-fait. On le crut guéri; cependant, au bout de sept mois, les douleurs augmentèrent un peu, s'accrûrent insensiblement et finirent par devenir intolérables : c'était surtout vers la région occipitale que celles-ci se faisaient sentir de la manière la plus atroce. Un médecin distingué de Paris, consulté à cette époque, prescrivit le rob de l'Affecteur et en dirigea l'emploi, qui fut poussé à neuf bouteilles. M. M*** en éprouva un bien-être complet, qui se prolongea pendant environ un an, dans la durée duquel il n'y eut aucune cohabitation sexuelle. Cette période de temps achevée, des chancres parurent à la base du gland, et le bulbe de l'urètre se gonfla notablement ; il survint aussi

en même temps des douleurs dans les hypo-
chondres , de la paleur à la peau , une morosité insolite , etc., qu'aucune distraction ne
pouvait diminuer. Il est bon de faire remarquer que l'usage du rob ne détermina aucune
espèce de mouvement critique.

M. M.*** partit pour Marseille , y arriva en
septembre , m'exposa sa situation et me demanda des avis ; je lui proposai les préparations d'or , dont un médecin de Hambourg
lui avait parlé avec éloge. Le muriate triple lui
fut administré en frictions sur la langue , par
dixièmes , neuvièmes et huitièmes de grains ,
pendant deux mois et demi , sans effet remarquable , soit sous le rapport des symptômes
morbides , soit sous celui des phénomènes ordinaires de la vie. Instruit par l'expérience
des avantages qu'il y a de passer quelquefois
brusquement à des doses élevées des préparations d'or, je m'élevai ici d'un huitième à
un quatrième de grain par jour , divisant
cette dernière dose en deux fractions , l'une
donnée le matin et l'autre le soir. Au troisième jour , c'est-à-dire , après avoir administré trois quarts de grain du remède , de la manière précitée , il survint de l'altération, de la
chaleur , de la fréquence et de l'élévation dans
le pouls. Parvenu au but que je désirais, et
craignant d'ailleurs une trop grande excitation,

je retournai à un huitième de grain par jour. Bientôt après, chute du mouvement d'excitation dont je viens de parler, et son retour ensuite, même avec véhémence, après la onzième dose par huitième. Ce mouvement augmentant progressivement et d'une manière très-prononcée, je suspendis l'usage du remède, le croyant dès-lors inutile. En effet, le lendemain de sa suspension, sueurs excessives qui durèrent pendant cinq jours et déterminèrent une éruption miliaire. Petit-lait pour boisson. Au troisième jour, les pustules miliaires tombèrent en desquamation, et la sueur fut remplacée par un état habituel de moiteur, plus prononcé cependant durant la nuit. Cette moiteur dura pendant une vingtaine de jours, intervalle dans lequel s'opérèrent la cicatrisation des chancres, l'affaissement du gonflement du bulbe de l'urètre et la cessation des douleurs hypochondriaques. Le retour de l'embonpoint, de la fraîcheur du teint et de l'hilarité qui n'avaient jamais suivi les traitemens antérieurs, me portèrent à croire à la solidité de cette guérison : trois années passées depuis lors dans la plus parfaite santé, ont confirmé mon opinion.

Quoique l'effet des préparations d'or ait besoin, dans quelques circonstances, d'être activé par un rehaussement brusque des doses, afin de rendre leur action plus sûre et moins tardive, il ne faut pourtant pas imaginer que cet effet soit entièrement perdu par cela seul qu'il est plus lent à se manifester. Quelques exemples m'ont prouvé que, long-temps après avoir quitté l'usage du remède, celui-ci produisait une série de phénomènes analogues à ceux que l'on remarque le plus ordinairement pendant son emploi. Il est vrai que, dans ces cas, le succès n'a pas toujours répondu à l'attente, et que la guérison de la maladie n'a pas été aussi complète qu'elle aurait dû l'être, qu'elle l'aurait été peut-être, si la méthode dont j'ai parlé plus haut avait été mise en pratique. Il importe également de faire remarquer à cet égard, que le petit nombre de sujets chez lequel cette lenteur a eu lieu, était tout composé d'individus atteints d'affections scrophuleuses invétérées, ou d'affections syphilitiques constitutionnelles dégénérées et qui avaient été combattues déjà par des traitemens plus ou moins mal dirigés. On doit d'autant plus s'arrêter à cette dernière observation, qu'elle explique non-seulement la ténacité du principe morbifique et de ses symptômes; mais qu'elle rend encore raison du peu de susceptibilité de l'économie à recevoir l'impression des agens auxquels on a eu recours pour l'émouvoir. Je me suis maintes fois convaincu de la vérité de cette assertion dans des maladies d'espèces différentes, dans les maladies cutanées spécialement, lorsqu'on avait employé divers traitemens, et si dans quelques-uns de ces cas, je suis parvenu à une guérison inattendue, elle n'est arrivée qu'après avoir eu pris la précaution de placer une grande distance entre le traitement dont j'ai fait l'application, et celui qui l'avait précédé en dernière date. Quelle que soit, au reste, la cause de la lenteur des effets des préparations d'or, dans un très-petit nombre de cas où elles ont offert cette circonstance, on ne doit les regarder que comme une exception peu commune, une espèce d'infraction à la règle générale, dont j'aurai pu, à la rigueur, me dispenser de parler ; si j'en cite des exemples, c'est moins pour établir un fait essentiel, que pour prévenir toute discussion, dans la supposition qu'on voulût l'élever sur ce point assez indifférent en lui-même.

Mademoiselle ***, à laquelle M. le docteur Chrestien avait conseillé l'usage des préparations d'or, dans la vue de combattre chez elle, une affection constitutionnelle du système glanduleux, n'en éprouvait aucun effet remarquable, quoiqu'elle m'assurât exécuter ponctuellement les conseils qui lui avaient été donnés. Après un long traitement, durant lequel les remèdes ne manifestèrent aucune sorte d'action, nous convînmes entre elle, sa famille et moi , d'attendre le retour de la belle saison, pour le recommencer de nouveau. Nous étions parvenus aux approches de ce moment si désiré, lorsqu'il se manifesta , vers la fin du mois de mars , un sentiment d'ardeur à la région épigastrique, une constipation opiniâtre, une soif vive accompagnée de beaucoup d'élévation dans le pouls , d'augmentation de la chaleur du corps , de la rougeur à la face et d'insomnie. Ces mouvemens que j'attribuai à l'action du remède , quoique abandonné depuis plus de quarante jours, diminuèrent insensiblement et furent remplacés par une faible transpiration. Cette faible transpiration amena du soulagement, une diminution notable dans les symptômes, et particulièrement dans le gonflement de la glande thyroïde, dont le volume avait été précédemment assez considérable ; mais ne produisit pas la guérison. Voici un fait plus précis.

Je fus consulté , en 1818, par un sexagénaire chez lequel on avait détruit et vu reparaître, à différentes époques, les mêmes symptômes syphilitiques. En 1814 , on avait vu succéder aux symptômes antécédens , une affection du larynx, qui céda à son tour à l'usage du traitement arabique (1). En 1815, une espèce de

(1) Ce traitement connu des médecins de l'Allemagne, sous je ne sais plus quelle dénomination, indiqué dans la matière médicale du Caire, sous le nom de *hab-*

gâle pustuleuse avait couvert tout le corps et

arrabi (p. 163.), ouvrage donné en latin par Forskal, et publié par Nieburhz, est peu répandu en France, et n'y est guère employé qu'à Marseille, où il a été apporté, il y a environ un siècle, par un Cophte. Il consiste en pilules composées avec une once de racine de pyrèthre, autant de séné en poudre, et autant d'agaric ; en demi-once de mercure cru et autant de sublimé corrosif. On mêle le tout ensemble avec suffisante quantité de miel de Narbonne, pour former une masse que l'on divise en pilules de six grains : les malades en prennent ordinairement deux par jour, l'une le matin, l'autre le soir. Une heure après avoir avalé la dose mentionnée, on administre, tant le matin que le soir, six gros d'un opiat (*madjan arrabi*, *materia medica kahirina*, p. 161), dont voici la formule. Prenez salsepareille de Portugal, racines de squine, noisettes torrifiées, quatre onces ; girofles, cinq onces ; mettez le tout en poudre très-fine, et mêlés intimement avec suffisante quantité de miel de Narbonne. On accompagne l'usage des pilules et de l'opiat, d'une tisane préparée avec deux onces de salsepareille et une once de squine, qu'on fait bouillir dans huit livres d'eau jusqu'à réduction d'un tiers. Quelques médecins et chirurgiens de Marseille, ont vanté autrefois le traitement arabique, ordinairement accompagné de la diète sèche, contre les ulcères syphilitiques de la gorge, et leur éloge m'a souvent paru juste. Feu M. Joyeuse avait recueilli un grand nombre d'observations, prouvant toutes victorieusement que ce traitement peut se passer du régime diététique mentionné : dépositaire des manuscrits de ce médecin, je donnerai un jour l'extrait de celui qui a trait à cet objet-là.

avait été combattue sans succès, quoique avec beaucoup d'obstination et de sagacité, par feu M. le docteur Joyeuse, mon ami, l'un des médecins les plus instruits de la Provence. Les bons effets que le malade avait éprouvé, en 1814, du traitement arabique, firent penser à M. Joyeuse que ce traitement pourrait encore être employé avec avantage ; le malade partagea ce sentiment, et on eut de nouveau recours au remède, qui néanmoins manqua entièrement le but auquel on espérait d'atteindre (1), et exaspéra l'affection existante. Les pustules se multiplièrent, s'étendirent, devinrent calleuses, informes, courbées dans presque toutes les parties du corps ; ensuite elles se rapprochèrent, se confondirent et s'ulcérèrent profondément aux jambes et sur le cuir chevelu. Ce fut dans cette dernière situation que le malade me fut adressé par M. Joyeuse, pour que je lui administrasse les préparations d'or, dont ce médecin m'avait beaucoup entendu parler, dont il avait reconnu l'efficacité chez plusieurs malades scrophuleux, traités par feu M. Bertrand, mais qu'il n'avait jamais employé lui-même, ni vu employer contre la syphilis.

L'âge, le tempérament, l'état presque cachec-

______

(1) Il est bien rare qu'un traitement qui n'a pas réussi d'abord contre la syphilis, ait un meilleur effet lorsque la maladie reparaît sous une nouvelle forme.

tique du sujet dont je viens d'exposer la situation, réclamaient une méthode plus active que la méthode ordinaire ; j'employai donc au début un grain de muriate d'or et de soude, divisé en dix fractions, et passai immédiatement après leur usage, à deux nouveaux grains divisés en huit doses chacun. N'en ayant obtenu aucun effet sensible, je passai successivement à deux grains divisés en sept fractions, à deux en six et à un en cinq. Le dernier fut administré deux fois par jour, et par conséquent, partagé en dix fractions. Tout cela fut inutile et ne produisit aucune espèce de résultat, pas même la plus légère excitation, quoique j'eusse conseillé un régime tonique, l'usage d'un vin très-généreux et que le malade se fût ponctuellement conformé à mes avis. Toutes ces circonstances me décidèrent à porter au delà des bornes connues et aussi haut qu'il est possible de le faire, l'emploi du triple sel ; j'en administrai un grain à la fois. Dès la seconde friction, à cette dose, la langue s'enflamma (1) et

(1) Le muriate d'or et de soude est la seule préparation de M. Chrestien qui ait produit, dans quelques cas rares, l'inflammation de la bouche : l'or limé peut cependant à la longue avoir le même effet, ainsi que je l'ai observé dans une seule circonstance ; mais, dans le premier cas, ainsi que le docteur Gozzi en a fait la remarque, l'irritation s'évanouit d'elle-même et assez rapidement (Voy. *l'Ouv. cit.* , parag. 29 et 3o, p. 16).

s'excoria après. Dans l'impossibilité de continuer les frictions avec le muriate, et ne voulant
les porter à de pareilles proportions sur les gencives ou sur la surface interne des joues , j'eus
recours à l'oxide pris intérieurement , sous
forme pilulaire (1) , d'abord à un demi-grain
par jour , et successivement à un grain et un
grain et demi , en plusieurs doses dans les
vingt-quatre heures , durant cinq semaines :
je ne fus pas plus heureux. Enfin , ennuyé
d'une constance stérile , le malade renonça pour
le moment à tout traitement , dans l'intention
d'attendre la saison favorable aux eaux de
Greoulx , qu'on lui avait indiquées comme un
moyen infaillible en pareil cas. Deux mois
s'écoulèrent après avoir pris ce parti , sans
qu'il se fût opéré le moindre changement dans
la marche ordinaire des fonctions , ni dans
celle de la maladie , lorsqu'il survint un sentiment de chaleur insolite , lequel augmenta
progressivement pendant sept à huit jours ,

(1) M. le docteur Chrestien , en employant l'or à
l'intérieur , le combine avec d'autres remèdes appropriés à la nature de la maladie : je suis loin de blâmer sa méthode , fondée d'ailleurs sur une longue
expérience de l'emploi de ce métal ; pour moi qui , dans
mes premières tentatives surtout , voulais fixer mon
opinion d'une manière rigoureuse , je l'ai toujours
isolé de toute autre substance active, et combiné avec
la mie de pain.

se soutint à son plus haut degré durant quatre ou cinq, et fut suivi d'un flux de bouche qui se prolongea un peu plus d'un mois. Pendant la durée de cette crise, les ulcères des jambes et du cuir chevelu, qui, d'après mon conseil, avaient toujours été pansés avec de la simple charpie, parvinrent à cicatrisation, et une grande partie des tubercules se dissipa : l'autre ne s'est jamais effacée, mais n'a fait aucun progrès depuis lors.

J'ignore si le malade dont je viens de donner l'histoire, aurait été plus tard en proie à de nouveaux symptômes, ayant été enlevé, en janvier 1817, par une hydropisie de poitrine, maladie dont il avait déjà eu des menaces, cinq années auparavant. Il a néanmoins vécu, pendant dix-sept mois, sans éprouver d'autre incommodité que la difformité, peu apparente, produite par les tubercules mentionnés.

Quoiqu'il soit difficile d'avancer que les tubercules qui s'étaient maintenus après la crise sus-mentionnée, se fussent dissipés plus tard, il est pourtant vrai de dire, et je crois déjà l'avoir fait remarquer ailleurs, qu'il arrive assez fréquemment que des symptômes tenaces restent long-temps à disparaître tout-à-fait après la cessation des évacuations produites par les préparations d'or. Il serait assez difficile d'expliquer ce fait d'une manière satisfaisante, et celte explication est au-dessus de ma portée; mais l'expérience qui est elle-même au-dessus de toutes les théories, vient à l'appui de mon assertion, et je dois me borner à exposer ce qu'elle m'a appris dans ce cas. Sans préjudice des observations où le fait se trouvera établi, n'importe dans quel ordre qu'il soit amené, je renverrai à l'exemple cité, page 119 et suivantes, revêtu d'ailleurs de toute l'authenticité dont il se trouve susceptible. Mais, parmi les faits de ce genre, je n'en connais point de plus intéressant, ni de plus concluant que celui rapporté par M. le docteur Chrestien, touchant un garçon de dix-neuf ans, atteint d'une grave complication de maux, à la suite desquels il parut un goître très-volumineux, qui occupait les parties latérales et antérieures du cou. Dix mois d'usage du muriate firent disparaître les infirmités de ce jeune homme; mais le goître ne diminna pas : le remède ayant été suspendu momentanément et ensuite entièrement abandonné, la tumeur se dissipa insensiblement, et un an après il n'en restait plus de vestige (1).

Le lecteur a dû se convaincre, en parcourant les observations que j'ai citées jusqu'à présent, de l'innocuïté des préparations d'or,

____

(1) *Ouv. cit.*, pag. 425 et suiv.

portées même aux doses les plus élevées, en
tant du moins que les circonstances l'ont permis. Feu M. Bertrand, chirurgien d'un mérite très-distingué, et l'un des praticiens les
plus répandus de Marseille, avouait ne devoir
qu'à ce mode d'administration les succès nombreux qu'il en avait obtenu chez les enfans
et les personnes peu excitables. Il est rigoureusement vrai de dire, que si les préparations
mentionnées étaient susceptibles de nuire, ce
ne serait, comme cela est arrivé chez les malades dont parle M. le baron Percy dans son
rapport, qu'en produisant une violente irritation. Mais cette irritation n'ayant lieu qu'autant qu'on sollicite un prolongement ou un
renouvellement d'excitation, celle-ci n'étant
plus nécessaire, ce n'est que par l'inopportu-
nité ou le vice de son application, que le remède exaspère des symptômes qu'il allait faire
cesser. On lit dans l'ouvrage de M. Chrestien,
un fait qui vient à l'appui de cette vérité, et
où, après quarante jours d'administration du
muriate, selon la méthode ordinaire de ce
médecin, il survint un gonflement très-prononcé des glandes des aines, les symptômes
syphilitiques ayant d'ailleurs disparu. Ce phénomène, qui se dissipa peu de jours après la
cessation de la cause, en reconnaissait-il d'autre, comme le remarque fort bien l'observa-

teur précité, qu'une action excitante du remède sur le système lymphatique (1)? Je l'ai déjà fait remarquer et le répète encore, les préparations d'or n'opèrent la guérison de la syphilis, qu'en déterminant un changement notable dans les fonctions de la vie et amenant des évacuations plus ou moins long-temps prolongées. Mais si ces changemens et ces évacuations ont leur utilité, ils ont également leur borne, et il y aurait à les dépasser autant de témérité et d'imprévoyance, qu'à s'opposer à leur développement ou à en arrêter le cours. Le but que l'on se propose, en employant les préparations aurifiques, étant de produire une augmentation de l'excitation générale, afin de modifier et d'expulser ensuite, par les émonctoires que la nature se choisit, la cause directe du mal, il est moins important de graduer progressivement les doses du remède, lorsque son effet commence à se manifester, que de calculer ses rapports avec les forces médicatrices de la nature. Quand celles-ci prennent une bonne direction, la condition fondamentale est remplie; il ne s'agit plus que de la voir s'arrêter au moment où l'excitation est parvenue au degré de proportion que le sujet est capable de soutenir sans danger : c'est là tout le secret d'une

____

(1) *Ouv. cit.*, pag. 410 et suiv.

méthode qui, je le pense, n'a rencontré des adversaires, que parce qu'on s'est cru dispensé de la soumettre à des principes et à des règles qu'on aurait eu honte de n'avoir pas suivis dans tout autre cas. On m'objectera peut-être, que puisque l'effet le plus ordinaire des préparations du médecin de Montpellier, consiste à déterminer une augmentation d'excitation et des évacuations salutaires, il est inutile de graduer si minutieusement ces mêmes préparations au début de leur emploi, puisque l'augmentation de l'excitation et les évacuations peuvent être plus promptement provoquées par des doses élevées. Je répondrai à cela, que s'il n'est pas permis de connaître jusqu'à quel point le principe morbifique a besoin d'être modifié par l'action du médicament avant d'être expulsé, l'expérience a assez bien appris que des mouvemens trop brusques sont plus propres à déplacer le mal qu'à le détruire. J'ajouterai que les mouvemens brusques sont rarement assez soutenus pour opérer des guérisons radicales ; assez généraux pour ne pas occasioner des irritations locales, dont l'intensité est toujours en raison du moins d'étendue qu'elles occupent ; rarement assez benins pour ne pas faire craindre des dégénérescences, dont l'issue ne peut être appréciée. Mais, s'il est utile de graduer l'application des préparations

d'or , afin que modifiant le principe morbifique et le poussant du centre à la circonférence , soit par leurs propriétés physiques ,
soit par l'action qu'elles déterminent de la part
des solides sur les fluides , il est encore plus
nécessaire de si bien établir cette gradation ,
de sorte que l'effet du remède ne puisse avorter; or, c'est ce que la plupart des expérimentateurs ne paraissaient pas avoir fait. Ils ont
dit que les préparations mentionnées n'avaient
produit quelquefois que des évacuations stériles (1); mais si elles ont été stériles , c'est
parce que les doses du remède avaient été probablement trop faibles; c'est parce que ces évacuations n'avaient pas été soutenues ; c'est
parce que enfin les efforts curatoires ayant été
avortés en raison de l'insuffisance du stimulus
qui les avait sollicités , on n'avait pas cherché
à les reproduire , en employant ensuite une
plus grande somme du médicament. En général, les individus peu excitables , les phlegma-
tiques guérissent difficilement par de faibles
doses du muriate d'or et de soude , comme des
autres préparations de ce métal : j'en puis dire
autant des personnes , ou naturellement faibles,
ou accidentellement affaiblies , ainsi que je le
démontrerai dans plusieurs endroits de cet écrit,

____

(1) *Voy.* le Rapport de M. le baron Percy.

et que je vais le faire dans la première des deux observations qu'on va lire ; en les rapprochant l'une de l'autre , mon intention n'a pas été seulement de lier ensemble deux espèces analogues , j'ai eu encore celle d'établir un point de comparaison propre à compléter la preuve du principe ci-dessus établi.

Parmi les différentes formes qu'empruntent les dégénérescences syphilitiques , il en est une que j'ai maintes et maintes fois observées, et qu'aucun Auteur , du moins que je sache , n'a signalée. Elle consiste en une éruption de très-petits boutons miliaires , rouges , isolés , produisant une démangeaison vive et mordicante, surtout pendant la nuit , répandus sur toutes les parties du corps, notamment à la face et au bas-ventre. Ces petits boutons , après avoir été fortement irrités par le frottement , répandent une matière sanieuse , et se guérissent promptement , pour reparaître ensuite en plus grand nombre au bout de quelques jours. Les frictions mercurielles ne guérissent pas cette affection toujours opiniâtre, et qui ne cède qu'à un usage longuement soutenu des préparations de mercure sous forme saline , prises à l'intérieur (1). M. Tyran , pharmacien à Marseille ,

(1) Les frictions mercurielles exaspèrent quelquefois cette affection syphilitique , ainsi que j'en ai vu plusieurs exemples ; je me bornerai à citer un cas dans

m'adressa, dans le mois de juin 1811 , deux officiers atteints de cette affection ; l'un, depuis onze ans , à la suite d'une maladie vénérienne très-prononcée et traitée fort légèrement au milieu du tumulte des camps ; l'autre , depuis près de trois ans et à la suite de plusieurs blennorrhagies , toutes supprimées intempestivement par l'eau de Goulard en injections , et de deux chancres guéris par un traitement local.

Le premier de ces deux malades était âgé de quarante-deux ans et ne pouvait faire son service , tant les boutons étaient multipliés à la face et occasionaient de vives démangeaisons ;

lequel elles furent suivies d'ulcérations sordides et de croûtes rebelles , qui ne cédèrent qu'à un usage long et varié des mercuriaux sous forme saline et. du rob de Laffecteur , à une époque à laquelle on ne connaissait pas encore la méthode de M. le docteur Chrestien. Ces dernières préparations mercurielles même ne furent pas sans inconvénient , produisirent deux fois des effets désagréables et qui auraient pu devenir fâcheux. Ceux qui connaissent les accidens qui résultent du mercure , employé même avec toute la prudence et la sagacité convenables , doivent s'attacher plus que jamais à constater par de sages observations, les produits d'un ordre de médications qui n'a pas de semblables inconvéniens. C'est dans cet esprit surtout, qu'ont été faites les belles expériences du docteur Gozzi , médecin à Bologne , ainsi qu'on peut le voir au parag. 7 , pag. 4 de son ouvrage.

il ne trouvait même du soulagement , qu'en appliquant fréquemment des compresses d'eau froide sur les parties affectées. La vivacité des démangeaisons avait fait disparaître le sommeil ; le corps était amaigri , l'estomac remplissait mal ses fonctions , il n'y avait point d'appétit , et la diarrhée et la constipation se succédaient alternativement. Ce malade prit huit grains de muriate d'or et de soude ; savoir : les quatre premiers grains en quatorze , douze, onze et dix fractions ; le cinquième en huit ; les trois derniers en six chacun. Je rehaussai ainsi les doses des dernières fractions , parce qu'au rétablissement près de l'appétit , je ne remarquai aucun changement notable dans l'ensemble des phénomènes de la vie , non plus que dans celui des symptômes de la maladie, pendant l'administration des quatre premiers grains. Le malade éprouva , pendant la soirée qui suivit la quatrième friction du cinquième grain, une chaleur assez vive par tout le corps, laquelle se soutint pendant la nuit et la journée suivante, et se termina par une sueur qui dura quelques heures. Mais cette espèce de rehaussement et cette évacuation s'étant tout-à-fait dissipées , je crus pouvoir élever la dose du remède à un sixième de grain par jour, en divisant chaque fraction en deux parties égales , l'une administrée le matin , l'autre le soir. La justesse de mon calcul fut vérifiée par l'événement; car, dès la seconde friction du sixième grain, un vif sentiment de chaleur s'empara de tout le corps, le pouls s'éleva au point d'exiger un régime très-humectant, que réclamait, d'autre part, une soif intense. Des sueurs copieuses s'établirent dès le surlendemain, et se soutinrent pendant cinq jours, sans interruption. Cette crise étant terminée, les boutons furent remplacés par de petites croûtes furfuracées, qui tombèrent bientôt en desquamation. Depuis lors, les boutons n'ont plus reparu. Le malade a repris sa première santé et a souvent chargé M. Tyran, pharmacien, qui me l'avait adressé, de m'assurer de la continuation de son bien-être.

Les boutons étaient moins rapprochés et plus étendus (1) chez le second malade ; ils avaient plus particulièrement établi leur siége au bas-ventre et à la poitrine, quoique la face n'en fût pas exempte. Cinq grains de muriate d'or et de soude suffirent pour guérir cet individu : il est vrai que ce malade était un peu plus excitable que l'autre, et que l'affection dont il était atteint était moins invétérée. Le premier grain divisé en quatorze fractions, ne produisit aucun effet remarquable. L'appétit

(1) C'est-à-dire, qu'ils occupaient une plus large étendue sur les parties où ils existaient.

qui était bon auparavant , fut cependant augmenté sous les premières doses du second grain divisé en douze fractions. Le pouls devint plus élevé et la chaleur du corps plus intense, lorsque le malade commença la troisième dose du troisième grain divisé en dix fractions. Après la cinquième dose de ce dernier , les boutons de la face disparurent , le pouls reprit son rhythme naturel, la peau sa température ordinaire, et il s'établit un flux d'urines très-limpides qui dura pendant quatre jours. Ce flux ayant cessé , le pouls se releva de nouveau : après la troisième dose du quatrième grain divisé en dix fractions , il s'éleva deux gros boutons phlegmoneux à la cuisse droite et un pareil bouton à la fesse gauche. Ces trois boutons fournirent d'abord en assez grande quantité relativement à leur volume , une matière séro-purulente, et suppurèrent ensuite pendant quelques jours , mais plus abondamment que n'ont coutume de le faire ces sortes d'abcès. Dès l'instant de l'apparition de ces phlegmons, les petits boutons miliaires répandus sur la surface du corps diminuèrent en grand nombre, et il n'en existait plus après la cicatrisation des abcès , laquelle tomba à peu près vers la sixième dose du cinquième et dernier grain divisé en dix fractions , comme les deux précédens. Ce militaire , retraité aujourd'hui à

Marseille, n'a cessé de jouir depuis lors d'une bonne santé.

J'ai dit, dans un des paragraphes précédens, qu'on a reproché mal à propos aux préparations d'or, de ne produire quelquefois que des mouvemens et des évacuations stériles. J'ai démontré en même temps par des exemples, qu'il était facile de remédier à l'insuffisance de ces mouvemens, en les excitant de nouveau, soit en reprenant l'usage du remède, soit en le portant à des doses plus élevées : ceci mérite cependant une exception et elle est importante à faire remarquer. Lorsque les mouvemens précités et les évacuations qui s'ensuivent sont le résultat d'une administration suffisamment soutenue du muriate, ils indiquent nécessairement que la force médicatrice de cette substance est au-dessous de l'excitabilité du sujet et qu'il faut avoir recours à des proportions plus élevées ; mais quand, au contraire, ces mouvemens sont prématurés et qu'ils surviennent au commencement du traitement, il faut de toute nécessité suspendre celui-ci, parce que son action est devenue trop énergique. Je dois cependant avouer que cette énergie prématurée, dépend moins de l'activité du remède que de certaines influences accidentelles impossibles à prévoir et à calculer ; un violent accès de colère, une erreur grave dans le régime peuvent la provoquer, comme j'en ai vu un très-petit nombre d'exemples. Il arrive aussi quelquefois, que des causes analogues à celles que je viens d'indiquer, accélèrent l'effet des préparations d'or à une époque plus avancée du traitement, et produisent alors des mouvemens violens et des évacuations qui seraient sans fruit, si on ne les rappelait d'une manière plus égale et plus modérée, quelque temps après leur disparition. Ce sont là, à la vérité, comme je l'ai dit plus haut, des exceptions très-rares ; mais ces exceptions peuvent encore se présenter et faire retirer de fausses inductions à ceux qui n'ayant pas acquis l'habitude des expériences, se laissent intimider par les premiers obstacles. L'observation suivante me paraît propre à rassurer la timidité et la bonne foi à cet égard, et à détruire une des conséquences que j'ai déjà combattues.

M. H.*** , danois, âgé de vingt-huit ans et d'un tempérament sanguin, avait été traité à Copenhague, par le sublimé corrosif et d'autres sels mercuriels, d'une affection syphilitique caractérisée par les symptômes suivans : blennorrhagie invétérée ; bubon rénitent aux aines ; chancres autour de la base du gland, et taches cornées sur la peau : ces dernières plus multipliées sur la face interne des cuisses que partout ailleurs. Dès son arrivée à Marseille, en juillet 1815, je le mis à l'usage du muriate d'or et de soude frictionné sur la langue, et administré de la manière suivante : frictions d'un dixième de grain par jour, pendant vingt jours, d'un neuvième pendant neuf, d'un huitième pendant huit, et d'un septième pendant sept, ce qui offre une durée totale de quarante-cinq jours. Je remarquai, vers le onzième jour, une augmentation notable de l'appétit, laquelle s'accroissant graduellement, finit par rendre celui-ci incommode. En même temps, les forces vitales s'exaltaient, les facultés intellectuelles acquéraient une vivacité insolite ; à tout cela se joignirent des salacités érotiques fréquentes, auxquelles succéda enfin, vers le quarante-quatrième jour, un priapisme douloureux.

Une abondante boisson de petit-lait, un régime de vie extrêmement tenu, dissipèrent entièrement ce dernier symptôme ; les chancres étaient cicatrisés et la blennorrhagie s'était tarie depuis le trente-huitième jour du traitement, que je repris après avoir laissé reposer le malade pendant quinze jours, espace de temps durant lequel l'exaltation des forces et des facultés intellectuelles tombèrent et firent rentrer les choses dans leur état naturel.

Je recommençai l'usage du triple sel par un dixième de grain par jour, et continuai de

la sorte pendant vingt : en même temps, je
fis appliquer sur les bubons un emplâtre d'extrait de garou. Dès le huitième jour de cette
reprise et de cette application, les tumeurs
se ramollirent d'une manière très-sensible. Au
dix-septième, commencement de la desquamation des taches cornées, et diminution de
plus de la moitié du volume des bubons.

Encouragé par de tels effets, mais ne voyant
point encore arriver ces heureux efforts à l'aide
desquels la nature guérit les maladies, soit
qu'on l'abandonne à elle-même, soit qu'on l'excite artificiellement, je passai à un huitième
de grain que je soutins pendant huit jours. Au
troisième de l'emploi de cette nouvelle dose ;
fébricule, altération, insomnie et douleurs
dans les membres. Ces symptômes se soutinrent, pendant cinq jours, sans faire des progrès ; pour les déterminer, le muriate fut porté
à un septième de grain qui, au bout de trois
jours, fit développer une fièvre excessive. Elle
se soutint pendant trois jours, et se termina
par des urines très-abondantes. Cet écoulement
critique dura pendant trois semaines, charriant
avec lui un sédiment muqueux grisâtre, d'une
odeur pénétrante, quoique isolé depuis quelque
temps sur le papier gris : durant cette crise,
fonte totale des bubons.

J'ai vu, pendant cinq mois, le même individu jouissant de la plus parfaite santé.

L'exaltation des facultés intellectuelles relatée dans le cas que je viens de rapporter, est un de ces phénomènes qui se présentent très-rarement pendant le traitement de la syphilis, ou de toute autre affection, par les préparations d'or. Il est néanmoins généralement vrai que l'emploi de ces médications, surtout du muriate triple, en augmentant l'énergie du système artériel et rendant la circulation plus active, fait naître une sorte d'hilarité que les autres remèdes produisent rarement. C'est spécialement à l'égard des malades profondément débilités par de longues souffrances, que cet effet des préparations mentionnées a principalement lieu. Les bornes auxquelles s'arrête pourtant cette hilarité, doivent ôter toute sorte d'inquiétude sur les suites dont on pourrait la croire susceptible ; car, sur plus de cent cinquante malades que j'ai soumis, en différens temps, à la méthode dont il est ici question, je n'en ai observé que deux chez lesquels ce phénomène ait pris un caractère plus prononcé. A l'histoire qu'on vient de lire, j'ajouterai la suivante, d'autant plus remarquable pour moi, qu'elle est prise sur le premier malade auquel j'ai appliqué la méthode de M. le docteur Chrestien.

Une fille de mauvaise vie, âgée d'environ trente ans, avait contracté à dix-huit, une maladie syphilitique, caractérisée par un bubon à l'aine gauche, des ulcères aux grandes lèvres et un écoulement verdâtre par la vulve. Trois mois après le développement de ces divers symptômes, le bubon s'enflamma et vint à suppuration. Un chirurgien ouvrit alors l'abcès, ordonna de frictionner les ulcères des grandes lèvres avec une poudre dont la composition m'est absolument inconnue, et mit la malade à l'usage d'une boisson émolliente et d'une liqueur que je présume être celle de Van-Swieten. La plaie qui résultait de l'ouverture du bubon, suppura abondamment et se cicatrisa en quarante jours. Les ulcères des grandes lèvres durèrent un peu plus ; mais la leucorrhée devint plus abondante et d'une couleur plus intense. Sur ces entrefaites, la malade éprouva une salivation douloureuse et copieuse, qui la fit renoncer à la liqueur mentionnée. Après la disparition de cet accident, on eut recours à des injections dans lesquelles entraient les balaustes et l'acétate de plomb ; ces injections firent diminuer petit à petit et cesser enfin la perte. Depuis ce moment, cette femme se crut guérie, et l'impunité avec laquelle les hommes qu'elle recevait sortaient de sa couche, acheva de la confirmer dans cette opinion. Près de dix ans s'étaient écoulés de la sorte, lorsqu'elle commença à ressentir dans la jambe gauche des douleurs d'abord fugaces, mais qui devinrent bientôt permanentes et très-vives pendant la nuit ; elle reconnut en même temps un gouflement vers la partie moyenne de la jambe et à côté de la crête du tibia. Ce gouflement alla toujours en augmentant, et acquit en deux ans le volume d'un œuf de pigeon. Des verrues, dont les plus considérables étaient de la grosseur d'une mûre, se manifestèrent sur presque toute la surface du corps ; les douleurs se propagèrent aux autres extrémités et gênèrent notablement tous les mouvemens. Enfin, la fièvre lente, l'insomnie, la perte de l'appétit se joignant à tous ces symptômes, cette infortunée rejetée, par suite d'un préjugé barbare, des asiles consacrés au malheur (1), consumait ce

(1) Les règlemens de l'Hôtel-Dieu de Marseille ferment l'entrée de cette maison et refusent des secours aux lépreux, aux épileptiques, aux scrophuleux et aux syphilitiques : on voit pourtant aujourd'hui que les premières affections sont quelquefois susceptibles de guérison, et que l'unique moyen de faire disparaître la quatrième consiste à séquestrer et traiter ceux qui pourraient la propager. Ce moyen serait-il même insuffisant pour anéantir un tel fléau, qu'il y aurait de l'inhumanité à abandonner, pouvant être guéris, aux horreurs de la maladie et de la mort la plus lente,

qui lui restait de vie , dans la misère , les souffrances et le désespoir. Le hasard qui sert souvent la pitié, me conduisit dans le galetas où cette femme était abandonnée. Je lui parlai de soulagement et son âme s'entr'ouvrit à l'espérance ; je lui promis des secours, et son corps parut acquérir de nouvelles forces. Un prêtre respectable que j'intéressai en sa faveur, lui prodigua des consolations , des aumônes et me mit par là à même d'entreprendre un traitement. L'inefficacité du mercure employé en frictions dans les dégénérescences syphilitiques, les dangers auxquels les préparations de ce métal pouvaient donner lieu dans ce cas-ci, me firent penser au muriate d'or et de soude : ce médicament ne se trouvait pas alors à Marseille, et je fus obligé d'écrire à un ami, qui m'en procura quelques grains sortis de l'officine de M. Figuier, à Montpellier.

C'était ici , comme je l'ai déjà dit , ma première tentative : en conséquence, je me conformai rigoureusement aux instructions données par M. le docteur Chrestien , touchant l'emploi du remède. Je débutai par en faire fric-

des êtres dénués de toute ressource et de toute consolation. La plupart des villes du second ordre ont, en France , des établissemens pour recevoir et traiter les vénériens : par quelle fatalité faut-il qu'une ville aussi importante que Marseille, en soit privée ?

tionner la langue avec un seizième de grain par jour, jusqu'à extinction du premier grain ; continuant ensuite , sans relâche , jusqu'à la consommation de huit grains; diminuant progressivement chacun d'eux d'une fraction, de manière que le traitement parcourut un espace de cent jours , et que le premier grain ayant été divisé en seize doses, le dernier ne le fut plus qu'en neuf.

Après la sixième friction sur la langue , l'appétit commença à revenir ; les douleurs eurent moins d'intensité après la vingtième ; après la trentième elles avaient diminué encore ; la fièvre du soir avait moins de durée , et les sueurs qui n'étaient auparavant que partielles commencèrent à devenir générales : la malade avait de la gaieté et dormait pendant la nuit , surtout vers le matin , ce qui ne lui était pas arrivé depuis plus de neuf mois. Après la quarantième friction , diminution notable de la fièvre , des douleurs, ainsi que du volume des verrues. L'appétit allait toujours en augmentant. Après la soixantième , disparition absolue de la plus grande partie des verrues ; diminution de la tumeur du tibia ; cessation de la fièvre lente ; liberté des mouvemens ; sommeil pendant toute la nuit ; appétit pressant ; moiteurs spontanées fréquemment renouvelées pendant la journée, avec pouls

naturel et régulier , quoique un peu fréquent ;
douleurs très-supportables et ne se faisant plus
ressentir que par courts intervalles pendant
la nuit ou dans le jour, par un temps pluvieux. Après la soixante-quinzième , retour
complet des forces et disparition entière de
toutes les verrues ; diminution considérable de
la tumeur , et douleurs bornées aux articulations des membres inférieurs; appétit vorace
et hilarité; souplesse de la peau , auparavant
sèche et rude au toucher ; moiteurs spontanées,
le jour comme la nuit, mais sans altération
préalable ou concomitante du pouls. Après la
quatre-vingt-dixième , disparition absolue de
tous les symptômes (1) ; apparition du flux

(1) M. le docteur Chrestien a fourni, dans l'appendice
de son ouvrage sur la *Méthode ïatraleptique* , plusieurs
exemples de douleurs musculaires et articulaires guéries assez rapidement par les préparations d'or. Ce
médecin a également cité des cures d'exostoses opérées par les mêmes remèdes; il a rapporté entr'autres
(*Observ. VI , pag.* 407) , l'histoire d'une complication syphilitique et dartreuse , où l'or après avoir fait
disparaître une exostose au sternum , ainsi que les
autres symptômes vénériens auxquels le malade était
en proie , ne put dompter ceux qui appartenaient au
vice dartreux. L'individu cité par M. Chrestien , ayant
quitté Montpellier , avant la guérison de sa dartre , fut
perdu de vue par ce médecin , lequel ignorait , en
écrivant son ouvrage , que M. B.**, sujet de son ob-

menstruel, supprimé depuis cinq mois ; moiteur abondante pendant la nuit. J'administrai encore un grain du triple sel, et voici le tableau, assez curieux à mon avis, des phénomènes que me présentèrent les fonctions vitales dans cet intervalle de neuf jours, et même une semaine entière après la cessation absolue de l'emploi du médicament : énergie prononcée de toutes les facultés vitales ; coloration vive de la face, œil animé ; appétit dévorant ; déjections alvines rares, sèches et dures ; pouls élevé ; hilarité insolite ; loquacité accompagnée d'une sorte d'éloquence qui n'avait jamais été remarquée ehez cette femme : elle m'a avoué depuis lors que son esprit ne l'avait jamais si bien servie qu'à cette époque, contre sa mauvaise fortune. Un pareil état me parut exiger l'emploi des moyens propres à diminuer l'exci-

servation, guérit peu après à Toulon, sous l'influence de l'action ultérieure de l'or. M. B.** habite Marseille, depuis dix ans ; je le vois presque journellement, et il ne cesse de m'assurer que depuis qu'il a fait usage des préparations d'or, les éruptions herpétiques qui se manifestaient chez lui annuellement aux cuisses, n'ont plus reparu.

Le docteur Gozzi rapporte également plusieurs cas de douleurs syphilitiques radicalement guéries par l'oxide et le muriate, ainsi que deux exemples de dartres prurigineuses, qui ont cédé aux mêmes moyens. Voy. *parag.* 17, 19, 22, 25, 20 et 21 ; *Ouv. cit.*

tabilité, et j'eus recours à l'usage des clystères tièdes, ainsi qu'à celui des boissons
aqueuses; ces moyens simples suffirent pour
ramener la malade à sa santé primitive : elle en
a joui jusqu'à présent sans interruption.

Les deux observations que je viens de présenter successivement, en prouvant combien il
importe d'être circonspect dans l'emploi d'un
genre de médication analogue à toutes celles
dont le propre est de conduire à la guérison
en excitant les forces médicatrices de la nature, démontre les grands avantages que l'art
peut en retirer lorsque cette dernière semble
avoir perdu tous ses droits. Si, en effet, les
préparations d'or sont susceptibles, à de faibles doses et dans les cas les plus communs,
de relever graduellement la tonicité du système
artériel, jusqu'au point d'établir sans secousses, des crises soutenues et salutaires, sous
combien de rapports ne doivent-elles pas être
efficaces lorsque la vitalité épuisée par de
longues souffrances, se refuse à tout effort
conservateur ! C'est dans ces derniers cas que
l'on peut surtout manier le remède avec la
plus grande assurance, sans craindre d'en porter trop haut les doses, de réveiller une irritabilité que les critiques ont exagérée ou qu'ils
n'ont pas su modérer, de produire enfin des
mouvemens et des évacuations stériles. Il est

essentiel de faire remarquer ici , que l'on n'atteindrait pas même à ce dernier but, si , dans quelques cas , on s'obstinait à adopter automatiquement la marche communément établie: le fait suivant démontrera ce que j'avance.

Une demoiselle , âgée de dix-neuf ans, avait eu à l'âge de quatorze ans , une tumeur glanduleuse au pli de l'aine. Cette tumeur s'étant dissipée au bout de quelques mois, fut remplacée par des ulcères situés autour de la vulve , et par une perte blanche. Cette dernière en continuant jusqu'au mois de juillet 1812 , avait acquis une couleur jaune intense : les ulcères, à cette époque, avaient gagné tout l'espace compris entre la commissure des lèvres et le coccyx. Il résultait de cette multitude de chancres , tous durs comme de la corne vers leur base , une suppuration abondante , on ne peut plus fétide , et des douleurs extrêmement cuisantes , lorsque la malade urinait ou était obligée de satisfaire à d'autres besoins. La faiblesse était excessive , le pouls petit et fréquent, la maigreur extrême, l'appétit et le sommeil presque nuls. Cette jeune personne , dont la situation était on ne peut plus déplorable , avait subi, un an et demi auparavant , un traitement mercuriel qui , ayant échoué par des écarts de régime, avait fait juger , on ne comprend pas absolument pourquoi, la maladie incurable. Je pensai différemment, quoique la faiblesse et l'émaciation fussent à leur comble, bien convaincu d'ailleurs qu'aucune maladie n'offre d'aussi puissantes ressources aux secours de l'art, que les diverses affections syphilitiques, à quel degré qu'elles puissent être arrivées. Je mis donc, sans hésiter, la malade à l'usage du muriate d'or et de soude ; et comme son état exigeait que l'on songeât à relever promptement les forces abattues, je commençai par un septième de grain par jour, divisé en deux frictions, dont l'une était faite le matin, et l'autre le soir, me réservant de modifier ensuite les doses si l'excitation acquérait trop d'intensité. Le mode d'administration dont je viens de parler, fut suivi pendant neuf jours, sans qu'il parût aucun changement remarquable ; mais, au dixième, la malade commença à éprouver de l'appétit, un peu plus d'élévation et moins de fréquence dans le pouls ; les traits de la face offrirent alors, à un moindre degré, cet aspect d'altération qu'ils avaient auparavant. La malade n'était plus reconnaissable au dix-huitième jour : son pouls était devenu bon et assez plein ; elle mangeait avec beaucoup d'appétit, le sommeil avait reparu, son aspect était naturel, et la suppuration des ulcères était infiniment moins abondante. Au vingt-troisième jour, la plupart des chancres étaient secs et n'offraient plus que des tubercules calleux ; dans le courant de la soirée, le pouls s'éleva , la chaleur du corps devint vive , il y eut un peu d'ardeur à la gorge , phénomènes qui cessèrent pendant la nuit. Ils reparurent avec plus d'intensité , le vingt-cinq dans la journée , et persistèrent jusqu'au soir du vingt-six , qu'ils furent suivis d'une sueur copieuse , laquelle se prolongea pendant onze jours de suite , et qui , loin de diminuer les forces , rendit le corps plus agile , plus dispos , la couleur de la peau plus nette et plus belle. Le vingt-huit, les ulcères étaient tous secs et remplacés , comme je l'ai dit plus haut , par des tubercules calleux. La leucorrhée était peu abondante , muqueuse et diaphane. Cet état de choses se soutint sans varier , jusqu'au trente-unième jour, époque à laquelle les frictions furent faites à un sixième de grain par jour. Le trente-cinq , il survint quelques douleurs au bas-ventre , qui continuèrent le trente-six et furent suivies de déjections alvines assez copieuses, lesquelles se soutinrent jusqu'au trente-neuf inclusivement. Comme la malade digérait bien et qu'il n'y avait eu aucun écart dans le régime , aucune espèce d'imprudence commise , je considérai ces évacuations comme critiques (1), et je fis discontinuer l'usage du remède. Le quarantième jour, plusieurs tubercules se trouvèrent dépouillés de l'écaille cornée qui les constituait, et ne présentèrent plus qu'une légère élévation, molle et rosacée; les autres furent tous dépouillés de la sorte le quarante-quatrième, et totalement amortis le cinquante-cinquième, moment d'où j'ai daté l'entière guérison.

Cet exemple, en prouvant ce que j'ai avancé ailleurs de l'exagération de certains critiques, touchant les effets du muriate d'or et de soude, vient encore à l'appui des principes que j'ai établis à la suite de l'observa-

(1) C'est la seule fois que j'ai vu le muriate d'or produire de semblables évacuations, car c'est la constipation qu'il détermine le plus généralement. Ce n'est pas qu'une certaine quantité du remède étant avalée avec la salive, lors surtout que la friction a été faite avec trop de précipitation, ne puisse les occasioner, ainsi que l'a remarqué Gozzi (*parag.* 34, *pag.* 17 *et* 18); mais, dans ce cas, les coliques sont toujours précédées de douleurs plus ou moins vives à l'estomac, et si elles préludent ou accompagnent les déjections alvines, celles-ci ne sont d'aucune utilité pour la guérison. La plupart du temps même, la douleur se borne à l'estomac, comme M. le docteur Chrestien en a fourni un exemple, pag. 350 de son ouvrage, et que l'emploi de l'oxide par ingestion m'en a fourni plusieurs, ainsi qu'on le verra, en poursuivant la lecture de mes observations.

tion de la page 147. On voit, en effet, qu'il était impossible de débuter dans l'emploi de ce médicament à une plus haute dose que je ne l'ai fait ici, et que, quoique soutenue pendant trente-un jours au même degré, augmentée ensuite, elle n'a produit que des secousses modérées et exemptes de tout signe d'irritation. De cet exemple et de plusieurs autres que j'exposerai en leur lieu, du rapprochement des observations faites sur des tempéramens et des modifications de constitution analogues, je crois être autorisé à conclure, comme je l'ai déjà fait, que plus la débilité est prononcée, et en tant qu'elle ne dépend pas de l'acuïté actuelle du mal, plus le remède doit être administré à haute dose, et que le vrai moyen d'en retirer des secours efficaces, consiste moins à en graduer soigneusement les doses, qu'à les brusquer ou les suspendre à propos. J'ai indiqué les cas dans lesquels il faut savoir passer rapidement d'une dose ordinaire des préparations d'or, et notamment du muriate triple, à une dose très-élevée. On doit déduire de ces règles, les circonstances dans lesquelles la suspension de ces préparations doit avoir lieu; ce qui arrive surtout, dès qu'à la suite d'une augmentation bien prononcée de l'excitabilité, il survient des crises qui se soutiennent, tous les symptômes même étant encore existans ; car ces derniers disparaissent ensuite sans secours étrangers au traitement antérieur.

Comme, dans l'emploi de toutes les médications plus ou moins excitantes , on doit considérer dans celui des préparations d'or , si l'irritabilité à laquelle le malade se trouve livré est inhérente à sa constitution , ou bien si elle est seulement éveillée par l'intensité d'un ou de plusieurs symptômes. L'indication du mode d'administration du remède devient bien différente , d'après l'une ou l'autre de ces occurrences ; car , dans le dernier cas , l'or , pour diminuer l'intensité de la cause , et détruire , par conséquent , l'effet , doit agir avec une promptitude qu'on solliciterait vainement de la part de ses préparations les moins énergiques ; ou de ses doses les plus faibles. En adoptant ce dernier moyen , on peut bien parvenir à la cure par une voie longue et douteuse ; mais on court aussi les risques de laisser à la maladie le temps de dégénérer et à l'irritabilité celui de prendre un nouveau caractère. On évite cet inconvénient , surtout dans les affections très-invétérées , en portant les premières doses à des proportions assez élevées pour agir en peu de temps, sans transformer néanmoins l'irritabilité partielle en irritabilité générale. Le fait suivant donnera plus de force à cette assertion.

Une dame, âgée de trente-six ans, était
atteinte depuis douze, d'une leucorrhée syphilitique qui avait flétri tous ses charmes,
abreuvé ses jours d'amertume, et contre laquelle toutes les ressources de l'art avaient
échoué. Cette personne intéressante sous bien
des rapports, entendit parler à quelqu'un
des succès que j'avais obtenus dans le traitement de maladies de même nature, à l'aide
des préparations d'or ; elle rendit justice à
mes sentimens et vint me confier sa santé.
Je reconnus chez elle une susceptibilité étonnante de la part du système nerveux ; susceptibilité mue surtout par des douleurs très-
vives qu'elle ressentait à la vulve, constamment excoriée par l'abord intarissable d'une
matière verte fort abondante, fort épaisse,
et par des gerçures assez profondes, situées
près de l'anus et à la partie supérieure de
la face interne des cuisses. Je lui administrai
d'abord deux grains du triple sel, divisés
chacun en dix fractions égales, frictionnées
sur la langue, et je passai ensuite à un troisième grain divisé par huitième. A la quatrième dose de celui-ci, la langue s'excoria ;
excoriation que je crus devoir attribuer au
mécanisme du frottement, et qui me força à
suspendre le remède pour quelques jours,
après lesquels je le fis reprendre à la même

dose. Il fut continué de la sorte pendant onze jours, durant lesquels la matière de la perte s'atténua, devint moins abondante et moins colorée ; mais la gorge s'étant phlogosée et une salivation assez copieuse ayant résulté de ce dernier état, je fus forcé de nouveau de suspendre les frictions. Aussitôt que l'inflammation de la gorge et la salivation eurent disparu, et elles ne durèrent pas long-temps, je remis la malade à l'usage du remède, dont je maintins encore les doses à un dixième de grain par jour : à la cinquième, sentiment d'ardeur à la gorge ; déglutition difficile ; amygdales légèrement gorgées (1). Ces retours fréquens d'affection inflammatoire des organes de la déglutition, me firent entrevoir l'impossibilité de continuer ou de renouveler l'application du muriate dans leur voisinage. A l'exemple de M. le docteur Chrestien, dans des circonstances

(1) J'ai eu occasion de voir dans ma pratique quelques personnes, dont la susceptibilité de la langue et des parties voisines était telle, que l'action du moindre stimulant suffisait pour les enflammer. Dans ce nombre, j'ai vu un officier supérieur en retraite, auquel quatre frictions, par seizième de grain, du muriate, enflammèrent deux fois la bouche. Je voulus m'assurer si cet accident était le produit du remède ou du frottement, et en exerçant celui-ci au moyen de la poudre d'iris de Florence seule, je renouvellai les mêmes phénomènes.

analogues, je dirigeai cette application sur des parties éloignées, c'est-à-dire, sur la face interne des nymphes, très-susceptibles d'absorption ; et comme cette faculté est moins active ici que sur la langue, je portai la dose à un sixième de grain par jour. Ce mode d'administration fut continué, pendant vingt-deux jours, sans provoquer le moindre orage. Pendant sa durée, la perte diminua et acquit une couleur citrine, le pouls devint plus fréquent, les urines plus copieuses, et les excoriations de la vulve se cicatrisèrent. A l'époque précitée, la fréquence et la plénitude du pouls, ainsi que la chaleur habituelle de la peau, augmentèrent. Le vingt-troisième, la face s'anima, et une hémorragie nasale étant survenue vers le soir, dissipa en grande partie les symptômes ; il ne resta qu'un peu de plénitude dans le pouls et un peu d'altération. Le remède que j'avais suspendu le vingt-deux, fut repris le vingt-cinq à la même dose, et continué jusqu'au trente-un ; il survint alors une espèce de diabétès qui dura environ cinq ou six jours, durant lesquels la perte tarit petit à petit et se dissipa enfin totalement. Les urines, quoique moins copieuses et moins fréquentes, continuèrent à être assez abondantes pendant une quinzaine de jours : les frictions avaient été supprimées. Il ne restait plus que quelques gerçures près de l'anus, celles des cuisses étaient guéries ; je ne considérai ces premières que comme une affection locale que son ancienneté rendait plus rebelle que les autres, et qu'il fallait combattre directement : en effet, pansées avec dix grains d'or divisé, combinés avec deux gros de cérat de Galien, elles guérirent avec rapidité. Cette personne jouit depuis lors de la plus parfaite santé, a pris des couleurs, de l'embonpoint, et est encore comptée, comme elle l'était avant sa maladie, au nombre des jolies femmes de Marseille.

Les excoriations survenues à la langue, la phlogose des parties voisines sous l'emploi des premières frictions du muriate, dans le cas que je viens de citer, doivent-elles être regardées comme un produit de l'action irritante du médicament porté à une dose élevée, ou bien comme le résultat de la susceptibilité particulière des organes qui ont été affectés? Je pencherai d'autant plus volontiers pour le dernier sentiment, qu'il ne m'est jamais arrivé d'observer le même accident dans des circonstances où le muriate, soutenu depuis long-temps, avait été porté à de fortes doses, tandis que je l'ai remarqué deux ou trois fois sur des individus qui en usaient depuis peu à de très-faibles proportions, ainsi qu'on vient de le voir dans la note de la page 168. Quoi qu'il en soit , je doute que l'on puisse citer un succès plus remarquable et qui vérifie mieux l'opinion que j'ai conçue de la nécessité de détruire avec rapidité les irritations locales , lorsqu'elles sont parvenues au point de donner lieu à un désordre général, et à s'opposer, par là même, à l'efficacité d'un traitement radical. On m'objectera peut-être que ces irritations et les douleurs qui les accompagnent, peuvent être calmées par d'autres moyens ; mais , en supposant que ceux-ci soient aussi sûrs qu'il est permis de l'espérer , chose impossible à garantir , aura-t-on la certitude d'abréger , par là , la durée du traitement , et de ne point donner une plus grande latitude au mal, en palliant isolément ces symptômes , quand surtout l'état des forces du malade est réduit au point de faire craindre leur chute prochaine ? On peut , à la vérité , répondre à ces réflexions, que le concours simultané des remèdes palliatifs et des moyens radicaux peuvent remplir la double indication qu'on se propose en pareille circonstance , et prévenir des accidens auxquels il serait difficile de remédier ensuite. Mais cette manière de raisonner, beaucoup trop accréditée dans le traitement de la syphilis (1) , est bien plus spé-

(1) Voy. *le rapport du docteur Édouard de la Field.* Ce médecin, le docteur Rogers, etc. , se sont toujours abstenus d'applications topiques.

cieuse que solide, et offre chaque jour les conséquences les plus fâcheuses. C'est par elle, que parvenant à faire disparaître des symptômes plus ou moins graves, on croit la maladie guérie, tandis que masquée seulement pour un certain temps, elle reparaît ensuite et devient plus terrible et plus rebelle qu'auparavant. C'est par elle, qu'habituant l'économie affaiblie aux impressions que leur transmet le médicament, on lui fait perdre et son action et sa propriété. C'est par elle, enfin, que l'expérimentateur, loin d'atteindre au degré de certitude vers lequel ses observations doivent constamment le guider, ne rencontre que des doutes ou se livre souvent à de stériles regrets. Si des topiques sont susceptibles d'être employés pour combattre certains symptômes syphilitiques, ces topiques doivent être pris dans le même ordre des préparations médicamenteuses sur la propriété radicale desquelles repose la cure ; c'est le seul moyen d'éviter les écueils dont je viens de parler. Ainsi, lorsque des ulcères douloureux ayant occasioné à leur tour une irritation générale et exigeant un prompt soulagement, résistent aux premières doses du muriate, j'ai aussitôt recours à l'or divisé, appliqué sur la partie, sans crainte de produire des effets dont la cause pourrait être regardée comme douteuse. Cette méthode m'a presque constamment réussi ; et ce qu'elle a surtout de remarquable , c'est que l'on y doit toujours proportionner la dose de l'or divisé à l'intensité de l'irritation : plus celle-ci est vive , plus la dose doit être forte; observation diamétralement opposée à l'assertion de M. le baron Percy (1). Le fait suivant vient à l'appui de ce que j'avance.

M. Touche , médecin à Marseille , m'appela en consultation dans le mois de janvier 1816, pour un jeune homme qui venait de subir à Paris un traitement mercuriel , dont l'exacte exécution et le prolongement n'avaient eu aucun succès. Ce malade , à la suite d'un bubon venu à suppuration , était atteint d'un ulcère très-profond , occupant l'aine gauche et s'étendant, d'une part, depuis l'origine de cette partie, jusqu'à un pouce de l'anus ; de l'autre, depuis la partie supérieure de la région iliaque , jusqu'à cinq travers de doigt au-dessous de la commissure de la cuisse : les glandes inguinales avaient été entraînées ou détruites en grande partie. Les bords de cet ulcère étaient frangés, saignans, renversés et douloureux ; le centre rempli de bourgeons pâles et livides; la suppuration qui en découlait était jaunâtre et fétide. La matière de cette suppuration était

____

(1) Voy. *le rapport à l'Académie des Sciences.*

si âcre, qu'elle occasionait des douleurs atroces pour peu qu'elle séjournât sur l'ulcère, ce qui nécessitait des pansemens fatigans et rapprochés. Aucune application ne soulageait ; chaque nouveau topique rendait l'ulcère plus douloureux qu'il n'était auparavant ; on l'aurait pris pour un *noli-me-tangere*. Fièvre lente.

Je proposai à mon confrère et au malade lui-même l'usage du muriate d'or et de soude en frictions sur la langue, ainsi que l'application de l'or divisé par le mercure et combiné avec le cérat de Galien ; mais l'or en forte proportion, c'est-à-dire, à la dose d'un gros sur une once de cérat (1).

Les premières applications de ce mélange soulagèrent éminemment ; les bourgeons s'affaissèrent, se mirent de niveau, et la suppuration diminua. Au bout d'une semaine, les pansemens qu'il avait fallu souvent renouveler jusque-là, furent réduits à deux par jour. Au vingtième, les bords de l'ulcère étaient régularisés, et la cicatrisation faisait des progrès en s'avançant du centre à la circonférence. Enfin, la cicatrisation fut entière au quarante-septième jour.

(1) Dans les cas les plus ordinaires, j'emploie l'or divisé à la dose de dix ou douze grains sur une once de cérat ou d'axonge.

Durant cet espace de temps , le malade prit le muriate d'or et de soude à la dose d'un dixième , puis d'un huitième de grain par jour.

La fièvre lente disparut après la douzième dose de triple sel (1).

Mon confrère , M. Touche , n'a remarqué aucune apparence de crise, ou de tendance à la crise, pendant le traitement. Mais une suppuration abondante , dont la nature se trouvait tout-à-fait changée , qui acquérait des propriétés qu'elle n'avait pas eu , perdant celles qui la rendaient si préjudiciable ou si funeste , n'explique-t-elle point l'absence de ces mouvemens , de ces effets le plus généralement observés ? Je laisse aux autres le soin d'éclaircir ce point-là , avouant franchement qu'il ne serait point dénué de fondement, de penser que cette affection n'était que locale. Ce ne serait pas , au reste , la première fois que j'aurais vu les symptômes de la syphilis se prolonger au delà de la cure radicale , ainsi que j'en ai donné et que j'en donnerai encore des exemples.

(1) N'est-ce pas ici le cas de rappeler , pour la seconde fois, les observations à l'aide desquelles le docteur Gozzi a acquis la conviction que les remèdes aurifiques sont propres à détruire les maladies vénériennes les plus graves , mais à réparer encore les désordres produits par le mercure ?

Voy. Gozzi, *Ouv. cit.* , *parag. 55 , pag. 28.*

serrement pénible dans cette partie ; des taches rouges, généralement oblongues , élevées
d'environ une demi-ligne au-dessus du niveau
de la peau , se manifestèrent vers la partie
supérieure de la face interne des cuisses. Ces
symptômes disparaissaient pourtant de loin en
loin , et étaient alors remplacés par un léger
sentiment de constriction à la gorge. Cet état
de choses dura environ un an, et disparut, à la
perte près , par l'usage des eaux sulfureuses
chaudes de Greoulx , prises en bains et en boisson. Loin de se raffermir par la disparition de
ces symptômes , la santé se débilita de jour
en jour , l'appétit disparut et l'amaigrissement
s'ensuivit ; on affirma à la malade qu'elle
n'avait que des vapeurs , et quelque pénible que fût sa situation depuis près de deux
ans et demi , elle se consolait par l'espérance
d'être débarrassée d'un mal dont on lui citait
mille exemples de guérison. L'illusion disparut
enfin ; des ulcères se manifestèrent à la gorge
et au voile du palais ; la déglutition devint pénible ; des douleurs , d'abord légères , ensuite
plus intenses, se firent ressentir dans les cuisses , et des accès de fièvre irréguliers survinrent pendant la nuit : ce fut à cette époque
que la malade me fit appeler , c'est-à-dire,
quatre ans et demi après l'invasion de la maladie.

En rapprochant et liant tous les phénomènes que je viens de passer en revue, je crus devoir reconnaître , non une affection hystérique , comme le prétendait le médecin qui m'avait devancé , mais une profonde affection syphilitique devenue constitutionnelle. La bonne santé du mari , avec lequel la malade avait cohabité , ne me prouvait pas le contraire. Bien convaincu , d'après de nombreux exemples , que la syphilis cesse souvent d'être contagieuse par la cohabitation , quand le levain qui en entretient l'existence a été modifié par certains traitemens, ou qu'il n'aborde plus vers les organes de la reproduction , je proposai un traitement mercuriel que la malade rejeta. La grande faiblesse dans laquelle cette jeune dame était plongée , ne permettait pas les sudorifiques dont on lui avait parlé, et qui , quoi qu'en dise un homme qui a un très-grand intérêt à les prôner , ou n'agissent que fort lentement quand on les administre avec réserve , ou débilitent excessivement lorsqu'on les emploie avec cette sorte de profusion et le régime sec qui en assurent l'efficacité. L'irritabilité bien prononcée de la malade me tenait d'autre part en suspens, par rapport à l'administration du muriate d'or avec lequel je n'étais pas encore très-familiarisé. Je consultai à cet égard, Don Joseph Soria , mon ami , qui l'ayant mis en pratique sur des sujets aussi irritables , m'engagea à l'employer ici aux doses indiquées par l'inventeur. Celles-ci portées à un seizième de grain par jour, pendant un mois , ne produisirent aucun effet sensible ; mais , vers le milieu du mois suivant , étant parvenu au quatrième grain , divisé par douzièmes , je trouvai les ulcères moins sordides, la déglutition plus aisée , le pouls moins petit et moins fréquent. Cette légère amélioration me détermina à augmenter la dose du remède, que je portai d'abord à un dixième de grain par jour, et ensuite sans gradation intermédiaire, à un septième divisé en deux doses , l'une administrée le matin, et l'autre le soir. Alors le pouls acquit un peu plus de plénitude, l'appétit devint pressant , la peau qui était pâle auparavant se colora , les accès de fièvre qui s'étaient soutenus jusqu'à cette époque, disparurent entièrement , et les urines coulèrent en très-grande abondance. Ce flux critique se soutint pendant neuf jours; et quoique depuis sa cessation les phénomènes morbides se fussent dissipés petit à petit jusqu'à leur entière disparition ; quoique , dis-je , j'eusse administré après le sixième grain du remède , trois autres grains divisés par septièmes , je ne remarquai plus d'évacuations critiques. Il est essentiel de noter , qu'après l'emploi du septième grain, le pouls devint naturel et ne changea plus de forme, que la perte se dissipa ainsi que les douleurs des cuisses, et que les ulcères éprouvèrent une prompte dessication. Madame *** acquit beaucoup d'embonpoint, et pendant un an et demi qu'elle a résidé à Marseille depuis sa guérison, sa santé n'a pas paru altérée un seul instant.

Feu M. Bertrand fut consulté en 18......, pour une jeune dame, d'un tempérament sanguin, laquelle avait contracté, depuis environ six mois, une affection syphilitique accompagnée d'éruptions ayant un aspect dartreux. Plusieurs circonstances exigeaient impérieusement un traitement actif et une prompte guérison. Ce praticien, convaincu de l'innocuïté des préparations d'or, administra en débutant quatre grains d'or limé, par jour, et frictionnés sur la langue. Il augmenta ensuite, tous les quatre ou cinq jours, cette dose, d'un nouveau grain. Au vingt-deuxième jour du traitement, il survint un ptyalisme assez abondant et des sueurs copieuses pendant la nuit, lesquelles répandaient cette odeur que j'ai déjà remarquée, qu'on ne peut comparer positivement à aucune odeur connue et qui a néanmoins quelque chose d'alcalin. Ces évacuations, après avoir duré pendant huit à neuf jours, se supprimèrent brusquement et furent remplacées par des urines fréquentes, ayant une odeur analogue à celle de la sueur précipitée, et déposant un sédiment muqueux et brunâtre. Tous les symptômes existaient encore lorsque ces crises parurent, mais ils se dissipèrent ensuite insensiblement ; et cette dame que je connais, jouit aujourd'hui d'une parfaite santé. L'usage de l'or avait été supprimé dès l'apparition des crises, précédées elles-mêmes d'un léger état fébrile.

Une femme, âgée d'environ trente-quatre ans, mariée à un préposé du service actif de la Douane, nourrice d'un enfant qu'elle avait mis au monde depuis quatre mois, vint me consulter vers la fin de juin 1812. Cette malheureuse avait contracté, il y avait un peu plus d'un an, une maladie vénérienne, caractérisée par une leucorrhée de couleur verdâtre, et par deux chancres situés au bord de la vulve. Des injections, quelques remèdes locaux accompagnés de je ne sais quelle tisane, firent disparaître ces symptômes, neuf à dix jours après leur traitement. Deux mois environ après leur disparition ils furent remplacés par des douleurs musculaires très-supportables et qui vaguaient d'une extrémité supérieure à l'autre. Ces douleurs se fixèrent, vers la fin de la grossesse, au membre droit, et acquirent alors plus d'intensité. Quinze jours après l'accouchement, lorsque les lochies eurent cessé de couler , le corps se couvrit de la tête aux pieds , de petits tubercules, dont les plus gros avaient le volume d'un pois ; ils étaient tellement rapprochés , qu'ils ne laissaient nulle part une distance libre de plus d'un pouce. Au premier aspect, on aurait cru voir une lèpre tuberculeuse. Lorsque je vis la malade pour la première fois , ces tubercules étaient parfaitement hémisphériques , avaient une couleur terne , étaient durs au toucher , absolument insensibles et légèrement raboteux. Quinze jours avant que la malade fût venue à moi , une inflammation s'était emparée de l'œil gauche, et les élancemens auxquels elle donnait lieu étaient si vifs, que cette femme ne pouvait trouver un seul instant de repos. Le lait avait presque entièrement abandonné les mamelles ; le pouls était fréquent et petit ; le nourrisson émacié et couvert, particulièrement aux cuisses et aux fesses , de plaques rougeâtres et de petites pustules , rendant une matière sanieuse.

Après avoir facilité à la malade les moyens de se procurer des alimens sains , nourrissans et de facile digestion , je la mis à l'usage d'un dixième de grain de muriate d'or par jour : dès la sixième dose , les douleurs devinrent plus supportables. Au onzième jour , la malade passa à un huitième de grain : l'enfant mourut pendant l'emploi de cette seconde dose , et les douleurs de l'œil diminuèrent considérablement durant cette période. Depuis le dix-neuvième jusqu'au vingt-quatrième jour , et depuis le vingt-cinquième jusqu'au trente-huitième , la malade prit quatre grains du triple sel ; savoir : un grain divisé en six fractions , et trois en quatre. Le vingt-unième jour , cessation absolue de la douleur de l'œil, diminution de la rougeur de cette partie , mais impossibilité de pouvoir s'en servir pour distinguer les objets ; augmentation de l'appétit , pouls fréquent et médiocrement élevé. Le vingt-septième , pouls élevé , appétit véhément, diminution de la douleur du membre , prurit par tout le corps. Le trente-deuxième , pouls très-élevé, soif , langue rouge, chaleur du corps augmentée , diminution notable de la douleur du membre , augmentation du prurit , perception faible des objets et comme à travers un nuage de la part de l'œil affecté , celui-ci présentant à peine quelques traces d'inflammation depuis deux jours. Le trente-sixième , sentiment de construction à la gorge , gencives tant soit peu gorgées , cessation totale de la douleur du membre , disparition des dernières traces de l'inflammation de l'œil , perception plus nette des objets ; pouls très-élevé , constipation , urines rares et leur excrétion tant soit peu douloureuse. Dans la journée du trente-huitième, accès de fièvre qui se prolongea jusqu'au surlendemain, et fut terminé par une sueur copieuse, laquelle se soutint pendant environ trente heures consécutives, et se renouvela chaque nuit, mais à un moindre degré pendant environ neuf à dix jours. Dès-lors, cessation de la constriction à la gorge, de l'altération, de l'engorgement des gencives, et écoulement facile des urines, enfin perception des objets presque aussi aisée de la part de l'œil affecté que de celui qui était resté sain. Peu de temps après la cessation de l'abondante diaphorèse dont il vient d'être fait mention et dont l'odeur était on ne peut plus pénétrante, les tubercules commencèrent à s'affaisser et se dissipèrent ensuite insensiblement. Cette guérison est confirmée par sept années d'une parfaite santé et la naissance de deux enfans sains et bien constitués.

Une demoiselle, âgée de trente ans, d'un tempérament bilioso-sanguin, avait, depuis un an, la figure couverte de tubercules réunis irrégulièrement ensemble, de la grosseur d'un très-petit pois chacun, et tout couverts d'une croûte jaunâtre, sèche et luisante ; elle avait de plus un ulcère vers la base de la luette, l'arrière-bouche enflammée, et éprouvait une chaleur douloureuse dans la gorge. Cette personne, à laquelle on avait fait subir sans succès plusieurs traitemens anti - dartreux assez actifs, assurait n'avoir eu de commerce avec aucun homme, mais disait avoir dormi dans des draps non lavés, qui avaient servi à son frère, atteint d'une maladie vénérienne fort compliquée. Quelle que fût la vérité de cet aveu, il était difficile de se méprendre sur le caractère de la maladie; je n'hésitai pas dans mon diagnostic, et recourus à l'usage du muriate d'or et de soude. Après l'emploi du second grain de ce remède divisé en dix fractions, le premier l'ayant été en douze, les urines devinrent plus abondantes, et quelques-unes des croûtes dont j'ai parlé, se détachèrent et laissèrent les tubercules à nu; ceux-ci étaient durs, pâles à leur base, rouges et onctueux à leur sommet. Pendant l'usage du troisième grain divisé, comme le précédent, en dix fractions, les urines continuèrent de couler avec assez d'abondance et les autres croûtes à se détacher. L'appétit augmenta considérablement et la malade n'éprouvait plus la faiblesse qu'elle ressentait auparavant. La phlogose et la sécheresse de l'arrière-bouche diminuèrent pendant l'usage du quatrième grain divisé en neuf fractions: sous les dernières doses de ce grain, il survint de la sueur pendant la nuit. Cette sueur, peu abondante, ne se soutint pas ; mais la rougeur et la sécheresse de l'arrière-bouche , l'ulcère dont j'ai parlé , la douleur de la gorge disparurent pendant l'usage du cinquième grain divisé en huit fractions. Les sueurs reparurent durant la nuit , sous l'emploi du sixième grain divisé en sept doses; mais cette excrétion était peu abondante. Enfin, des aphthes couvrirent la langue et les gencives , après le septième grain divisé comme le précédent , et il s'établit une suppuration assez abondante. Pendant les neuf ou dix jours que celle-ci dura et après qu'elle eut disparu , les tubercules s'affaissèrent entièrement. Le développement des forces digestives fut tel vers la fin du traitement , que l'appétit en devint incommode.

M. Besson , pharmacien , qui avait fourni à la malade le muriate qu'elle employa , fut surpris de cette guérison. Il m'avoua , qu'on me pardonne de le répéter , que parmi les différentes personnes de l'art qui, à sa connaissance , avaient employé le même traitement dans des maladies de nature analogue , j'étais le seul entre les mains de qui il l'eût vu réussir. Je citai à M. Besson , les succès nombreux obtenus par M. Bertrand , lequel se guidait , comme moi , d'après les inductions fournies par l'observation , le tempérament , la constitution du malade et les circonstances

relatives à la maladie. M. Besson, homme judicieux, goûta mes réflexions, et je détruisis
en lui certaines préventions qu'il ne m'avait
pas avouées à la vérité, mais qu'il pouvait
bien partager avec une foule de personnes
séduites par les raisons spécieuses que débi-
taient, à ce sujet, des hommes qui ne sortent
pas facilement du sentier battu par la routine.

Une femme, âgée de vingt-trois ans, mariée
depuis quatorze mois à un marin atteint d'un
écoulement muqueux par l'urètre et d'une
dartre prurigineuse sur le dos de la verge,
dartre qu'on lui avait assuré être sans conséquence, éprouva, peu de jours après son mariage, une leucorrhée dont la couleur et l'abondance augmentèrent d'intensité, à mesure
qu'elle s'éloignait de l'époque de sa première
apparition. Deux traitemens différens dirigés
sans précaution, appliqués avec peu de discernement, et basés sur l'emploi des préparations
mercurielles, furent employés sans succès contre cette affection. Au dixième mois de son
mariage, cette femme accoucha heureusement
d'une fille, saine en apparence, mais dont le
corps et particulièrement les cuisses se couvrirent, vingt jours après la naissance, de taches
rougeâtres, circonscrites, un peu hémisphériques et de trois ou quatre lignes de diamètre. La mère elle-même fut bientôt atteinte du

même symptôme, auquel étaient jointes les
circonstances suivantes , lorsqu'elle me fut
adressée par M. Négrel , pharmacien très-
recommandable. Leucorrhée peu abondante ,
à la vérité, mais d'un vert intense ; resserrement douloureux de la vulve; gonflement indolent au bord inférieur gauche de l'os maxillaire;
toux, douleur sous le sternum : le matin seulement, expectoration de quelques flocons den-
ses et bleuâtres , opérée avec une difficulté
indicible. Les douleurs de la poitrine , la toux
et l'expectoration dont le développement était
récent, me parurent provenir de l'allaitement
chez un sujet naturellement fort délicat. Mais,
dans un cas de cette nature, comment séparer
le nourrisson d'avec la mère , sans s'exposer à
faire une victime de plus ? Il fallait donc braver
cet obstacle avec tous les ménagemens que la
prudence pouvait suggérer , et guérir ces deux
malades l'un par l'autre. M. le docteur Chrestien
m'avait écrit plusieurs fois sur les bons effets
qu'il avait retirés, dans le traitement de la syphilis, de l'or à l'état métallique : en m'enga-
geant à répéter ses expériences, il avait eu
l'attention de m'envoyer de l'or finement limé
et aussi pur que possible. Je saisis cette occasion d'en faire l'essai et de satisfaire les désirs
de ce médecin , qui paraissait d'ailleurs chercher la vérité avec trop de bonne foi, pour ne

pas être secondé dans ses vues. Voici, jour par jour, l'exposé des effets que je retirai de l'application de cette médication, et des phénomènes qu'elle produisit.

(11 Décembre 1812.) Un grain d'or limé, frictionné sur la langue, et réitération de ce procédé, chaque matin, une heure après les premiers alimens.

(17.) Vers le soir, élévation du pouls, plus considérable que de coutume.

(18.) Pendant la nuit, sueur abondante, d'une odeur pénétrante, se répandant de l'appartement de la malade dans les appartemens voisins; douleur assez vive dans toute l'étendue de la mâchoire inférieure.

(19 à 20.) Continuation de la sueur pendant la nuit, mais d'une odeur plus pénétrante encore et qui avait quelque chose d'ammoniacal, sans pourtant que l'analogie pût être rigoureusement déterminée.

(21.) Soulagement de la douleur de la mâchoire.

(22.) A dater de ce jour, la malade reçut deux grains du métal en deux frictions, l'une le matin, et l'autre le soir.

(23.) Cessation de la transpiration pendant la nuit, urines copieuses, diminution notable de la douleur maxillaire déjà un peu affaiblie.

(23 à 28.) Disparition de la douleur, diminution du gonflement de la mâchoire , et continuation du flux abondant d'urine.

(28 au 4 janvier 1815.) Diminution plus notable encore du gonflement mentionné , ainsi que de la leucorrhée , dont la couleur avait passé du vert au jaune.

(4 à 8.) Les urines , en diminuant chaque jour, furent ramenées à leur quantité habituelle.

(8.) Retour des douleurs à la mâchoire , difficulté de la mouvoir ; élévation considérable du pouls dans la journée et notamment vers le soir ; sueurs fétides pendant la nuit et jusqu'au lendemain onze heures du matin.

(9 à 14.) Continuation de la douleur et de l'abondante sueur pendant la nuit et une partie de la matinée.

(14 à 21.) Disparition graduée de la sueur et cessation de la douleur.

(22.) On n'apercevait plus de gonflement à l'os maxillaire.

(22 à 30.) Rien d'intéressant ni de remarquable.

(30.) Aphthes à la langue , aux gencives et au voile du palais : suspension des frictions. La leucorrhée toujours peu abondante et simplement muqueuse ; la constriction de la vulve diminuée et moins douloureuse ; disparition totale des plaques rougeâtres mentionnées plus haut.

(30 au 6 février.) Rien de nouveau ni d'intéresssant.

(6.) La majeure partie des plaques avait reparu.

(8.) Reprise de l'emploi de l'or limé en frictions sur la langue , mais à un seul grain par jour , pour ne pas fatiguer cette partie par le mécanisme du frottement ; disparition spontanée des plaques rougeâtres, le neuf au matin.

(10 à 15.) Apparition de quelques plaques, beaucoup plus pâles cependant que celles qui s'étaient manifestées antérieurement ; augmentation de la constriction et léger gonflement de la vulve.

(16.) Disparition des plaques , cessation absolue de la leucorrhée , du gonflement et de la constriction de la vulve.

(17, 18 , 19.) Urines très-abondantes.

(21.) Nouvelle apparition d'un petit nombre de plaques pâles et d'un peu de gonflement à la vulve.

(24.) Cessation des symptômes ci-dessus.

(25 à 28.) Écoulement abondant d'urines troubles et déposant une matière brunâtre.

(1.er mars.) Difficulté d'avaler , pouls élevé, chaleur insolite vers le soir.

(2.) Fièvre , voile du palais phlogosé , aphthes aux gencives , suspension des frictions.

(3 à 9.) Salivation soutenue, abondante et inodore.

(9 à 13.) Diminution progressive de la salivation et sa disparition.

Depuis lors, il n'a reparu aucun symptôme, et la santé n'a été troublée que par une couche et des indispositions légères, indépendantes de l'affection syphilitique ; l'enfant mis au monde depuis la guérison, a toujours été sain et bien portant, quoique délicat. La guérison du nourisson suivit de très-près celle de la mère, et le mal s'usa insensiblement chez celui-là, mais sans commotion et sans crise apparente : les plaques dont j'ai parlé, se dissipèrent chez lui très-lentement, et ne se sont plus montrées (1).

J'ai peu fait d'observations sur l'emploi de l'or et de ses différentes préparations, qui m'aient paru aussi intéressantes que celle qu'on vient de lire. La marche de la guérison y a

______

(1) Il y a environ cinq ans, que je fus visiter dans un hameau voisin de la ville d'Aix, où il avait été mis en nourrice, un enfant né à Marseille, de parens syphilitiques et portant lui-même des signes caractéristiques de cette affection. La femme qui le nourrissait, avait été infectée à son tour. Ces deux malades guérirent l'un et l'autre en même temps par l'usage du muriate triple en frictions sur la langue de la nourrice, ainsi que peut l'attester M. Harmelin, chirurgien, aux Mières, lequel suivit le traitement.

offert des circonstances si particulières , si remarquables, qu'on ne sait trop dire si elles ont
été le résultat des effets du remède, des dispositions individuelles du sujet soumis à son action, ou de la nature du mal elle-même. Jamais le principe de ce mal n'a été forcé dans
ses derniers retranchemens avec plus d'opiniâtreté , n'a été épuisé avec autant d'énergie
que dans le cas précité, et l'on est moins
étonné du succès qui en a été le fruit, que des
fins que la nature y a constamment remplies
et marquées. Des effets si prononcés , je dirai
plus, si rapides ; des évacuations si soutenues,
si salutaires me font croire que M. le baron
Percy s'est trompé , en avançant dans son
rapport , que M. le docteur Chrestien, qui
sait observer , a pensé que quelle que soit la
division de l'or limé très-fin , il n'est pas assez
susceptible de cette intus-susception que le
système absorbant exerce si activement sur
les diverses préparations de ce métal. Les cures
obtenues par ce médecin, celles dont j'ai parlé
dans cet écrit , les guérisons que feu M. Bertrand a opérées en grand nombre sur des
syphilitiques , des scrophuleux et des teigneux,
les phénomènes extraordinaires remarqués
par M. le baron Percy, me font adopter sans
réserve l'opinion que celui-ci a conçue à l'égard
de l'or sans mélange , quelle que soit celle de

M. Chrestien, et je crois avec M. Percy, que cette substance annonce incontestablement, « un pouvoir et une action dont l'art peut, en « plus d'un cas, tirer le plus grand parti. » Mais M. Percy a-t-il bien saisi les idées de M. Chrestien à ce sujet, et est-il naturel que ce dernier ait éprouvé des craintes sur la non absorption de l'or limé, après les succès qu'il avait obtenus d'expériences faites avec cette matière, seulement pour prouver l'inutilité de l'oxigène dans la guérison de la syphilis, guérison dont il croit trouver la cause dans l'excitation mécanique de la vitalité (1)? Je reprends le fil de mes observations.

Une fille de service, âgée de dix-huit ans, avait contracté, depuis deux ans, une affection syphilitique, caractérisée par une leucorrhée verdâtre, des chancres à la vulve, aux nymphes, sur le clitoris, et par des verrues

______

(1) M. Percy me permettra de lui faire remarquer en passant, qu'il n'a pas toujours été exact en interprétant les idées de M. Chrestien : c'est ainsi qu'il reproche au médecin de Montpellier, d'avoir abandonné, en faveur de l'oxide, l'or divisé par le mercure, parce que celui-ci s'était aperçu qu'il enflammait la bouche et excitait la salivation, tandis qu'il n'avait eu en vue, comme il le dit, que d'éclairer ses doutes sur un reste de présence du mercure qui avait servi à diviser l'or. Voyez *Méthode iatraleptique*, *pag.* 538.

nombreuses , situées au bord des grandes lèvres et entre la vulve et l'anus. Le triple sel lui ayant été administré pendant vingt jours, selon la méthode ordinaire et à la dose d'un dixième et d'un huitième de grain , elle n'en ressentit aucun effet. Je portai alors la dose à un sixième de grain , et soutins de la sorte l'emploi de ce médicament durant trois semaines. La malade ne fut pas plus avancée qu'auparavant. Cette lenteur désespérante ne me rébuta pas , mais me détermina à élever la dose à un quatrième de grain par jour: alors seulement le pouls commença à devenir plus fréquent , la chaleur du corps un peu plus vive , l'appétit plus prononcé et l'écoulement moins abondant. Huit jours après , le remède fut porté à un troisième de grain par jour et soutenu de la sorte pendant onze , durant lesquels les urines coulèrent très-copieusement et l'écoulement tarit tout-à-fait. Vers le soir du onzième jour , chaleur vive , répandue sur toute la surface du corps, pouls plein , sentiment d'ardeur à la gorge , déglutition laborieuse , engorgement des gencives, phlogose du voile du palais (1) : suspension du

____

(1) Ce cas-ci est une preuve de plus en faveur de l'innocuité des inflammations produites dans la bouche par le muriate , et confirme ce que le docteur Gozzi a avancé à ce sujet. (Voy. *l'ouvrage cité, paragr.* 29 *et* 5o, *pag.* 16.)

remède, boisson aqueuse et abondante, clystère. Le douze, commencement de salivation qui augmenta progressivement jusqu'au quinzième et se soutint jusqu'au vingt-septième, moment où elle commença à tarir. Du douze au trente-un, affaissement et cicatrisation rapide des verrues et des chancres. Depuis le trente-un, guérison complète.

Je dois faire remarquer ici, que le traitement dont je viens d'exposer les détails, fut commencé vers les derniers jours de décembre 1813, époque à laquelle commencèrent aussi les pluies et les froids. Je dois noter en même temps, que tous les malades qui furent traités dans cette saison, éprouvèrent une lenteur étonnante de la part des préparations d'or, dont je fus obligé de porter souvent la dose beaucoup plus haut que je ne le fais communément. Quoique les temps pluvieux retardent en général l'effet de l'or, ce retard ou défaut d'énergie n'a jamais été aussi sensible que pendant l'hiver dont je viens de parler. En général, une saison tempérée et égale favorise singulièrement l'action des préparations d'or, qui, toujours sans danger, quel que soit l'état de l'atmosphère, est plus ou moins contrariée par les froids excessifs et par l'humidité dont le propre est de retarder les excrétions et surtout de supprimer la sueur quand elle est

établie. Cette action est encore contrariée par
les grandes chaleurs , qui aidant à développer trop vite la propriété diaphorétique des
médications précitées , déconcertent jusqu'à un
certain point, et retardent la marche ordinaire
de la cure (1).

Un Anglais , âgé d'environ vingt-cinq ans,
me consulta vers le milieu de décembre de
1814. Cet individu , d'une taille avantageuse,
avait les cheveux rares et d'un blond excessivement cendré ; sa peau très-blanche et
totalement décolorée lui donnait presque l'aspect qu'ont les Albinos , espèce peu rare dans
la Provence , sur les côtes de la Méditerranée ,
et surtout à Marseille (2). Les articulations de

(1) Le docteur Gozzi a également observé que les
temps froids et pluvieux retardaient l'effet des préparations d'or ; il pense, avec raison , qu'il y a des précautions à prendre pour éviter cet inconvénient. (Voy.
son ouvrage , paragr. 52 , *pag.* 26). D'après les
observations faites en Suède et dans d'autres pays du
nord , on ne peut cependant regarder les froids rigou-
reux comme un obstacle à ce mode de traitement:
ainsi que je l'ai déjà dit , tout consiste à suivre dans
son emploi la marche rationnelle sur laquelle la
réussite en médecine est fondée dans toutes les circonstances imaginables.

(2) Je me suis assuré que la plupart des Albinos que
l'on voit à Marseille , sont atteints de scrophules , ou
qu'ils sont nés de parens scrophuleux.

ses membres inférieurs étaient plus prononcées que ne le comportait le volume des membres eux-mêmes. Il était affecté, depuis environ huit mois, d'un chancre profond qui occupait les deux tiers du pourtour de la base du gland : les bords de cet ulcère étaient durs, inégaux et saignans, le fond blafard et rendant une matière plutôt sanieuse que purulente. Il avait de plus un écoulement par l'urètre, d'un jaune-verdâtre, que n'accompagnait aucune douleur ; un bubon indolent assez volumineux, situé à l'aine gauche ; un chapelet de glandes gorgées à l'aine droite, et deux petites tumeurs également indolentes, à quelques travers de doigt au-dessus de la crête iliaque, à côté l'une de l'autre et du même côté droit.

Il résulta des questions que j'adressai à ce malade, qu'il était atteint d'une maladie vénérienne pour la première fois de sa vie ; que, depuis l'époque de la puberté, il avait toujours eu les glandes inguinales très-gorgées ; que les deux tumeurs de l'abdomen étaient survenues immédiatement après la cicatrisation d'ulcères aux pieds et au cou, lesquels ulcères avaient resté ouverts pendant plusieurs années ; qu'enfin, le bubon du côté gauche ne lui paraissait qu'un développement de l'engorgement glanduleux préexistant à la syphilis, et qui, dans cet endroit, avait été constamment plus saillant.

Six frictions mercurielles administrées à Paris, dans le mois de septembre, et après l'usage d'un certain nombre de bains, avaient produit une salivation très-abondante, à laquelle le malade attribuait l'abattement physique et moral dans lequel il se trouvait plongé depuis lors. Les phénomènes qui s'étaient développés depuis l'âge de dix à onze ans, jusqu'à celui de quinze ou seize, ceux qui avaient succédé depuis seize et s'étaient soutenus jusqu'au moment actuel, ne laissaient aucun doute sur la cause qui en avait déterminé l'explosion. Je ne pouvais donc considérer l'affection pour laquelle me consultait cet Anglais, comme une maladie simple, susceptible d'être effacée par un traitement, ou purement anti-syphilitique, ou purement anti-scrophuleux ; il m'en fallait un qui combattît l'une et l'autre affection tout à la fois, et les préparations d'or me firent espérer ce double avantage. J'osais proposer ce genre de médication avec d'autant plus de confiance, qu'il m'avait réussi dans l'un et l'autre cas traités isolément : je suivis dans son emploi la marche et les modifications ci-après.

Régime succulent ; usage modéré du vin ; proscription du thé, du lait et du beurre ; promenades à cheval par de beaux jours ; lotions avec de l'eau de chaux sur l'ulcère chancreux , pansé d'ailleurs deux fois en vingt-quatre heures avec de la charpie sèche. Trois grains de muriate d'or et de soude , divisés successivement par dixièmes , neuvièmes et huitièmes de grain , furent frictionnés sur la langue , et ne produisirent , dans l'espace d'un mois que dura leur administration , aucun effet sensible.

Du dix-sept au vingt-quatre janvier , un grain du triple sel divisé par septièmes.

Le vingt , développement d'un meilleur ap‑pétit , et urines fréquentes.

Du vingt-cinq au trente-un , un grain de muriate d'or et de soude divisé par sixièmes. Dans cet espace de temps , augmentation des forces , disparition de l'écoulement par l'urè‑tre , appétit pressant , pouls plus fréquent , urines fréquentes , diminution du volume du bubon : l'ulcère se détergea et s'agrandit ; on le pansa avec un mélange d'une once de cérat et de douze grains d'or divisé par le mercure.

Du premier au six février , un grain de muriate d'or et de soude divisé par cinquièmes.

Le cinq , démangeaisons par tout le corps , flux excessif des urines , déposant un sédiment muqueux tirant sur le gris.

Le six, le chancre commença à cicatriser dans le centre , diminution plus notable du bubon inguinal, disparition presque entière des deux tumeurs abdominales , démangeaisons et soif vive , face colorée , pouls fréquent et élevé: suspension du remède.

Du sept au douze , démangeaisons intolérables , urines abondantes , progrès rapides de la cicatrisation du chancre ; le bubon était réduit à un peu moins du quart de son premier volume.

Du treize au vingt , diminution progressive et disparition des démangeaisons , diminution de l'engorgement du chapelet glanduleux , cicatrisation de l'ulcère.

Le vingt-cinq , reprise du muriate à un dixième de grain par jour , pendant une quinzaine , et dans cet espace de temps , disparition complète de tous les phénomènes morbides.

Les événemens survenus en mars 1815 , obligèrent cet étranger de retourner dans son pays , et je n'ai plus eu depuis lors de ses nouvelles. Je ne doute pourtant pas qu'il n'ait été complétement guéri de l'affection syphilitique, et je suis même persuadé que si le vice constitutionnel qui s'était manifesté, dès l'âge de onze ans , n'a pas été entièrement détruit , ce que je suis loin d'affirmer, il a du moins été modifié, au point de ne produire désormais que des effets peu intenses. Il est encore à peu près certain, que les préparations d'or auraient échoué à son égard , si elles avaient été admi nistrées à des doses plus faibles, quoique long-temps soutenues ; l'expérience résultant, des observations faites dans la même saison, le tempérament du sujet, son peu d'irritabilité, l'extrême mollesse de sa constitution militent en faveur de cette opinion ; et peut-être aurait-il fallu dépasser les doses qui ont suffi à ce malade, si son économie avait été habituée à une température moins froide et moins humide que celle de l'Angleterre. Je l'ai déjà fait remarquer, l'hiver pluvieux de 1814 à 1815, contraria singulièrement l'action ordinaire des préparations d'or, et elles auraient échoué dans plusieurs cas, si je ne les avais quelquefois portées, comme je l'ai exposé déjà, aussi haut qu'il est possible de le faire. Ces réflexions, sur lesquelles le lecteur a été ramené plusieurs fois, paraîtront peut-être fastidieuses au premier coup-d'œil ; mais si on daigne réfléchir qu'en constatant l'efficacité de l'or dans le traitement de certaines maladies, mon but est en même temps de déterminer par le résultat des recherches pratiques, les moyens d'obtenir cette efficacité dans toutes les circonstances, on se convaincra que je ne me suis pas répété inutilement. Il fallait d'ailleurs éclairer, par des faits assez multipliés, les hommes de bonne foi qui, ayant employé l'or avec trop de parcimonie dans des occurrences placées hors de la règle commune , ou dans des momens inopportuns , n'ont obtenu que des demi-succès et les ont pris pour base de leurs doutes ou même des oppositions et des contrariétés qu'ils ont élevées contre la nouvelle méthode. Mais l'opposition , a dit très-spirituellement M. le baron Percy , dans son rapport à l'Académie des Sciences , ne doit ni surprendre, ni décourager : aussi serais-je glorieux de ma persévérance , si je pouvais convaincre un homme d'un aussi grand mérite , que M. le docteur Chrestien et ceux qui ont adopté sa méthode n'ont point mérité le reproche d'avoir mis un peu d'exagération dans tout ce qu'ils ont avancé.

Pour compléter ce que j'ai dit jusqu'à présent des propriétés anti-syphilitiques de l'or et de ses préparations diverses , il me reste à présenter quelques observations intéressantes , touchant les grands effets de ce métal divisé par le mercure , et employé comme topique sur des ulcères rebelles ou d'un mauvais aspect. En les bornant à un petit nombre, auquel on pourra joindre les cas que j'ai déjà cités , notamment celui de la page 174 et suivantes , et ceux que je rapporterai encore en parlant de certaines affections lymphatiques , je terminerai cette seconde partie de mon travail.

Une femme, âgée d'environ trente ans, avait contracté, depuis cinq, une affection syphilitique dont les symptômes primitifs, des chancres, avaient d'abord disparu sous l'emploi de quelques moyens palliatifs. Ceux-ci s'étant reproduits à diverses époques, furent traités de la même manière et se dissipèrent par des moyens analogues à ceux qui avaient été déjà administrés. Vers le milieu de la troisième année, il survint un bubon à l'aine droite ; celui-ci resta assez long-temps indolent, quoique ayant acquis un volume considérable. Six mois après son invasion, il parut vouloir s'enflammer, devint douloureux et força la malade à un repos qu'elle n'avait pas encore gardé. Des personnes charitables la confièrent alors à mes soins, et je lui administrai quatre grains de muriate d'or et de soude, divisés progressivement par douzièmes, onzièmes, dixièmes et neuvièmes de grain. Soit effet du repos ou du remède, les symptômes inflammatoires se dissipèrent après l'usage des premières doses du triple sel, et la tumeur disparut entièrement vers la fin du quatrième grain de cette préparation. La malade se croyant guérie, ne voulut plus continuer son traitement : j'eus beau lui faire entrevoir mes craintes, lui rappeler l'expérience du passé, lui donner l'assurance qu'aucune des circonstances qui garantissent communément la cure , ne s'était offerte dans son cas , elle s'obstina dans la décision qu'elle avait prise et partit pour un village voisin. Elle en retourna un an après, éprouvant depuis six ou sept mois des douleurs ostéocopes.très-intenses , et portant des gerçures assez profondes , à bords frangés , durs et calleux , placées aux commissures de tous les orteils. Les mêmes personnes qui avaient pris soin de cette infortunée, voulurent bien se charger encore une fois d'elle , et nous recommençâmes l'emploi du muriate triple. Je n'entrerai pas dans les détails minutieux de l'administration de cette substance , qui fut portée à sept grains, me bornant à exposer qu'elle fit insensiblement disparaître les douleurs, après avoir procuré des sueurs copieuses , soutenues et d'une odeur très-pénétrante. Les gerçures mentionnées n'ayant éprouvé aucun amendement de la part du traitement précité, et étant restées absolument stationnaires , j'eus recours à un huitième de grain de muriate, qui alluma inutilement de la fièvre , et fit naître dans la région épigastrique un sentiment d'ardeur très-incommode. C'en fut assez pour me convaincre que l'action du remède était désormais inutile, et après avoir combattu , par l'usage du petit-lait, les symptômes d'irritation générale , j'attaquai les gerçures , pansées jusqu'alors avec la charpie sèche, par la pommade préparée avec l'or divisé (1) : onze jours suffirent pour obtenir leur guérison, qui ne s'est pas démentie depuis deux ans. L'embonpoint qu'a acquis cette femme depuis la fin du dernier traitement, semble prouver la certitude de la cure, mieux encore, sans doute, que ne le fait l'absence absolue de nouveaux symptômes.

Un garçon perruquier, dont le prépuce très-allongé ne pouvait être facilement retiré vers la base du gland dans l'état de santé, fut atteint à l'extrémité de cette première partie, d'un chancre qu'il portait depuis sept mois lorsqu'il vint me consulter : il était également affecté, depuis environ deux mois, d'un engorgement glanduleux dans les deux aines. Le chancre était douloureux, saignant, avait une base épaisse, dure et d'un rouge-brunâtre. Cinq grains de muriate d'or et de soude employés selon la méthode la plus ordinaire, je veux dire selon celle que M. le docteur Chrestien indique dans son ouvrage, produisirent une douce salivation, un abondant écoulement d'urines, et procurèrent la fonte totale de l'en-

(1) Toutes les fois que je parlerai de cette pommade sans autre explication, j'entendrai un mélange de douze grains d'or et d'une once de cérat, ou de beurre, ou de sain doux.

gorgement des glandes. Le chancre, loin de s'améliorer devint plus douloureux encore, parce que, sur la fin de l'usage du triple sel, les érections étant devenues très-fréquentes et se prolongeant toute la nuit, l'irritaient éminemment. J'eus alors recours à la pommade préparée avec l'or divisé : dès la première application de ce topique, cessation spontanée de la douleur ; peu de jours après, ramollissement de sa base, et enfin cicatrisation dans un court intervalle de temps.

Quoique l'effet de l'or divisé ne soit pas constamment aussi prompt qu'on vient de le voir dans les deux cas ci-dessus relatés, il l'est néanmoins toujours assez pour opérer, à l'égard des ulcères syphilitiques, de quelle espèce qu'ils soient, une cicatrisation plus rapide que toute autre application médicamenteuse. Son premier avantage est spécialement de calmer l'irritation locale, quelque vive qu'elle soit, et d'agir, en même temps, comme un puissant détersif, bienfaits inappréciables et que l'on rencontre difficilement dans la plupart des autres médications externes. M. le chevalier Destouches, docteur en médecine et chirurgien-major du Génie, à Montpellier, ville où l'on a prétendu, un peu témérairement, que la méthode de M. le docteur Chrestien n'avait point de partisans, a obtenu les résultats dont je viens de parler, et les a cités devant l'École à jamais célèbre , qui , depuis plusieurs siècles , contribue à la gloire de la Médecine en France , et illustre cette cité (1). A ce que cet estimable médecin a publiquement constaté, j'ajouterai les faits suivans.

Un jeune Espagnol , officier d'un navire marchand , avait contracté , avant de quitter son pays , un chancre qui occupait la base antérieure du gland. L'ulcération s'étendit pendant la traversée et gagna une partie de la surface interne du prépuce. Peu de temps après son arrivée à Marseille , ce jeune homme éprouva des douleurs insupportables dans la partie affectée, laquelle s'enflamma avec une rapidité étonnante : soit négligence de la part du malade , soit disposition naturelle , ou bien par l'effet des matières qui séjournaient entre le gland et le prépuce , la gangrène s'empara de cette dernière partie. Après la séparation de l'escarre qui produisit des bords frangés et irréguliers , je trouvai le gland inégalement ul-

(1) *Observations sur l'efficacité du muriate triple d'or et de soude dans la syphilis et d'autres maladies lymphatiques ;* par M. G. Destouches , Chevalier de l'ordre royal de la Légion d'Honneur, Docteur en médecine , Chirurgien-major du régiment de Montpellier, Corps royal du Génie. — *Montpellier , Martel aîné,* 1819 , 1 vol. in-4.°

céré dans presque toute son étendue, et un seul chancre très-profond et sordide qui en occupait la base dans toute son étendue : la surface interne de la partie restante du prépuce, était pareillement ulcérée. Les parties affectées étaient tellement douloureuses, qu'elles ne pouvaient supporter le moindre attouchement, pas même la plus douce ablution ; je les fis panser par M. Tyran, pharmacien du malade, avec la combinaison de cérat et d'or divisé. Au quatrième pansement, c'est-à-dire, après quarante-huit heures, détersion des ulcères, cessation de la douleur ; au septième jour, régularisation des bords de l'ulcère du prépuce, auparavant frangés ; au onzième jour, cicatrisation de toutes les parties ulcérées.

Il est à remarquer que le jeune homme dont il vient d'être fait mention, n'avait reçu antérieurement aucune espèce de traitement, et qu'il ne put commencer l'usage du muriate en frictions sur la langue, qu'après le huitième jour qui suivit la chute de l'escarre, la fièvre ayant continué jusqu'à ce moment. Il repartit pour l'Espagne, où il devait continuer l'usage du triple sel.

J'ai également employé l'or divisé en frictions sur des fongosités et des excroissances syphilitiques, et en ai constamment retiré le plus grand succès. Dans ce cas, je le fais combiner avec la salive du malade, en chargeant plus ou moins la dose, et selon le plus ou le moins de rapidité de son action. J'y ai également eu recours dans les cas de dégénérescences syphilitiques avec menace prochaine de phthisie laryngée, et j'ai promptement guéri aussi, par ce moyen, des ulcères qui ravageaient la luette et les piliers. Dans ces circonstances, je combine le métal avec du sirop, concentrant ou étendant ce mélange, selon le plus ou le moins d'activité avec lequel il agit. Chez un vieillard dont l'arrière-bouche était depuis long-temps ulcérée, j'ai employé vingt-cinq grains d'or divisé sur une once de sirop, attendu qu'une dose plus faible avait été sans énergie. Chez des sujets moins avancés en âge, et dans des affections analogues, dix, douze ou quinze grains au plus dans une once de sirop, ont parfaitement réussi : j'emploie cette combinaison, en l'appliquant à l'aide d'un pinceau sur les points ulcérés. Ces divers modes d'appliquer l'or sur les parties affectées, ont un autre avantage encore, celui de porter dans les vaisseaux absorbans et de faire arriver dans le torrent circulatoire, une portion plus ou moins considérable du métal, ainsi que l'expérience m'en a quelquefois convaincu. En effet, il n'est pas rare de voir l'excitabilité générale s'augmenter sous l'emploi de ces applications, pendant néanmoins que les ulcères sur lesquels on les pratique , s'amendent et parviennent à guérison. Quelques observations de cette espèce m'avaient fait présumer que l'or divisé et appliqué sur des plaies artificielles , dans les cas où les frictions sur la langue, ou sur toute autre surface muqueuse, éprouveraient des difficultés, serait susceptible d'être absorbé par cette voie , et de remplir l'indication qu'on se propose dans l'administration des préparations aurifiques. Mon soupçon a été vérifié en grande partie ; mais avec cette différence pourtant , que l'or divisé manquant d'une certaine causticité , n'a pu entretenir la plaie artificielle et ne s'est point opposé à sa cicatrisation quand il fallait y obvier. Le muriate me servit mieux sous ce dernier rapport, et en irritant un peu la plaie , il en maintint non-seulement l'existence, mais facilita de plus l'absorption par l'augmentation de vitalité locale qu'il imprima à la partie. D'autres fois pourtant, j'ai été obligé de balancer par les effets de l'une de ces deux subtances ceux de l'autre , et les malades s'en sont tous bien trouvés : ces cas sont assez importans, et en même temps assez curieux , pour trouver ici leur place ; j'en donnerai deux exemples au lecteur.

Un homme , âgé de quarante-sept ans, avait contracté plusieurs blennorrhagies qui , toutes,

avaient été traitées assez légèrement. La dernière, déclarée depuis dix ans, avait duré un
peu plus de six mois : pour en arrêter le cours,
on fut obligé d'user d'injections astringentes,
à ce qui me fut rapporté. Vers la mi-août 1813,
cet individu commença à éprouver un sentiment de gêne dans la gorge. Ce sentiment incommode prit, avec rapidité, un caractère très-alar-
mant, et à l'époque où je fus consulté (huit
décembre 1813), son état offrait les symptômes suivans. Ulcère aux piliers et sur la luette
détruite de plus de moitié ; voile du palais et
face interne des joues phlogosés et ulcérés ;
langue et gencives couvertes d'ulcères et de
petites pustules dures, blanchâtres et de la
grosseur d'un grain de millet ; ulcères nombreux, fongueux et plus ou moins larges sur
le front et le cuir chevelu ; douleurs dans les
membres inférieurs ; peau aride, paume des
mains brûlante, fièvre le soir ; impossibilité
d'avaler autre chose que des soupes liquides ;
maigreur extraordinaire ; insomnie. Cet homme
avait subi, un an auparavant, un traitement
mercuriel bien dirigé, et venait de terminer le
traitement arabique auquel j'ai vu opérer plusieurs fois, comme je l'ai déjà avancé, des
effets miraculeux dans des cas désespérés de
cette nature. Quelque peu d'espérance qu'offrît
une pareille situation, elle ne me rebuta pas,

cepependant ; et il faut convenir que si l'amour-propre du médecin est aiguillonné par l'appat des guérisons de cette espèce, l'objet qui en fait le principal mobile, est peut-être le plus grand éloge que l'on puisse faire de l'art et de ceux qui le pratiquent. Le mercure avait été employé sous diverses formes; les sudorifiques avaient été épuisés ; les petits moyens ne promettaient que de trop faibles ressources ; les préparations d'or présentaient des difficultés et des obstacles dans leur administration, l'intérieur de la bouche étant inaccessible au frottement. Mais ces difficultés pouvaient être bravées ; il fallait suivre une route nouvelle : voici comment je m'y pris.

Bien convaincu, d'après l'expérience, que l'oxide d'or, par ingestion, agit trop lentement pour produire tout seul un changement que la nature des symptômes rendait urgent, je me déterminai, en administrant cette préparation, à faire absorber l'or par une voie artificielle. Je plaçai donc une languette épispastique sur l'une des parois latérales du cou, et après avoir mis le derme à nu, je le fis panser, matin et soir, avec un peu de saindoux uni à un grain d'or divisé par le mercure. L'oxide d'or était en même temps donné sous forme pilulaire, à la dose d'un grain par jour. Au bout de huit jours, j'augmentai la dose de l'or divisé et de l'oxide, d'un demi-grain chacun. Au quinzième jour, l'excoriation artificielle se guérissant, je la rafraîchis avec un peu de pommade épispastique, et je remplaçai ensuite l'or divisé par un dixième de grain de muriate d'or et de soude, en l'unissant toujours avec le saindoux. Je m'étais attendu à l'inflammation de la petite plaie, et je fus très-heureusement trompé dans mes craintes, ce qui me détermina à porter la dose du triple sel à un huitième de grain, et successivement à un sixième, administrant toujours l'oxide intérieurement à un grain et demi. Remarquons en passant et prions le lecteur de noter qu'il s'établissait sur la petite plaie artificielle, au moment qu'on y appliquait le mélange de muriate et de saindoux, une démangeaison assez vive qui durait près d'une demi-heure, et que cette plaie n'eut plus besoin d'être rafraîchie comme auparavant.

Au trentième jour de l'emploi de ces moyens, la fièvre du soir diminua notablement ; les pustules de la langue et des gencives disparurent; les ulcères de l'intérieur de la bouche, surtout ceux des gencives, se détergèrent ; la peau s'assouplit alors un peu, et les urines coulèrent avec plus d'abondance. Au quarantième jour, les urines très-copieuses et nébuleuses déposaient, avec des mucosités, un sédiment d'un gris-bleuâtre, qui, séparé des urines et successivement de la mucosité dont il était enveloppé, présentait, sous la loupe, des tétraèdres groupés ensemble, insolubles dans l'eau distillée, se dissolvant en partie par l'acide nitrique, et déposant dans ce réactif un sédiment d'un blanc-jaunâtre, extrêmement ténu. A l'époque précitée, la plupart des ulcères de la langue, des gencives et de la face interne des joues étaient cicatrisés ; ceux du voisinage du larynx et celui de la luette s'étaient rétrécis. Les douleurs des membres inférieurs avaient notablement diminué, et la fièvre avait entièrement disparu. Au quarante-huitième jour, il n'y avait plus d'ulcères dans la bouche, ni dans la gorge ; la luette était entièrement cicatrisée ; le sommeil était bon et paisible, l'appétit vif. Au soixante-trois ou soixante-quatrième jour, les ulcères du front et du cuir chevelu, pansés jusqu'alors avec de la charpie sèche, étaient entièrement cicatrisés. Il est à remarquer que les remèdes avaient été totalement abandonnés après le cinquante-deuxième jour ; que la plaie artificielle ne se cicatrisa qu'un mois après la cessation du traitement, quoique, depuis lors, elle ne fût plus pansée qu'avec le cérat ; que neuf à dix jours après la cessation dudit traitement, les urines diminuèrent, ne présentèrent plus le dépôt dont il a été fait mention, et que, malgré la rigueur de la saison , le corps resta, pendant près de deux mois , dans un état presque continuel de moiteur (1).

Un individu , âgé de cinquante-neuf ans , avait eu, dans sa jeunesse, des chancres que l'on avait guéri par de simples topiques. Ceux-là reparurent, il y a environ vingt-un ans , en Italie, où combattus par les mêmes moyens , ils disparurent de la même manière. Peu de temps après son retour en France , il y a environ dix-huit à dix-neuf ans , cette personne fut atteinte d'une ophthalmie qui se prolongea pendant près de deux ans , et se dissipa par suite d'un coup à la partie moyenne latérale externe de la jambe, lequel

____

(1) Le docteur Gozzi paraît avoir regardé comme une chose nécessaire d'avaler la salive pendant et après la friction avec le muriate ; il dit que le remède peut manquer son effet, lorsqu'on néglige cette précaution (Voy. *paragr.* 11 *et p.* 7 *de l'Ouvrage cité*). L'observation qu'on vient de lire prouve, ce me semble , le contraire. Dans une affection de la gorge , la salive ne put même être conservée dans la bouche , en raison de la stypticité que le remède imprimait à cette humeur , et la guérison n'en fut point contrariée. J'ai démontré que la salive avalée , en charriant des molécules du triple sel, incommode quelquefois l'estomac. La méthode de M. Chrestien me paraît préférable, en ce qu'elle met à l'abri de cet inconvénient, et permet aux absorbans de l'intérieur de la bouche , de s'emparer des atomes du remède qui se sont unis à la salive.

donna lieu à la formation d'un large ulcère et à une abondante suppuration. L'ulcère dura trois ans, se guérit par le repos, l'application d'une toile cirée verte, et l'ouverture d'un exutoire à demeure, vers l'extrémité inférieure de la cuisse.

Deux mois après la cicatrisation de l'ulcère, il survint des douleurs qui s'accrurent progressivement, furent attaquées par différens moyens généraux, diminuèrent pendant un certain temps, reparurent après avec plus d'intensité, et s'exaspérèrent toujours pendant la nuit. Les exutoires infiniment prodigués ne procurèrent aucun résultat avantageux.

Après l'emploi des moyens curatifs inutilement variés, et tels que l'usage en boisson, en bains, en douches des eaux d'Aix, de Greoulx et de Bagnères, apparition (il y a sept ans) d'une exostose à la face moyenne de l'os frontal.

Sirop de Cuisinier, administré pendant trois mois ; diète sèche ; cessation entière des douleurs.

En juin 1815, ondée de pluie reçue sur le corps, celui-ci étant échauffé par la marche. Le lendemain, retour des douleurs et légère inflammation de la gorge. La saignée, les diaphorétiques et les gargarismes firent cesser la douleur et l'inflammation, et le malade jouit, jusqu'à la mi-novembre, d'une santé apparente. A cette époque , retour des douleurs qui augmentèrent progressivement pendant l'hiver. En janvier , inflammation de la gorge , et ulcères qui , gagnant de proche en proche , s'emparèrent de la luette et s'étendirent jusqu'au voile du palais.

Dans le mois de février 1816 , il consulta son médecin , ainsi qu'un médecin de Montpellier , qui s'accordèrent à lui prescrire la tisane de Vigarous : celle-ci fut continuée jusqu'en avril , sans produire le moindre changement.

Le malade ayant abandonné la tisane ci-dessus précitée , vint me consulter vers les premiers jours de mai, et m'exposa les antécédens avec l'accent du plus affreux désespoir : je lui proposai alors les préparations d'or, auxquelles il ne se prêta avec confiance, qu'après avoir lu ce que M. le docteur Chrestien a écrit sur leur efficacité.

Du dix au seize mai , frictions sur la langue avec un dixième de grain par jour de muriate d'or et de soude. Cette partie s'enflamma et les papilles se développèrent d'une manière effrayante; l'irritation fut poussée si loin, que l'attouchement du moindre liquide occasionait des hémorragies. Cet accident cessa de me surprendre , lorsque le malade m'eut appris que, dès sa plus tendre enfance, la bouche et les parties qui en dépendent , avaient constamment offert une susceptibilité étonnante, et qu'à l'âge de douze ans, il avait été atteint d'une inflammation de la langue, qui avait fait craindre pour ses jours. Forcé d'abandonner la méthode ordinaire, je fis appliquer des languettes épispastiques sur chaque côté du cou; j'en fis panser les plaies, tantôt avec une couche légère d'un mélange d'un gros d'or divisé et d'une once d'axonge, tantôt avec celui de dix grains de muriate et de demi-once du même excipient. La première combinaison était employée, lorsque les plaies s'irritaient ou s'enflammaient; les secondes, quand elles tendaient à se dessécher. Application d'un emplâtre d'extrait de garou sur l'exostose.

L'emploi des moyens précédens fut continué pendant quatre mois avec la plus exacte persévérance. Durant les deux premiers, nul effet sensible, sans pourtant que la confiance du malade et du médecin se démentît un seul instant. Vers le commencement du troisième, amélioration de l'état des ulcères de la gorge et de ceux de la luette, qui commencèrent à se déterger. Vers la fin du même mois, cicatrisation d'une partie des ulcères, diminution notable des douleurs. Au milieu du quatrième, les ulcères furent cicatrisés, l'exostose avait considérablement diminué, les douleurs étaient très-supportables, et le malade jouissait de cette sorte d'hilarité dont j'ai déjà parlé, et qui est quelquefois produite par l'usage des préparations d'or.

Le dix octobre, il survint un frisson qui dura près de trois heures : à sa suite, fièvre qui se soutint jusqu'au treize et diminua jusqu'au seize. Pendant les deux derniers jours, elle fut accompagnée d'abord de chaleur habituelle, et terminée par une sueur copieuse, qui se soutint jusqu'au vingt-deux et se renouvela, chaque nuit, jusqu'à la mi-novembre. Les douleurs avaient complétement disparu avec cette évacuation. L'exostose s'effaça ensuite petit à petit et ne laissa aucune trace. Trois années d'une santé parfaitement rétablie suffisent-elles pour constater cette guérison ? On ne peut nier à coup sûr que celle que j'ai rapportée précédemment, ne soit l'ouvrage des préparations d'or introduites dans l'économie par des voies différentes ; mais on aurait pu établir des doutes sur l'action de ces préparations par la voie artificielle que je leur avais frayée, et imputer à l'oxide, administré à l'intérieur, les bons effets obtenus. Dans le dernier cas cité, il n'y a pas la moindre objection à faire, et le succès qui a si heureusement couronné l'entreprise, est à mes yeux le plus grand complément de la preuve de l'efficacité de l'or contre la syphilis et un des motifs prépondérans qui doivent lui mériter la préférence

sur le mercure. Vainement demanderait-on à
ce dernier métal des effets de cette nature ;
car, placé à petites doses dans le voisinage du
mal et des glandes salivaires, il ne serait pas
susceptible d'être absorbé en assez grande quantité pour éliminer et détruire l'un, tandis qu'il
ne pourrait qu'agir d'une manière fâcheuse sur
les autres, en déterminant l'inflammation et un
flux de bouche violent et inutile : je veux parler du mercure à l'état métallique et enveloppé
dans un corps graisseux ; car l'application de
ses différens sels, surtout de ceux qui jouissent
d'une certaine énergie, ne serait pas impunément admissible (1).

Je termine ici ce que j'avais à dire touchant
les bons effets des préparations d'or dans le
traitement des maladies syphilitiques de toute
espèce. Aux observations que j'ai soumises à
l'impartialité et aux réflexions du lecteur, j'aurais pu en ajouter une foule d'autres, qui n'auraient, ni mieux prouvé le fait que j'établis,
ni mieux éclairci la méthode d'administrer le
remède. Si j'avais un reproche à me faire, ce
serait d'avoir trop multiplié peut-être les exem-

(1) Le calomélas même, employé selon la méthode
de Clare, n'est pas sans inconvénient dans les affections syphilitiques de la bouche et de la gorge, quoique ce soit la plus bénigne de toutes les préparations
mercurielles.

ples; je pense néanmoins qu'on me le pardonnera en faveur de l'intention. C'est celle-ci
qui m'a rendu parfois un peu prolixe, lors
surtout qu'il a fallu démontrer par les faits,
des points sur lesquels il s'était déjà élevé ou
des doutes ou des contestations. Je serai plus
sobre d'observations dans la partie suivante, où
j'exposerai seulement quelques exemples, ten-
dans à prouver que l'or, ainsi que le mercure et
tant d'autres substances héroïques, trouvent
une heureuse application dans des maladies d'espèces bien différentes.

SCROPHULES ET AFFECTIONS DIVERSES.

Un écrivain en médecine, qui a acquis de
nos jours une grande célébrité, M. Pinel, s'est
élevé contre le fameux problème dont la solution avait été annoncée par Pitcairn à Duverney:
*Une maladie étant donnée, trouver le re-
mède?* A la question présentée par le médecin
écossais, le professeur de la faculté de médecine de Paris oppose la proposition ci-après,
comme étant d'une plus grande importance :
*Une maladie étant donnée, déterminer son
vrai caractère, et le rang qu'elle doit occuper dans un tableau nosologique* (1)? Il y

(1) *Nosographie philosophique, ou la méthode de
l'analyse appliquée à la médecine; par Ph. Pinel,*
etc. Tom. I, introduction, pag. 15; Paris, 1818.

aurait à coup sûr de la présomption , comme le dit fort bien l'ingénieux et savant auteur de la nosographie philosophique , de prétendre à la solution du problème proposé par Pitcairn , si on voulait l'étendre à toutes les maladies. Mais , pourquoi ne serait-il pas permis de faire en particulier ce que l'état de nos connaissances actuelles ne nous autorise pas de faire en général ? Trouver un remède sûr contre une affection morbide dont les caractères sont positifs , est-ce d'ailleurs une chose impossible ? Et ceux qui ont découvert l'efficacité du quinquina contre la fièvre intermittente pernicieuse et une foule de maladies à périodes , du mercure contre la syphilis , du soufre contre la gale , etc. , n'ont-ils pas constaté le contraire ? S'il m'était permis d'accuser M. Pinel de la même faute dont il inculpe le médecin écossais , il me semble que je pourrais lui reprocher de n'avoir pas vu sa propre proposition exposée en entier dans celle qu'il attaque , et dont le second chef est le complément désirable du premier. Qu'est-ce, en effet , qu'une *maladie donnée* , sinon celle dont *le vrai caractère a déjà été déterminé ;* et que reste-t-il à l'art de guérir , lorsque la nature de la maladie est absolument donnée , d'après les caractères qui la déterminent ? En chercher, je crois , le remède. Si je ne me trompe , le célèbre professeur de Paris a établi un principe inexact, et a commencé sa proposition par la conséquence qui devait découler des chefs de question qui la suivent. Quoi qu'il en soit, laissant de côté, comme je l'ai fait jusqu'à présent, les spéculations théoriques, rendant hommage de bon cœur aux hommes de génie qui ont illustré la science, je continuerai à raconter ce que j'ai fait, ce que j'ai vu ; et si les observations confirment les propriétés des préparations d'or contre des affections qui font souvent le désespoir de la médecine, je croirai avoir bien rempli ma tâche. Personne ne contestera assurément que les maladies qui dépendent du vice scrophuleux, ne soient du nombre de celles que je viens de désigner ; et si un professeur, aussi célèbre par son éloquence que par le rare mérite de ses écrits, a avancé dans un ouvrage couronné par la première Académie médicale de l'Europe, « qu'il y a peu de maladies qui « résistent plus opiniâtrément aux efforts de la « Médecine (1), » on ne lira pas sans intérêt le résultat des moyens utilement employés pour les combattre.

Je suis loin, sans doute, de vouloir présenter l'or et ses différentes préparations, comme des

____

(1) *Traité sur le vice scrophuleux et sur les maladies qui en proviennent ; par M. Baumes. Paris*, 1805, 2.ᵉ *édit.*, page 224.

remèdes constamment spécifiques dans les divers états par lesquels l'affection scrophuleuse est susceptible de passer ; on sait trop bien que le principe d'où elle tire son origine, s'établit quelquefois sur des organes du premier ordre, dont il altère profondément la substance, et qu'il n'est pas possible de guérir. On sait, dis-je, que son germe se combinant avec les germes de vices d'autres espèces, il les aggrave nécessairement en favorisant certains désordres auxquels on ne peut se flatter de remédier. Mais, lorsque le développement des scrophules ne date pas d'une époque reculée ; lorsque son action est fixée sur des organes secondaires ; lorsque le système glanduleux n'est pas profondément altéré encore dans son tissu ; lorsque, enfin, les indications générales offrent une lueur d'espérance, les préparations d'or affaiblissent le plus souvent la virulence du levain scrophuleux, et finissent par le détruire. L'analogie, le raisonnement et l'expérience viendront à l'appui de mon assertion : l'expérience surtout qui, seule, dans un objet de cette nature, peut fixer la valeur d'une assertion pareille à celle que j'ai avancée. Le caractère primitif de la constitution scrophuleuse, et par conséquent, un des caractères essentiellement inhérent aux scrophules mêmes, c'est l'atonie générale du système sanguin, l'épaississement des sucs albu-

mineux, et, comme le fait observer M. Baumes,
une sorte de décomposition de la matière os-
seuse. « Il suit de là (ainsi que le dit le
« savant professeur de Montpellier), que les
« remèdes qui affectent assez directement la
« force vitale, pour que le mécanisme de l'or-
« ganisation en soit mieux dirigé , modifié ou
« fortifié, doivent exercer une vertu singulière
« contre le germe scrophuleux , arrêter son
« développement, et même empêcher ses pro-
« grès (1). » Je crois avoir démontré, dans les
deux premières parties de cet écrit , que l'or et
ses préparations jouissent des propriétés ci-
dessus énumérées ; et c'est pour le prouver plus
spécialement, que j'ai souvent suivi, jour par jour,
et fait suivre au lecteur , d'une manière assez
minutieuse , les moindres effets de ce nouveau
genre de médication. Malgré les obstacles que
j'ai parfois rencontrés dans l'atonie où les malades étaient plongés , malgré les désordres que
la maladie avait entraînés ; malgré même la
réunion de ces diverses circonstances avec
l'abattement moral le plus profond , le découragement le plus absolu , j'ai constamment vu
les forces s'améliorer , l'excitabilité vasculaire
augmenter sous l'emploi de ces préparations, et
presque toujours à une faible distance du début

(1) *Ouv. cit.*, pag. 228.

du traitement. Quoique la forme sous laquelle M. Lalouette avait indiqué l'emploi de l'or ne présentât pas les mêmes avantages que celle sous laquelle M. le docteur Chrestien l'a recommandée et mise en pratique, on ne peut pourtant disconvenir, après avoir expérimenté sans passion, que l'anti-scrophuleux du docteur Lalouette, n'active assez énergiquement la vitalité : j'en appelle à tous les praticiens qui l'ont expérimenté. On a vainement objecté que c'est dans le fer et le savon contenus dans cette préparation, qu'il faut chercher les effets heureux que plusieurs médecins en ont obtenus ; M. le professeur Baumes, dont il faut toujours rappeler l'ouvrage, quand on veut citer quelque chose d'incontestable sur les scrophules et le traitement qui leur convient, a démenti cette assertion et l'a démentie sans réplique. « Si le « savon et le fer (dit-il) donnés séparément, « ou seulement réunis, ne réussissent pas aussi « bien que lorsqu'ils sont associés avec l'or, « il faut convenir que celui-ci leur communi- « que une force nouvelle et leur donne, pour « ainsi dire, une propriété spécifique (1). » L'atonie générale est telle dans les maladies scrophuleuses, que quelle que soit la vertu excitante des préparations d'or, leurs doses les

______

(1) *Ouv. cit.*, pag. 265.

plus ordinaires y suffisent bien rarement pour augmenter la force vitale , modifier en même temps les fluides , et procurer la guérison. La marche suivie par M. le baron Percy , opposée à celle que je vais exposer dans la plupart des observations que renfermera cette dernière portion de mon mémoire , viendra à l'appui de mon opinion; on verra aussi par là, pourquoi cet expérimentateur n'a pas obtenu chez tous les enfans atteints d'écrouelles , qu'il a traités avec l'or , le succès auquel il avait droit de prétendre, et qui a maintes fois couronné ma persévérance et ma méthode. Cette dernière exige, comme dans le traitement de la syphilis , l'observance des règles pratiques générales que les symptômes de la maladie , son ancienneté , la constitution individuelle , l'état des forces et la différence des climats indiquent et réclament tout à la fois. A-t-on suivi cette marche à Paris? Qu'on lise le rapport fait par M. le baron Percy , et que l'on prononce ensuite. Sans entrer dans de plus grands détails à cet égard , je vais exposer les faits ; ils parleront mieux d'eux-mêmes que tout ce que l'analogie et le raisonnement pourraient suggérer en leur faveur. Ici, comme dans les parties précédentes , je commencerai par les cas les plus simples , par ceux où la méthode la plus ordinaire a pu être suivie et l'a été avec succès. Je passerai ensuite

aux cas plus graves et compliqués , à ceux qui
ont commandé de quitter le sentier communément battu , ou qui , par leur ancienneté , ont
montré une résistance , qu'une infraction aux
règles connues a pu seule faire surmonter. Enfin,
je terminerai ce tableau par l'histoire du traitement de quelques maladies du système lymphatique , propres à faire entrevoir les avantages que l'or peut offrir à la thérapeutique générale, et à détruire des erreurs d'autant plus
dangereuses, qu'elles partent d'une source respectable et sont faites pour inspirer de la confiance.

Le nommé Robbi , confiseur-pâtissier , âgé
de vingt-sept ans, d'un tempérament lymphatique , était atteint depuis deux ans, d'une tumeur indolente fort volumineuse, située vers
l'angle maxillaire droit. Ce jeune homme, qui
me fut présenté par M. Tyran , pharmacien,
avait subi, sans en obtenir le moindre résultat,
deux traitemens fort longs. La tumeur , plus
incommode que douloureuse , était accompagnée d'un peu d'oppression , qui se manifestait particulièrement le matin et se dissipait
par l'expectoration de quelques filamens glai-
reux et diaphanes. L'aspect de la tumeur, la
mollesse des chairs de toute l'habitude, la pâleur du visage, le gonflement et l'écartement
des ailes du nez, m'auraient déjà convaincu de

l'existence du vice scrophuleux, si le malade ne m'eût appris que ce vice existait parmi plusieurs individus de sa famille. Mon diagnostic ne pouvant être contesté, je mis aussitôt le malade à l'usage du muriate d'or et de soude. Dès l'avant-dernière prise du premier grain de ce remède divisé en douze fractions, le pouls commença à s'élever et devint plus fréquent : en même temps, quelques élancemens se firent sentir dans le centre de la tumeur. Pendant l'emploi du second grain divisé en onze fractions, le centre de la tumeur s'enflamma, et il se forma, dans cet endroit, un foyer purulent qui s'ouvrit de lui-même et fournit environ six onces de pus. L'ouverture naturelle fut agrandie à l'aide d'un trochisque escarotique : il résulta de cet agrandissement une ouverture suffisante pour faciliter l'issue des matières, et mettre le fond du foyer à portée de recevoir les topiques nécessaires. Une suppuration douce et peu consistante se soutint pendant l'usage du troisième grain divisé en dix fractions. La cicatrice, la fonte de la tumeur et la cessation de l'oppression eurent lieu pendant l'administration du quatrième grain divisé en neuf fractions ; et il est à remarquer qu'une expectoration muqueuse et copieuse, ainsi qu'un flux d'urines déposant des mucosités en abondance, s'établirent pen-

dant l'usage de ce dernier grain, et se soutinrent quelque temps encore après.

On ne peut pas toujours se flatter d'obtenir un
succès aussi rapide dans l'emploi des préparations d'or contre les affections scrophuleuses;
par des doses aussi faibles et par un traitement
aussi uniforme que celui dont je viens d'exposer
ci-dessus l'histoire et les détails. Il est vrai de
dire qu'une foule de circonstances se réunirent
ici pour favoriser l'efficacité du médicament, et
la secondèrent au delà de toute expression :
leur influence fut telle, que cette observation
ne serait pas rigoureusement concluante, si
elle existait isolément et n'avait été faite avec
une foule d'autres, qui ont fourni un résultat
semblable sans réunir le même concours d'influences hygiéniques. Émigration d'une vallée
humide (en Suisse) vers le climat vivifiant de
la Provence (1); voyage de longue haleine fait

(1). L'influence du changement de climat, surtout
le passage d'un pays humide à un pays sec, vivement aéré et voisin de la Méditerranée, est un des
plus puissans moyens à opposer au développement
de la constitution scrophuleuse. J'ai ouï dire que
les scrophuleux qui se rendaient en Corse, guéris-
saient par le seul bénéfice du climat. M.ʳ De la
Court, ancien chirurgien militaire, et mon collègue
à la Société royale de médecine de Marseille, m'a dit n'a-
voir observé aucun scrophuleux dans l'île précitée, pendant le long séjour qu'il y a fait : des recherches com-

en partie à pied; habitation d'une maison située dans le quartier le plus salubre d'une
grande cité et au voisinage de la mer ; exposition aux émanations de vapeurs aromatiques
provenant journellement d'un four échauffé
avec les jeunes pousses de pin, le romarin et
des plantes analogues (1); exercice soutenu en
plein air et à l'éclat d'une lumière vive; alimens sains, d'une nature opposée à celle dont
on use en Suisse, et pris avec sobriété; l'usage
du bon vin et d'une eau bien battue, substi-
tuée à la boisson des eaux de neige ; enfin,
peut-être et avec quelque probabilité, l'ambition de parvenir à l'état d'aisance dans lequel
il avait trouvé plusieurs de ses compatriotes,
partis comme lui sans fortune de leurs montagnes, et devant aux localités non moins qu'à
leur active probité le bien-être dont ils jouissent. Si un tel concours a été capable de se-

mandées par le Gouvernement, et dont le but avait
une haute importance, prouvèrent à M.^r De la Court,
qu'il n'existait dans cette province coloniale de la
France, ni un seul scrophuleux, ni un seul origi-
naire portant des traces de l'existence passée de ce vice.

(1) M. Baumes recommande fortement l'usage
des vapeurs aromatiques aux scrophuleux. « Dans les
lieux (dit-il) où il croit des herbes aromatiques,
c'est un grand bien que de faire servir leurs vapeurs
dégagées par la combustion, pour parfumer les ha-
bitations. » (*Ouv. cit.*, pag. 246.)

conder les effets de l'or administré à doses assez faibles chez le malade dont je viens de parler, s'il a favorisé une guérison que le temps a justifiée, ne serait-il pas permis de présumer que les sujets traités par M. le baron Percy et ses co-expérimentateurs, avaient pu être soumis à des influences opposées, ce qui aurait été un obstacle de plus à leur entière guérison? Quoi qu'il en soit, et sans trop préjuger à cet égard, je reprends le fil de mes observations, en établissant une fois pour toutes que, pendant l'emploi des préparations d'or contre les maladies lymphatiques, je ne néglige jamais les moyens hygiéniques, propres à favoriser l'action du médicament.

La fille du fermier de M. le marquis de M.***, âgée de dix-sept à dix-huit ans, pâle, bouffie et phlegmatique, avait eu, dans son enfance, des croûtes teigneuses à la tête, que l'on avait guéries à quatorze ou quinze ans, par l'évulsion des cheveux. L'engorgement de quelques glandes maxillaires et des parties environnantes, celui de la thyroïde, avaient fait présumer à M. Bovis, chirurgien de campagne fort intelligent et expérimenté, que la cause du mal n'avait pas été détruite. Le gonflement des articulations, celui des lèvres et des ailes du nez, non moins que cet état particulier de la constitution remarquable chez tous les scrophu-

leux, lui firent pronostiquer des maux plus
graves pour l'avenir. Les menstrues commencèrent à paraître vers la seizième année, mais
faiblement, comme cela a coutume d'avoir lieu
à la première irruption ; elles reparurent dès-
lors irrégulièrement, mais toujours en petite
quantité. Vers le commencement de la dix-
septième année, les articulations des doigts se
gonflèrent et deux tumeurs se développèrent
insensiblement sous les aisselles ; elles avaient
déjà acquis un volume assez considérable vers
le commencement du printemps de 1817, lorsque la malade me fut présentée. Indépendamment des symptômes que j'ai retracés, on obser-
vait de légères bouffissures aux tégumens qui re-
couvrent les malléoles, un peu d'engorgement
aux glandes des aines, et une faiblesse des fonctions de la digestion, caractérisée par le défaut de l'appétit, des rapports acides et des
vomituritions de mucosités insipides, surtout
le matin à jeun. Dans la vue de rendre à l'estomac une partie de l'énergie qu'il avait perdue, de favoriser l'animalisation des sucs et de
préparer, par ce moyen, la malade aux effets
du traitement radical que je vais exposer, je
la mis, pendant une quinzaine de matins, à
l'usage d'un verre d'eau de mer qui rappela
un peu l'appétit, ainsi que je m'y étais attendu,
et facilita les excrétions alvines très-paresseu-

ses auparavant. Je lui administrai ensuite l'oxide d'or pendant deux mois , sous forme pilulaire , deux heures avant les premiers alimens , en commençant par un seizième de grain par jour et augmentant d'un dixième tous les huit jours ; de manière qu'à la huitième semaine du traitement , elle recevait , en une seule fois , un neuvième de grain de cette substance. Quelques jours avant la fin du premier mois , l'appétit qui avait toujours été plus ou moins paresseux, se développa ; les menstrues qui n'avaient pas paru depuis deux mois, coulèrent pendant trois jours, et l'on remarqua que ce flux était un peu plus abondant et coloré qu'il ne l'avait été à ses périodes antérieures. Vers la fin du second mois , le flux menstruel reparut en présentant les mêmes circonstances qu'à l'époque précédente , et a continué depuis à se renouveler périodiquement de vingt-huit en vingt-huit jours, augmentant insensiblement en quantité , en couleur et en consistance. Vers leur cessation (au dernier retour précité) , l'estomac devint douloureux et la malade éprouva , dans cet organe et les parties voisines, des tiraillemens fréquens, ainsi qu'un sentiment d'ardeur fort incommode, que les alimens diminuaient. Je supprimai alors l'oxide dont l'action sur la surface de l'estomac était trop énergique , et eus recours au muriate triple frictionné sur la langue à un seizième de grain par jour. Les symptômes d'irritation sus-mentionnés tombèrent en peu de temps , mais l'appétit et l'hilarité que la malade avait gagnés diminuèrent notablement. Après la neuvième dose du remède divisé par seizième , comme je viens de le dire , je passai à un dixième de grain par jour, et m'élevai ensuite graduellement à un neuvième , un huitième , un sixième et trois cinquièmes de grain. Durant l'usage des deux grains divisés en dix et en neuf fractions , l'engorgement de la thyroïde , celui des glandes maxillaires et de celles du cou disparurent en-tièrement (1) , et l'appétit , ainsi que l'hilarité , reparurent. Les tumeurs axillaires commencè-rent à diminuer et à se ramollir sous l'admi-

(1) M. Baumes a pensé (*Ouvr. cit.*) , et M. Assalini a presque démontré (*Essai médical sur les vaisseaux lymphatiques*), que la résolution des glandes s'opère d'autant plus rapidement, que l'application du remède fondant avec lequel on cherche à opérer cette résolution , se fait dans la direction des vaisseaux lym-phatiques qui ont le plus de rapport et de voisinage avec ces mêmes glandes. On voit, en effet, que les tu-meurs voisines de la bouche reçoivent plus tôt l'effet de l'action des médications appliquées sur la langue, que les tumeurs glanduleuses situées dans des parties plus éloignées: ce que j'ai fait remarquer ailleurs touchant l'absorption de l'or par voie artificielle , ou par les ul-cères dans la bouche, pourrait s'expliquer , ce me sem-ble, par cette hypothèse ; j'aurai occasion de revenir sur ce sujet.

nistration des deux grains suivans : elles disparurent totalement, ainsi que le gonflement des articulations des doigts, des lèvres et des narines, sous l'emploi des trois derniers grains.

Je ferai remarquer ici qu'aucune excitation ne s'étant prononcée durant une grande partie de ce traitement, j'administrai avec les trois derniers grains de muriate, un seizième de grain par jour d'oxide par la potasse. Au treizième, la figure s'anima, le pouls s'éleva, et l'on remarqua une vivacité insolite, et parfois même des mouvemens pétulans, qui se reproduisirent, de proche en proche, jusqu'au surlendemain que la fièvre s'alluma. Elle dura environ trois jours, et fut suivie d'un flux d'urines très-copieux et assez long-temps prolongé. Je fis cesser les remèdes, dès que j'eus appris les circonstances précédentes. L'empâtement des malléoles disparut ensuite, et la malade grandit ostensiblement ; ce qui a contribué, sans doute, à rendre le volume des articulations moins saillant : cette fille jouit aujourd'hui d'une bonne santé (1).

(1) M. le docteur Destouches rapporte (*Ouv. cit.*, p. 30 et suivantes) deux cas dans lesquels des engorgemens glanduleux au cou et en d'autres parties du corps, occasionés par un vice de la lymphe, cédèrent à l'usage du muriate d'or en friction, ou donné à l'in-

Il est assez vraisemblable que les préparations d'or ont, non-seulement agi d'une manière
spécifique sur le principe de la maladie dont
je viens de retracer la guérison ; mais qu'elles
ont encore abrégé sa durée en établissant inva-
riablement , dans toutes ses qualités et conditions , un flux nécessaire et dont l'arrivée
suffit bien souvent pour dissiper , chez les jeunes personnes du sexe , les affections antérieures les plus graves. Il est cependant bon de
noter ici, que les retards qu'éprouve cet écoulement périodique , les irrégularités qu'il montre quelquefois après l'époque ordinaire de la

térieur. Cet estimable praticien a combiné le muriate,
dans les circonstances précitées, avec l'usage d'autres
remèdes appropriés à la nature de la maladie, ainsi
que M. le docteur Chrestien en a quelquefois donné
l'exemple dans le traitement de certaines maladies lymphatiques, et que Westring l'a pratiqué dans les indu-
rations et cancers à l'utérus (Voy. *Journal d'Hufeland*,
t. 44, première partie, janvier 1817, p. 116). Je suis
loin de vouloir blâmer la méthode suivie par ces trois
médecins, et j'en sens les avantages en diverses occurrences; mais, dans le but que je me suis proposé, j'ai
cru qu'il fallait isoler complétement l'emploi des préparations d'or de tout autre secours médicamenteux,
pour mieux constater leur efficacité. Dans les maladies
rebelles où le remède n'aurait pas produit seul une entière guérison, j'ai préféré l'administrer sous différentes
formes ; et ce moyen m'a bien réussi, comme on le
verra dans son lieu.

nubilité , tiennent la plupart du temps à quelque élément accidentel ou constitutionnel de maladie. Dans la dernière catégorie surtout , les affections qui s'étaient développées dans l'enfance, se reproduisent tantôt sous leur forme primitive , tantôt sous un nouvel aspect, à l'âge où l'écoulement précité devrait avoir lieu d'une manière régulière. Ce serait en vain qu'on s'en fierait alors à la nature pour développer ce mouvement si nécessaire ; livrée à elle-même , elle tromperait toutes les espérances , et le trouble imprimé aux fonctions par l'action du levain morbifique, ne serait certainement pas propre à en seconder une qui est en quelque sorte , chez les femmes , le complément de toutes les autres. Le flux menstruel ne peut exister avec toutes ses conditions requises, qu'autant que l'harmonie règne dans les différentes portions de l'appareil circulatoire , et que les différentes humeurs sont douées des qualités dont elles doivent jouir en santé. Si ces conditions et ces qualités sont altérées ou perdues , on ne rétablira l'ordre des phénomènes naturels qui en dérivent, qu'en détruisant radicalement ou modifiant à un très-haut degré , par un traitement approprié , la cause qui les pervertit. Ce principe , soit dit en passant, explique dans bien des cas l'incertitude et le danger des médications connues sous le nom d'emménagogues. Les vérités ci-dessus sont trop généralement connues, pour qu'on ait besoin de les développer davantage ; mais il fallait les rappeler, afin de détruire une fausse conséquence et une contradiction qui, l'une et l'autre, se sont glissées dans le rapport de M. le baron Percy : on ne peut savoir mauvais gré à la franchise bien intentionnée de poursuivre et d'attaquer décemment l'erreur, lors surtout qu'elle part d'une autorité recommandable. La voici textuellement : « Après huit « mois de traitement (celui par l'or divisé, « frictionné sur la langue), durant lequel les « enfans n'ont usé d'aucun autre remède, ils « ont paru incomparablement mieux aux per- « sonnes qui les avaient vus auparavant, mais « un seul a été complétement guéri ; c'est une « fille de près de treize ans, laquelle devenue « prématurément nubile, *sans doute par* « *l'effet du médicament,* nous a laissés in- « certains si c'était à l'or ou au bénéfice de la « menstruation qu'il fallait attribuer cette cure « parfaite (1). » En admettant que la jeune personne mentionnée dans le rapport précité, n'a été guérie, après huit mois de traitement, que par le bénéfice de la menstruation, M. le baron Percy n'aurait pas dû exposer col-

(1) *Voy.* le Rapport de M. le Baron Percy à l'Académie des Sciences.

lectivement , un peu plus haut , que la jeune malade avait été *incomparablement mieux auparavant*. Il aurait dû mettre au jour tous les détails du traitement , et apprendre , par ce moyen , si *le mieux incomparable* dont il parle , n'était pas en proportion rigoureuse avec les progrès de la cure , et n'avait pas conduit à la solution entière de la maladie. Mais , en reconnaissant que la nubilité prématurée qui s'est opérée dans le cas rapporté , a été l'effet du médicament , pourquoi mettre en doute si c'est à celui-ci ou au bénéfice qui en a été le fruit , qu'il faut attribuer cette cure parfaite ? L'or a forcé la menstruation , voilà ce que dit le Rapporteur ; la menstruation a été suivie de la solution de la maladie , voilà ce qu'il ajoute : l'or a donc produit la guérison de la maladie , en produisant la crise heureuse qui l'a terminée radicalement. J'en appelle à cet égard à tous les logiciens , et je passe volontiers condamnation , s'ils jugent qu'il soit possible de raisonner autrement. Dans la supposition de M. le baron Percy , tout serait doute , tout serait incertitude , je ne dirai pas en médecine , mais dans tous les événemens où il est le moins possible de se méprendre sur la nature des choses. S'il avait étendu ses expériences plus loin qu'il n'a probablement eu occasion de le faire , s'il avait été plus souvent à même d'employer l'or et ses préparations chez les jeunes personnes du sexe , tout à la fois atteintes d'affections du système lymphatique , de retard ou d'irrégularités dans la menstruation , il aurait à coup sûr tenu un autre langage. Il se serait convaincu de plus , qu'un remède qui agit spécialement sur le système sanguin , a nécessairement la propriété d'exciter , de développer et de régulariser les fonctions qui lui appartiennent , lors principalement que le remède imprime aux fluides , en général , le degré d'animalisation dont ils étaient auparavant privés , ainsi que l'indique l'observation précédente. À ce fait j'ajouterai les exemples suivans; ils viendront à l'appui de mon opinion, et prouveront que s'il est permis au poëte de calquer sur un seul caractère une multitude de ressemblances, le philosophe et le médecin ont une autre manière de procéder.

Mademoiselle P.**, âgée de dix-huit ans, blonde , de petite stature, et née d'une mère qui avait été atteinte dans son enfance d'engorgemens glanduleux venus à suppuration , présenta elle-même, vers sa douzième année , des signes de la même disposition. Quelques remèdes , un voyage en Suisse , un genre de vie plus actif dissipèrent en grande partie ces symptômes, desquels il ne resta que quelques glandes sous-maxillaires légèrement gorgées , et qu'on ne reconnaissait que par le toucher. Entre quinze et seize ans, le volume des glandes axillaires augmenta et se développa assez considérablement pour présenter une saillie apparente. Des applications locales, quelques remèdes intérieurs pris parmi les martiaux, les anti-scrophuleux les plus recommandés, et soutenus pendant cinq mois, diminuèrent notablement la tumeur sans la faire disparaître entièrement. Cette amélioration, l'arrivée de la belle saison engagèrent les parens de la jeune malade à suspendre les remèdes, et à attendre le moment favorable pour la conduire aux eaux de Molitx, en Roussillon. A peine ce projet avait-il été formé, que l'apparition des premières règles vint faire luire les plus belles espérances. La menstruation ne se soutint pas. Quelques gouttes d'une sérosité rosacée se montrèrent deux mois et demi après, et une autre fois encore dans l'espace de six mois. Des dérangemens de famille ne permirent pas le voyage aux eaux ; on se retira à la campagne, et je n'entendis plus parler de rien. Un an et demi après, Mademoiselle P.** fut ramenée en ville, dans l'état le plus alarmant: sa tumeur avait presque entièrement disparu ; mais la toux, l'oppression et tous les signes réunis de la chlorose lui avaient succédé. L'oppression était surtout fort inquiétante, en ce qu'elle ne permettait pas toujours de passer la nuit dans le lit, et que la situation très-élevée et comme sur un siége était la seule qu'il fût possible d'y garder. L'incertitude de l'état dans lequel pouvaient se trouver les glandes pulmonaires, si susceptibles d'être en proie à l'action et aux ravages du levain scrophuleux, le déplacement que ce dernier avait éprouvé, les conséquences de ce déplacement embarrassaient fort mon diagnostic, et j'étais loin de pouvoir préciser si les symptômes dont je viens de faire l'énumération, étaient plutôt dûs à l'abord d'un vice particulier sur les poumons, qu'à une réaction exercée sympathiquement par l'utérus. J'avoue avec franchise, que si l'expérience ne m'eût appris à connaître les heureux effets des préparations d'or dans les maladies d'un genre analogue, je serais difficilement parvenu, dans ce cas, à fixer mes idées thérapeutiques : je proposai donc l'emploi de ces préparations à la malade et à sa famille. Voici les résultats que j'en obtins.

Du 7 octobre 1818 au 14 du même mois, un dixième de grain par jour d'oxide d'or par la potasse, sous forme pilulaire.

Le 11, diminution légère de l'oppression ; sommeil de deux heures dans le lit.

Du 15 au 22, un neuvième de grain du même remède ; digestions plus faciles, oppression moins vive, pouls plus développé.

Du 23 au 30 , un huitième de grain, et nul effet remarquable ; les choses restèrent en l'état où elles étaient.

Du 31 au 15 novembre , un dixième d'oxide à l'intérieur et un demi-grain d'or limé en friction sur la langue.

Le 3 , l'oppression ne se manifesta que par intervalles ; les alimens furent un peu appétés ; le pouls fut plus développé.

Le 7 , exaspération de l'oppression jusqu'au 9 , à la suite d'une vive agitation morale.

Du 10 au 15 , faiblesse et diminution très-prononcée de l'oppression.

Du 16 au 25 , un dixième d'oxide et un grain d'or limé : l'oppression alla en diminuant, les forces se relevèrent ; on remarqua un peu de chaleur aux bras et aux mains , parties constamment froides auparavant.

Dans la nuit du 23 au 24 , la malade dormit pendant trois heures sur le côté , ce qu'elle n'avait pu effectuer depuis cinq mois.

Du 26 au 29 , un dixième d'oxide et un grain et demi d'or limé : le 27 , chaleur douce aux jambes et aux pieds, antérieurement froids, comme l'avaient été les bras et les mains ; le 28 , un peu de chaleur à l'estomac ; le 29 , tiraillemens fréquens et sentiment d'ardeur dans ce viscère , cependant coucher latéral et sommeil.

Le 3o, suppression de l'oxide ; continuation de l'or limé à un grain et demi jusqu'au 20 décembre. Pendant cette période de vingt-un jours , augmentation progressive de la chaleur extérieure du corps , du développement du pouls et de l'appétit , oppression peu sensible et disparition de la toux; mais douleurs obscures dans le bas-ventre.

Dans les nuits du 16 au 20 , moiteur , et le 20 , à onze heures du matin, écoulement par la vulve de quelques gouttes d'un sang pâle ; retour du même écoulement vers le soir , pendant la nuit , et à trois reprises différentes , le jour suivant.

Du 21 au 10 janvier , continuation du remède : disparition de l'oppression et du léger engorgement de la glande sous-maxillaire ; *décubitus* latéral sans secours de carreaux élevés ; diminution de la bouffissure de la face; appétit et gaîté.

Pendant les nuits du 29 janvier au 10 du mois suivant, moiteur.

Le 10 , pendant la nuit , coliques fréquentes , mais tolérables et plus vives. Le 11 au matin , pouls fébrile , irruption complète des menstrues dans la journée : leur écoulement fut assez abondant pendant trois jours ou trois jours et demi. Ce flux a reparu périodiquement depuis lors , et la malade s'est entièrement rétablie. Observons que, pendant les quinze premières nuits qui ont suivi la dernière irruption de l'écoulement menstruel, il y a eu une moiteur constante.

De quelle manière que l'on veuille dénommer cette affection, pourra-t-on y méconnaître l'influence de la constitution scrophuleuse vaincue par l'action soutenue de l'or? Je ne saurais le présumer, et tout doit porter à croire, au contraire, que cette constitution était même héréditaire. Ceux qui ont pensé que c'était ici une chlorose rebelle très-ordinaire, n'ont pas réfléchi aux circonstances qui l'ont précédée, et n'ont pas voulu reconnaître que cette maladie était une conséquence nécessaire de l'atonie générale et de l'assimilation vicieuse du sang et des autres humeurs. Pour acquérir la conviction entière de la vérité ci-dessus énoncée, on n'a qu'à comparer les progrès faits par l'affection primitive, les phénomènes secondaires auxquels elle a ensuite donné lieu, et les changemens successifs à l'aide desquels le traitement aurifique a conduit à la guérison. En procédant de cette manière, on verra la nature profitant de tous ses avantages, combattre sans succès le levain qui tendait, depuis l'âge le plus tendre, à infecter toute l'économie et à s'emparer peu à peu des glandes pulmonaires et du réseau lymphatique sous-cutané.

On verra que l'or , en stimulant d'abord l'appareil de la circulation , a rappelé insensiblement dans certains organes, la chaleur et la vitalité qu'ils avaient perdues ; qu'en rendant les organes de la digestion plus aptes qu'ils ne l'étaient à leur destination , il a imprimé aux liquides les qualités sans lesquelles ils ne pouvaient concourir au maintien de l'équilibre et de la santé. On verra , enfin , les solides et les humeurs , simultanément améliorés, concourir à la production d'une excitation insolite , d'où les évacuations salutaires qui ont entraîné jusqu'aux moindres traces des symptômes qui avaient marqué l'invasion de la maladie. Je le demande à tout lecteur judicieux et impartial, est-ce la marche de la chlorose ordinaire et l'effet des moyens curatifs employés communément pour la combattre , lors même qu'ils sont couronnés du succès ? Non certainement; et quel que soit le degré de propriété stimulante dont jouissent les préparations d'or à l'égard des fonctions de l'utérus , on ne peut s'empêcher de reconnaître que leur influence aurait été nulle , sous ce rapport , dans le cas précité , si elles n'eussent agi d'une manière spécifique sur les causes qui avaient mû l'affection primitive. L'expérience a trop bien démontré , et les écrivains les plus recommandables ont trop bien constaté que la constitution scro-

phuleuse entraînait presque toujours la chlorose à sa suite chez les jeunes personnes du
sexe , pour avoir besoin de le prouver. Cette
vérité est si positivement établie à mes yeux ,
que je ne combats jamais l'affection chlorotique, qu'à l'aide des remèdes réputés anti-scrophuleux, chez les malades qui ont présenté, dans
leur enfance , des indices de la constitution
scrophuleuse , quoique les symptômes de scrophules ne se soient jamais développés, et à plus
forte raison , quand il s'en est manifesté quelqu'un antérieurement. Je ne considère, dans ce
dernier cas , ni le plus ou le moins d'intensité du symptôme , ni l'époque de sa guérison ,
pas même la garantie ou le degré de certitude
que cette cure a pu offrir ; et l'événement justifie presque toujours ma présomption. Parmi
les divers exemples qu'une assez longue pratique m'a procuré à ce sujet , j'ai communiqué dans le temps à M. le docteur Chrestien,
celui d'une chlorotique , âgée de seize à dix-
sept ans , qui avait offert dans son enfance
quelques signes de la constitution scrophuleuse,
et dont les menstrues furent déterminées et
totalement régularisées par l'usage de sept grains
de muriate d'or et de soude en frictions sur la
langue : je n'avais vu en ma vie aucun cas de
ce genre, où l'altération du coloris , la bouffissure et la dépravation du goût fussent portés

aussi loin. Je ne doute pas, d'après les faits et les exemples que j'ai exposés, que la menstruation n'ait été le résultat de l'éradication du levain morbifique, chez les deux scrophuleux dont je vais rapporter les histoires.

La fille d'un marchand de vin, âgée de dix-sept ans, qui, depuis l'âge de quatorze, était en proie aux ravages d'un vice scrophuleux, dont l'action s'était successivement portée sur presque toutes les parties du corps, et plus spécialement, depuis un an, sur les doigts dont plusieurs phalanges avaient été détachées, fut mise à l'usage du muriate d'or et de soude, à la dose d'un dixième de grain par jour. Le 7 du mois de janvier 1814, après avoir consommé trois grains de cette préparation, les menstrues parurent sans orage pour la première fois, et se renouvellèrent de la même manière, un peu moins d'un mois après. A dater de cette dernière époque, des plaies fongeuses au talon, au cou et dans la paume des mains, se cicatrisèrent complétement. Pendant les premières doses du dixième grain, il survint des douleurs à l'épigastre, lesquelles se propagèrent insensiblement à la gorge et à la poitrine. Ce phénomène fut suivi, à peu de distance, de vertiges fréquens et d'élévation dans le pouls, symptômes qui se dissipèrent au bout de quelques jours, et furent suivis d'une abondante diaphorèse. Les doigts ont toujours resté gorgés et déformés ; mais une tumeur indolente, très-volumineuse, s'est dissipée insensiblement, et cette jeune personne n'a éprouvé, depuis lors, aucune incommodité.

Mademoiselle Fanny G.**, âgée de dix-neuf ans, très-blanche, irrégulièrement réglée, ayant perdu un de ses frères à la suite d'une affection scrophuleuse, et en ayant encore deux en proie à cette maladie, fut atteinte, en 1813, d'une tumeur glanduleuse à la mamelle droite, après avoir pris elle-même un accroissement rapide et extraordinaire. Cette tumeur indolente située sous la direction du mamelon, n'était d'abord sensible qu'au toucher et offrait tout au plus, dans ses premiers temps, le volume d'une petite noisette. Le médecin qui fut appelé alors pour soigner la jeune personne, lui prescrivit l'usage long-temps soutenu du muriate de baryte, l'application d'un cataplasme de carotte, et un exutoire à la partie inférieure de la cuisse. Ces moyens, continués pendant près de trois mois, ne produisirent aucun effet, et furent successivement remplacés par l'usage intérieur du sirop de Belet, de l'élixir de Peyrilhe, et de pilules dans lesquelles le mercure doux entrait principalement. L'inefficacité de ces remèdes fit avoir recours aux eaux hydro-sulfureuses de Greoulx, qui manquèrent également le but qu'on se proposait, puisque , pendant leur emploi, tant en bains qu'en boisson , la tumeur acquit le triple de son premier volume, et s'éleva même au-dessus du niveau de la peau. Appelé peu de temps après le retour des eaux, je fis appliquer un emplâtre d'extrait de garou , et administrai l'oxide d'or par la potasse, sous forme pilulaire , à un quinzième de grain par jour, élevant ensuite la dose, d'un quinzième, tous les cinq jours. Au trente-sixième du traitement, douleur et rougeur de la tumeur; fièvre et suspension des remèdes. Ces symptômes ayant augmenté les jours suivans, on fit des applications émollientes sur la tumeur , on soumit la malade à un régime diététique ténu, et on eut recours à une boisson aqueuse et abondante. Le quarante-septième, le sommet de la tumeur s'ouvrit, fournit une petite quantité de pus jaunâtre et d'une odeur rance. La suppuration continua pendant quelque temps , fut remplacée par l'écoulement d'une sérosité d'abord jaunâtre , ensuite limpide, et la cicatrisation , d'environ deux lignes de diamètre, fut opérée dix jours après l'ouverture mentionnée, et sans qu'il restât là moindre trace de la tumeur. Je ferai actuellement remarquer que les menstrues parurent, sans orage, au dix-neuvième jour du traitement, et que, depuis lors , elles n'ont cessé de reparaître régulièrement sans interruption, de vingt-cinq en vingt-cinq jours.

Le médecin qui avait traité précédemment Mademoiselle Fanny G.**, a pensé que la guérison de cette jeune personne n'a eu d'autre cause, que le rétablissement naturel et régulier de la menstruation : je crois qu'il prend ici l'effet pour la cause. S'il en était autrement, il y aurait eu résolution et non pas suppuration ; car l'action réelle de toute substance médicamenteuse, comme de tout effort curatoire de la nature, n'établit jamais deux modes d'excitation à la fois ; et c'est en partant de ce principe, adopté par les médecins de tous les siècles, qu'on fait naître une fluxion innocente dans un point éloigné, dans la vue d'en dissiper une autre dont les inconvéniens seraient plus graves. Ainsi donc le retour régulier de la menstruation a été ici la conséquence directe de la modification et enfin de l'éradication du germe morbifique, qui, jusqu'à l'époque de l'établissement complet de cette fonction, avait diminué la vitalité des solides et nui à la parfaite animalisation des différentes humeurs.

M. le baron Percy a avancé dans son rapport, que les préparations d'or sont d'autant plus héroïques, que les malades soumis à leur usage ont vainement subi plusieurs traitemens antérieurs. En démontrant dans les parties précédentes, l'erreur dans laquelle le médecin parisien est tombé à cet égard, par rapport aux maladies syphilitiques, j'aurais pu lui adresser les objections suivantes : Est-il nécessaire qu'un virus de telle nature qu'il puisse être, existe depuis long-temps dans l'économie, pour pouvoir en être expulsé plus aisément? Est-il utile, pour parvenir à cette fin, que ce virus ait été si vainement attaqué par divers traitemens, que les signes qui dénotent son existence n'en aient pas été seulement modifiés? Est-il probable que sa dégénérescence, manifestée sous toute sorte de formes et par une foule d'effets consécutifs, rende son éradication plus sûre ? Eh quoi ! plus les désordres qui résulteront de l'action d'un germe morbifique seront étendus et développés, plus les ravages qu'ils sont susceptibles d'occasioner seront grands, plus il sera facile de les détruire ! J'avoue que cette théorie passe toutes les ressources de ma conception, qu'elle me semble en contradiction manifeste avec tous les principes reçus, et qu'elle répugne autant à la raison qui fait de vains efforts pour l'admettre, qu'à l'expérience qui la rejette complétement. *Principiis obsta,* dit un vieil adage; et personne autre que M. le baron Percy, n'a encore songé à le rejeter. On admet volontiers, et l'observation justifie, qu'un remède dont l'efficacité se manifeste dans la période la plus désespérée d'une maladie, et lorsque celle-ci surtout a emprunté des caractères insolites, soit susceptible d'agir d'une manière plus active et plus certaine lorsqu'elle est moins avancée ou qu'elle s'est montrée opiniâtrement moins rebelle aux traitemens divers qui lui ont été opposés (1) ; mais avancer que ce qui guérit le plus né guérit pas le moins, que ce qui est efficace lorsque le trouble est en quelque sorte à son comble, ne l'est pas lorsque la nature présente une marche connue, régulière et uniforme, c'est prouver, ce me semble, qu'on a été plus heureux, plus opiniâtre dans les cas désespérés, que judicieux dans les autres, ou qu'on s'est laissé subjuguer par des préventions et des influences étrangères. J'en demande pardon à M. le baron Percy, cette réflexion échappe à ma plume ; c'est un hommage que je dois d'ailleurs à la saine doctrine et à la vérité. Le rapprochement des heureux effets des préparations aurifiques, contre les maladies syphilitiques récentes, ne peut rigoureusement avoir lieu par rapport aux affections scrophuleuses. La négligence apportée par les parens à combattre de bonne heure la constitution qui annonce l'exis-

____

(1) Cette assertion pourrait être étayée sur une foule de faits et de vérités, si en les rappelant ici on ne croyait faire tort aux lumières du lecteur.

tence du levain scrophuleux, la lenteur avec laquelle s'opère le développement des symptômes de la maladie, rendent toujours son traitement tardif. On éprouve cependant un grand avantage, et on abrége singulièrement la durée de la cure, quand celle-ci est entreprise dans l'état primitif, ou que plus reculée, elle n'a été précédée par aucun traitement antérieur : entr'autres exemples, je rapporterai le suivant.

Mademoiselle de Ch.***, âgée de six ans, me fut présentée vers la mi-février 1816, avec des symptômes incontestables d'une affection scrophuleuse. Depuis un an et demi, elle portait une tumeur indolente sur la face palmaire de la main gauche, un ulcère fongueux à la face externe et tout-à-fait supérieure de l'avant-bras; les bords de celui-ci étaient irréguliers et calleux : un ulcère absolument pareil existait au talon gauche; il y avait une tumeur indolente de la grosseur d'un œuf de poule, à l'angle maxillaire droit. Les ailes du nez et la lèvre supérieure étaient comme boursouflées, les articulations comme tuméfiées ; et l'enfant qui, avant cette maladie, jouissait de beaucoup de vivacité et d'intelligence, était tombé dans un état de stupeur tel qu'on l'aurait cru appartenir à cette classe infortunée, observée sous le nom de crétins, dans les montagnes de la Savoie et du Piémont. Cette malade n'avait encore subi aucun traitement régulier: quelques applications dirigées par un apothicaire, du petit-lait, je ne sais quels bouillons, une ou deux purgations. Voilà toute la médecine à laquelle elle avait été soumise. Je lui administrai les préparations d'or, d'abord à l'intérieur , sous forme pilulaire, graduellement augmentées , c'est-à-dire , que je combinai, dès le début, huit grains d'extrait amer et un douzième de grain d'oxide d'or par la potasse. Ayant renforcé la dose de ce dernier d'un dixième de grain tous les quatre jours , j'arrivai vers la fin du mois à un sixième de grain, sans reconnaître de changement notable dans les fonctions, non plus que dans l'ensemble des phénomènes de la vie. Peu habitué alors avec l'usage de l'oxide d'or, et découragé par cet absolu défaut d'action, je me rejetai sur le muriate triple , avec les effets duquel j'étais depuis assez long-temps familiarisé. Quelle fut ma surprise , lorsqu'après la seconde friction d'un huitième de grain, je reconnus une augmentation d'excitation si prononcée, et par le coloris de la face, la fréquence des pulsations, l'accroissement de la chaleur de la peau , et par un passage très-prononcé de la stupeur à une vivacité depuis long-temps perdue! Il faut également remarquer que la suppuration des plaies, séreuse auparavant, acquit une couleur blanchâtre et beaucoup plus de consistance.

Si un changement aussi rapide eut vraiment lieu de me surprendre, il ne me donna pas le change sur la cause qui l'avait produit. Je ne crus pas, dis-je, devoir l'attribuer au muriate, et je me sus mauvais gré de la précipitation de mon jugement à l'égard de l'oxide, dont le muriate avait simplement ou rehaussé ou accéléré l'action. Cette circonstance me parut néanmoins propre à faire naître des inductions, dont la pratique pouvait tirer de grands avantages. En conséquence de ce principe, je combinai l'emploi de l'oxide à l'intérieur, et du muriate en frictions; mais en diminuant considérablement les doses de l'une et de l'autre de ces préparations. Après un mois et demi d'usage de ces remèdes, progressivement augmentés de six en six jours, il survint une fièvre vive qui dura trois jours, et se termina par des urines si excessives et si fétides, que les parens en furent effrayés. Cette évacuation se soutint dans toute sa force pendant une quinzaine de jours, et s'élimina ensuite petit à petit, en se prolongeant néanmoins assez long-temps encore. De ces effets généraux je passe aux effets particuliers, non sans faire remarquer auparavant, d'après l'expérience de tous les siècles, et avec feu Dumas, de Montpellier, « que » l'accroissement subit ou progressif des forces

» vitales, précède toujours la terminaison heu-
» reuse des maladies chroniques (1). »

Après un mois d'usage des deux préparations sus-mentionnées, fonte entière de la tumeur de la main, diminution considérable de celle de l'angle maxillaire, point de suppuration vers la partie la plus déclive de la dernière, son ouverture naturelle, et écoulement de quelques gouttes d'une matière plutôt séreuse que purulente. Après un mois et demi, réduction presque totale de la tumeur. Les ulcères seuls ne paraissaient pas participer aux bons effets du traitement; pansés avec un mélange de cérat et d'or divisé par le mercure, celui du bras fut cicatrisé en trois semaines, et l'autre un mois plus tard. Enfin, la malade ayant abandonné toute espèce de traitement, reprit de la gaîté, de l'intelligence, et jouit, pendant deux ans consécutifs d'une parfaite santé : elle succomba au bout de ce terme, à une fièvre adynamique et vermineuse.

La dégénérescence des phénomènes primitifs de l'affection scrophuleuse, est non-seulement le produit ordinaire de l'inefficacité des traitemens successifs employés pour la combattre; mais elle imprime encore à l'économie un de-

____

(1) Voy. *Doctrine générale des maladies chroniques,* par *Charles-Louis Dumas.* Paris, in-8.°, p. 155.

gré d'atonie auquel il n'est pas toujours possible de remédier. L'expérience justifie trop cette assertion, pour qu'elle ait besoin d'être appuyée sur des exemples. Je dois nonobstant convenir que les préparations d'or échouent plus difficilement dans ces cas, que les remèdes de toute autre espèce, et elles doivent probablement cet avantage à la propriété éminemment excitante dont elles jouissent, et que je ne confonds cependant pas avec leur vertu occulte, dans laquelle réside spécialement leur efficacité. Je dis que les préparations d'or ont une vertu occulte, et probablement indépendante de leur propriété excitante, parce que je me suis convaincu, dans quelques cas, de leur entière efficacité, sans qu'il se fût présenté les moindres traces d'augmentation d'excitation, comme on peut s'en assurer encore en lisant les observations publiées par M. le docteur Chrestien (1). Quoi qu'il en

____

(1) Voy. l'*Appendice de la Méthode ïatraleptique*, 2.ᵉ édit., où il est question des préparations d'or.

Quelque confiance que j'aie attaché aux propriétés excitantes des préparations d'or, et notamment de l'or à l'état métallique et très-finement limé, je n'ai jamais eu l'idée de leur refuser une vertu occulte, une vertu *sui generis*, plus reconnaissable par ses résultats que par les phénomènes qu'elle produit. Ainsi donc, je prie le lecteur de ne pas m'imputer à contradiction, ce que je dis avec ce que j'ai avancé ailleurs en parlant des

soit, en excitant les propriétés vitales d'une manière directe, le remède dont il est ici question, remplit l'indication la plus urgente, lorsque
la faiblesse est imminente, et l'on ne saurait
contester qu'elle conduit par là même à des
effets ultérieurs qui deviennent radicaux. Ils le
sont en effet, comme je l'ai démontré déjà,
comme je le démontrerai encore, soit en usant
insensiblement le levain morbifique, soit en déterminant plus rapidement son éradication par

résultats produits par l'augmentation de l'excitation dans
les nombreuses guérisons que j'ai obtenues. Le raisonnement doit toujours porter sur des effets prochains et
palpables, et s'arrêter là où les calculs de l'esprit trouvent des barrières insurmontables. J'ai fourni moi-même
des exemples où la guérison a eu lieu sans que le remède eût produit le moindre mouvement; il a donc agi
alors par une vertu qui lui est propre, par une vertu
cachée à nos sens et dont la nature ne peut être sai-
sie. C'est d'après l'observation de cas semblables, que
le docteur Gozzi, après avoir désigné les mouvemens et
les crises occasionées par les préparations aurifiques,
a avancé (*parag.* 27, *p.* 15) que l'or divisé, les oxides, le muriate, possédaient une vertu toute particulière,
qui ne pouvait être appréciée que par l'expérience, et à
laquelle les anti-vénériens les plus renommés n'arrivent
pas. Tout le monde convient, à coup sûr, de la propriété éminemment tonique du quinquina, mais personne n'est tenté de borner là ses vertus fébrifuges ;
car ce n'est point en raison de sa propriété tonique qu'il
guérit, dès la première dose, la maladie la plus funeste.

des crises évidentes, soutenues, et la plupart du temps analogues à celles que la nature emploie lorsqu'elle peut suffire seule à la guérison des maladies. Ce que je viens d'avancer me paraît confirmé par la nécessité de combiner à la fois et dans certaines circonstances, ainsi que j'en ai déjà donné l'exemple, l'emploi de deux et même de trois préparations aurifiques différentes, pour rendre plus rapidement à la vitalité l'énergie qu'elle a perdue. C'est uniquement lorsque l'administration isolée de l'une des préparations mentionnées reste sans activité, qu'il faut avoir recours à cette méthode; encore convient-il de l'abandonner et de revenir à un système d'unité, lorsquelle a donné, qu'on me pardonne cette expression, le coup de fouet, qui doit en être la conséquence. Dans toute autre catégorie, on n'emploîrait pas sans danger un pareil procédé; il produirait nécessairement une vive irritation et les mêmes phénomènes que quelques praticiens ont observé dans le traitement des maladies syphilitiques aiguës, qu'ils ont voulu combattre par les préparations d'or dans un moment inopportun. Je dois le répéter encore, si des maladies rebelles à des traitemens bien dirigés, qui avaient pris des formes insolites, qui avaient entraîné à leur suite une chute effrayante des forces vitales, ont, comme miraculeusement, cédé à l'usage des

préparations d'or , il y aurait du danger à conclure que ces préparations sont plus particulièrement efficaces dans ces sortes de cas , qu'à des
époques moins désespérantes. En général , une
maladie est d'autant plus difficile à guérir , qu'elle
éprouve des désordres plus multipliés et qu'elle
s'écarte davantage du caractère que lui avait pri-
mitivement donné la nature. L'art doit incontestablement saisir avec empressement les exceptions de cette règle ; mais l'art , en les faisant
servir au profit des cas moins avancés , ne peut
les tourner en principe ou les généraliser.

Les changemens brusques des doses peuvent
suppléer , jusqu'à un certain point , aux com-
binaisons dont j'ai parlé ci-dessus dans le traitement des affections scrophuleuses ou accompagnées d'une certaine débilité. C'est particulièrement chez les femmes et les enfans , que
cette méthode m'a le plus souvent réussi , lorsque l'activité ordinaire du remède manquait
chez eux de prise , ou qu'elle était trop lente
à se manifester. On ne sera sans doute pas
fâché de lire les faits suivans , à l'aide desquels on pourra établir la différence des cas,
où la méthode la plus généralement suivie et
celle dont je viens de parler , produisent l'effet
désiré.

Un jeune homme , âgé de seize ans , portait,
depuis environ un an , un gonflement indolent

des glandes axillaires du côté droit, et un ulcère de deux pouces de longueur et un pouce
de largeur sur la région sternale. Ce dernier,
suite d'une tumeur froide venue à suppuration, existait depuis sept mois, et était compliqué d'une carie superficielle de la seconde
pièce du sternum. Divers remèdes avaient été
employés, tant intérieurement qu'extérieure-
ment, pour détruire ces affections; aucun d'eux
n'avait été efficace. Consulté pour ce malade,
vers la fin de juin 1812, je trouvai, indépendamment des symptômes qui viennent d'être
énumérés, le bas-ventre très-volumineux, les
malléoles légèrement œdémateuses, et le pouls
si lent, qu'il ne donnait que soixante-une
pulsations par minute. L'inefficacité des moyens
nombreux déjà employés, me détermina à administrer le muriate d'or et de soude. Le malade en prit onze grains, qui firent disparaître
tous les symptômes et déterminèrent les phénomènes que je vais indiquer. Le premier
grain divisé en douze fractions et le second
en onze, ne produisirent aucun effet ostensible.
Pendant l'usage du troisième, divisé en dix
fractions, le pouls acquit un peu plus d'énergie, et fournissait, dans l'état de repos,
soixante-neuf pulsations par minute. Ce nombre augmenta pendant l'usage du quatrième
grain divisé en neuf fractions, et il fournis-

sait quatre-vingt-trois pulsations par minute ,
au début du cinquième grain divisé en huit
fractions : celles-ci étaient partagées chacune
en deux doses , dont l'une était employée le
matin , et l'autre le soir. Cette augmentation
des pulsations s'éleva graduellement jusqu'aux
dernières doses du septième grain divisé en
sept fractions comme le sixième : on comptait
alors quatre-vingt-dix-huit pulsations par minute. Le huitième et neuvième grains furent
soutenus aux mêmes doses que les deux précédens. Il survint , pendant leur emploi , une
augmentation notable de chaleur , et la sueur
coula pendant la nuit. La tumeur s'étant dissipée pendant ce temps-là , les sueurs ayant
continué pendant neuf jours , et le malade
éprouvant de l'altération , ainsi qu'un peu d'ardeur à la gorge , je suspendis l'emploi du
remède. Cette suspension fit cesser l'altération
et l'ardeur mentionnées ; mais le pouls resta
toujours élevé. L'ulcère ne guérissant pas , je
recommençai , un mois après , l'emploi d'un
nouveau grain de muriate d'or divisé en dix
fractions : vers les derniers jours de son usage,
je m'aperçus d'un commencement d'exfolia-
tion , et pendant l'emploi du grain suivant ,
j'enlevai une esquille mince , de près d'un
demi-pouce de longueur sur la moitié moins
de largeur , esquille qui constituait toute la

portion cariée de l'os. La cicatrice s'opéra ensuite fort promptement, et le jeune homme a joui depuis lors d'un parfaite santé.

Un enfant de onze ans, fils d'une actrice, appelée Madame Lacroix, était atteint, depuis plusieurs années, d'une tumeur lymphatique au genou et d'un gonflement si considérable des condyles du fémur, que la jambe contractée en arrière était privée de tout mouvement, et que le pied, par conséquent, ne pouvait être apporté jusqu'à terre. Ce malade, traité jusqu'alors dans un collége de Paris, d'où il arrivait tout récemment, n'avait obtenu aucun soulagement de la part des divers remèdes qu'on lui avait administrés. Quoique comptant peu sur sa guérison, en raison surtout du volume extraordinaire qu'avaient acquis les condyles fémoriens, j'eus pourtant recours au muriate d'or et de soude, bien convaincu de la justesse de cet axiome, *meliùs anceps quàm nullum*. Le premier grain du remède divisé en quinze fractions, et le second en quatorze, ne produisirent aucun effet; mais, après l'emploi du troisième divisé en dix fractions, la tumeur lymphatique disparut presque brusquement, et l'enfant commença à allonger un peu la jambe, même à s'y appuyer légèrement, quoique avec difficulté. Ce succès m'inspirait bien quelque confiance, mais ne me satisfaisait pas encore. Le gonflement des os était le même, et c'était lui spécialement qui avait rendu mon pronostic chancelant. Je continuai l'usage du muriate, toujours divisé en huit fractions, et j'en fis consommer ainsi trois autres grains, sans voir arriver le moindre changement. L'enfant n'éprouvant aucune incommodité de l'emploi du triple sel, j'en portai la dose à un septième de grain par jour. Lorsqu'il en eut pris deux grains divisés de la sorte, il éprouva une démangeaison vive dans la partie affectée, laquelle devint plus souple et facilita davantage le mouvement. Le remède fut continué pendant encore un mois, réduit à un cinquième de grain par jour ; et durant cette période, le petit malade éprouva des sueurs copieuses, qui se soutinrent jour et nuit. Dès-lors, le gonflement de l'os commença à diminuer, et cette diminution devint si considérable, trois mois après le traitement, que l'enfant, quoique boiteux, en raison du raccourcissement éprouvé par la jambe durant la maladie, courait sans soutien, sans bâton, et avec autant de vitesse que ses camarades. Cette guérison me parut si extraordinaire, que j'engageai M. Bresson, pharmacien, à la constater par lui-même, y étant en quelque façon intéressé, puisqu'il avait fourni la préparation médicamenteuse qui l'avait procurée.

Un enfant, âgé de neuf ans, appartenant à un pêcheur catalan, fut atteint à sa septième année, de quelques croûtes teigneuses à la tête, croûtes que l'on guérit par la seule évulsion. Peu de temps après la disparition de ces symptômes, les glandes jugulaires et maxillaires des deux côtés, se gorgèrent et se tuméfièrent. Une tumeur située derrière l'angle maxillaire droit, vint à suppuration, sept ou huit mois après son développement, et le genou gauche qui s'était aussi tuméfié, abcéda également, et fut ouvert à Cette en Languedoc, où le jeune malade avait été conduit par son père. Un peu plus d'un an après sa formation, l'ulcère situé près de l'angle de la mâchoire, avait un pouce d'étendue dans tous les sens, des bords calleux et un fond blafard. A la même époque, l'ulcère du genou occupait presque toutes les surfaces supérieure et un peu latérale de cette partie, présentait des bords irréguliers, douloureux et saignans, et dans le centre une végétation mollasse, par plusieurs points de laquelle s'échappaient de petites fusées d'un pus séreux, lorsqu'on comprimait les parties voisines. Les tumeurs du cou étaient indolentes, le bas-ventre tuméfié, la jambe gauche légèrement atrophiée, et le malade affaibli, tant par les progrès du mal, que par l'usage depuis assez long-temps soutenu de je ne sais quel sirop prétendu dé-

purant et purgatif, ne digérait qu'avec beaucoup de peine. Le pouls était grêle et fréquent,
l'amaigrissement assez considérable ; il y avait,
presque tous les soirs, une petite fièvre, qui se
prolongeait plus ou moins avant pendant la nuit.
Les progrès de cette maladie, le dépérissement
auquel elle avait conduit, ne me donnaient pas,
je l'avoue, une grande espérance de succès ; aussi
hésitai-je beaucoup sur le choix d'un traitement.
La première indication, l'indication la plus
urgente, était de relever les forces digestives,
de faciliter l'animalisation des sucs alimentaires,
et de diminuer par là l'atonie dans laquelle
tous les organes étaient tombés. Une nourriture succulente, mais de facile digestion; l'u-
sage modéré des vins généreux ; des applications
réitérées du liniment de Rosen sur la région
épigastrique (1); le passage d'une chambre étroite,

(1) Rosen recommande d'appliquer ce liniment tout
le long de l'épine du dos, et M. le docteur Chrestien
a suivi son exemple dans divers cas (Voy. *Méthode
iatraleptique*, *pag.* 45 *et suiv.*). Dans les débilités de
l'estomac, j'établis les frictions sur la région épigastrique, et l'effet que j'en obtiens, est plus prompt et aussi
sûr. Par ce moyen, j'ai obtenu de grands succès dans
ces sortes de débilités, mais jamais d'aussi rapides que
chez un Espagnol, maître-d'hôtel de M. le duc d'Al-
modovar, et dont la maladie avait échoué contre plusieurs traitemens bien dirigés. Je préviens seulement
que la dose du liniment doit être plus faible sur la région épigastrique, que le long du rachis.

où l'air était fort concentré, dans une pièce vaste et aérée, produisirent une partie de ces effets, lesquels me mirent à même de recourir en assez peu de temps à des secours plus directs. L'oxide d'or fut administré intérieurement deux fois le jour, à la dose d'un seizième de grain, incorporé avec une petite quantité d'extrait de gentiane, et continué de la sorte pendant dix jours : à dater de l'emploi de cette substance, le liniment de Rosen fut supprimé. Cette période de traitement n'offrit rien de remarquable, et je ne pouvais lui attribuer raisonnablement l'amélioration des forces de la digestion, sollicitée par les toniques préalablement mis en usage. Du onzième au vingtième inclusivement, je plaçai une troisième dose d'oxide dans le milieu de la journée, et je m'aperçus, en trois ou quatre jours, d'un changement avantageux dans l'état des forces et l'aspect des plaies ; l'appétit commença à se développer, et le malade put prendre des alimens solides et plus communs : on abandonna les vins de liqueur, et on se borna au vin ordinaire modérément trempé. Du vingt-unième au trente-cinquième, je fis prendre deux doses du remède le matin et autant le soir : dès le second jour de cette période, le mouvement fébrile de la soirée disparut, et depuis ce moment les forces augmentèrent, ainsi que l'appétit. Au neuvième,

les bourgeons de la plaie du genou commençaient à s'effacer, et ses bords à se régulariser. Le
trente-cinquième jour du traitement, le malade
éprouva avec de la constipation, une chaleur vive
dans les entrailles, qui se propagea, d'une manière
assez incommode, jusqu'au centre épigastrique.
Suspension du remède pendant trois jours, et
cessation des phénomènes ci-dessus. Le trente-
neuvième, l'oxide fut repris à deux et successivement à trois doses par jour, jusqu'au
cinquante-septième, sans que l'économie, la maladie et ses symptômes présentassent le moindre changement. L'usage de l'oxide fut dès-lors
abandonné, et j'eus recours à l'or limé, frictionné sur la langue, d'abord à la dose d'un
grain par jour, et successivement d'un grain
et demi et de deux grains. Pendant quarante-
quatre jours que dura ce nouveau mode de
traitement, les forces se rétablirent tout-à-fait,
l'ulcère du genou se rétrécit de plus de la
moitié, les fusées dont j'ai parlé, tarirent, et
les glandes maxillaires et jugulaires perdirent
le tiers de leur volume. Cependant, la langue
s'était un peu enflammée, la chaleur du corps
et la fréquence du pouls ayant considérablement
augmenté, je fus forcé de suspendre les frictions et d'observer ce qui allait se passer. La
langue resta rouge et très-douloureuse pendant
cinq à six jours, et l'état fébrile, qui n'était

que symptomatique, dura à peu-près autant ; sans entraîner aucune évacuation à sa suite. Craignant d'irriter la langue par de nouvelles applications sur cette partie, je dirigeai les frictions sur la face interne des joues, un jour d'un côté, un jour de l'autre, et réduisant à un demi-grain la quantité d'or employée chaque fois. Trois semaines furent inutilement consacrées à ce procédé, duquel il ne résulta aucun effet sensible ; j'associai dès-lors l'oxide à l'or pur, administrant le premier à l'intérieur, deux fois le jour et à un seizième de grain, sous forme pilulaire. Sous l'usage combiné de ces deux préparations, l'ulcère du genou marcha assez rapidement à cicatrice, elle fut complète le dixième ; mais l'ulcère de l'angle maxillaire, quoique détergé depuis long-temps, avait conservé son étendue et ses bords étaient toujours restés calleux. Au quatorzième, le malade qui sortait depuis quelque temps, éprouva de l'altération et beaucoup de chaleur ; la fièvre s'alluma pendant la nuit, et on cessa les remèdes. La fièvre dura environ deux fois vingt-quatre heures, et fut suivie d'une sueur copieuse, qui s'étant soutenue pendant près de trois jours sans interruption, au même degré, fut remplacée par un état de moiteur plus prononcé la nuit que le jour, et qui s'étendit au delà d'un mois et demi. Les engorgemens glanduleux se dissipèrent totalement pendant cette crise , l'extrémité atrophiée augmenta de volume, mais l'ulcère maxillaire ne fit aucun progrès. Le bien-être général de ce sujet dont les forces s'étaient tout-à-fait développées , le coloris naturel de sa peau , la disparition, du moins en grande partie, de l'engorgement des ailes du nez et de la saillie du bas-ventre , me portèrent à croire que l'o-piniâtreté de l'ulcère mentionné dépendait uni-quement de l'état de ses bords. Je les fis exciser et mettre de niveau avec la peau : la cicatri-sation ne tarda pas à s'opérer. Depuis huit mois , cet enfant jouit d'une parfaite santé , et l'extrémité amaigrie prend insensiblement du corps; il y a cependant un peu de claudication, attendu que l'accroissement du membre gauche a été plus lent que celui de son antagoniste.

Un enfant de dix ans, fille à M. F.***, bou-langer, dont l'épouse, quoique très-fraîche, porte des empreintes irrécusables de l'action d'un vice lymphatique, fut atteinte à sept ans et demi, d'une tumeur volumineuse et indolente, située sous le grand trochanter de la cuisse gauche, et d'engorgement de quelques-unes des glandes jugulaires. Il y avait près de deux ans que ces symptômes existaient, lorsque les parens me consultèrent. L'aspect de cet enfant, dont la face était blafarde et un peu bouffie , dont les ailes du nez, les lèvres et l'abdomen étaient

tuméfiées, ne me permirent pas d'élever le moindre doute sur la nature du mal auquel il était
en proie, et j'en dis franchement mon sentiment. J'avais malheureusement pour concur-
rent une bonne femme à recettes, qui ne partagea
pas mon avis, et qui parla d'une application
merveilleuse, dans laquelle entrait la verveine
avec d'autres plantes âcres : son remède fut
accepté, et je me retirai. La tumeur diminua
considérablement sous cette application, qui, à
ce qu'on me raconta ensuite, avait un peu en-
flammé et excorié la peau. Mais, en même temps
que cette diminution s'opérait, il survenait à
la partie gauche de la région lombaire et au-
dessus de la malléole externe du même côté,
de nouvelles congestions. L'emploi de l'application précitée ne fut pas aussi heureux à leur
égard, qu'il l'avait été par rapport à celui de
la première ; elles s'enflammèrent l'une et l'autre, et abcédèrent à la manière des tumeurs du
même genre. Rappelé sur ces entrefaites, je fis
ouvrir les deux abcès à l'aide de la potasse
caustique, parce que je voulais prévenir, le plus
tôt possible, les ravages que le séjour prolongé
de la matière aurait pu occasioner dans des
parties qu'il était important de ménager ; ils
ne fournirent qu'une très-petite quantité d'un
pus ténu et sanguinolent : les ulcères qui résul-
tèrent de l'ouverture de ces deux tumeurs,

acquirent non-seulement des formes irrégulières;
mais les bords de celui de la région lombaire
se divisèrent, s'étendirent, se replièrent comme
sur eux-mêmes, et devinrent très-douloureux.
Quoiqu'on ne doive jamais regarder comme d'un
fâcheux augure le déplacement, même incomplet, du vice scrophuleux, en tant qu'il établit
son nouveau siége sur la peau, dans le réseau
sous-cutané et les glandes extérieures, j'étais
bien aise d'accélérer la guérison des deux ulcères dont je viens de parler; leur cure me paraissait d'autant plus utile, que celui des lombes
pouvait fournir matière à la formation de quelque point fistuleux dans le voisinage des vertè-
bres, et que l'autre, en étendant ses progrès
jusqu'au périoste et aux capsules articulaires,
était susceptible d'entraîner des conséquences,
dont l'issue n'était rien moins que certaine et
rassurante. Cette considération m'ayant déterminé à les mettre en contact direct avec l'or,
je les fis panser, de prime abord, avec la pommade aurifique, dont j'ai déjà indiqué la composition. Pendant que les plaies étaient pansées
de la sorte, l'or était journellement administré
en frictions sur la langue: il le fut en débutant
et dans son état métallique, à la dose d'un demi-
grain pendant dix jours, d'un grain et d'un
grain et demi les vingt jours suivans. Aucun
phénomène remarquable ne se présenta pendant

cette période ; mais les plaies cessèrent d'être douloureuses, et la malade put se coucher sur le dos, ce qu'elle ne pouvait exécuter auparavant, en raison de la sensibilité de l'ulcère lombaire, que le moindre attouchement faisait d'ailleurs copieusement saigner. Au trente-unième du traitement, je passai à deux grains par jour, du remède, l'un le matin, l'autre le soir, sans retirer encore aucun effet sensible de cette augmentation, laquelle fut soutenue pendant trente jours. Vers la fin de cette époque, la langue se trouvant un peu fatiguée, je suspendis l'usage du remède, durant une huitaine, et le fis reprendre après, à la même dose, ayant l'attention de l'appliquer alternativement sur chaque face interne des joues et sur la langue, pour mieux ménager cette dernière partie. Mais, comme l'état des plaies et leur situation fixaient toujours ma sollicitude ; que celle de la région lombaire, la plus redoutable, selon ma manière de voir, avait pris un aspect blafard et avait acquis plus de profondeur et d'étendue, je fis doubler la dose de l'or divisé sur la quantité ordinaire d'axonge. Une amélioration assez rapide dans l'état des ulcères, justifia la confiance qui m'avait suggéré ce procédé, et j'eus la satisfaction de les amener, en un peu moins de deux mois, à parfaite cicatrisation. En continuant, pendant cet espace de temps, l'usage de l'or limé, je remarquai, d'autre part, une augmentation progressive des forces et de l'appétit, et vers le commencement jusqu'au milieu du second mois, des mouvemens fugaces caractérisés par le développement du pouls et une chaleur générale fort vive, à plusieurs reprises du jour et de la nuit. Ces mouvemens s'étant cependant très-affaiblis et donnant à penser qu'ils ne tarderaient pas à se supprimer, je dus les regarder tout à la fois comme un avortement d'efforts et une indication qu'il ne fallait pas dédaigner. En conséquence, je mariai l'emploi de l'oxide avec celui de l'or limé, continuant l'un aux mêmes doses qu'auparavant, et administrant l'autre à un quatorzième de grain de deux jours l'un, seulement pendant dix jours, et ensuite chaque matin. Cette méthode fut continuée pendant dix-neuf jours, au bout desquels je fus contraint de la supprimer, le pouls s'étant élevé brusquement, une soif vive et une chaleur intense générale s'étant prononcées. Cette augmentation d'excitation se soutint pendant trois ou quatre fois vingt-quatre heures, et fut terminée par l'éruption de cinq furoncles ou boutons phlegmoneux aux fesses, au dos et à la poitrine. Leur suppuration et leur cicatrisation rapide furent suivies d'une foule de petites pustules, sur presque toute l'étendue du tronc, et la desquamation de celles-ci d'un flux d'urines long-temps prolongé. Dans l'espace d'un mois et à dater de la guérison des pustules, la tumeur de la cuisse se dissipa et les glandes jugulaires se dégorgèrent complétement : il y a neuf mois que le sujet dont on vient de lire l'histoire, jouit d'une bonne santé.

On objectera peut-être que la période de temps parcourue par les diverses affections scrophuleuses que je viens de citer, n'a pas été assez étendue pour qu'on ait droit de regarder comme radicales les guérisons que j'ai cru et crois encore reconnaître. En convenant que la dépuration complète du vice scrophuleux, exige un laps de temps plus considérable de la part des remèdes dont on se sert le plus ordinairement pour déterminer cet événement, ne ferai-je par le plus grand éloge de l'efficacité de l'or, si je parviens à démontrer que cette substance détruit, avec une rapidité jusqu'à présent inconnue, le germe dont il est ici question ? Je ne chercherai pas les preuves de cette assertion dans le plus ou le moins d'ancienneté des cures relatées, quoique je pusse m'en servir avec avantage ; mais dans l'ensemble des caractères qui justifient, dans tous les cas, une solution décidée et incontestable de la maladie. Ces caractères sont, si je ne me trompe, le développement d'une certaine série de phénomènes qui n'avaient jamais existé auparavant , et dont l'effet nécessaire est la détermination d'une constitution nouvelle. L'accélération du mouvement artériel , les crises générales qui ont préludé ou accompagné la cessation des symptômes , l'énergie acquise ensuite par les forces vitales , l'assouplissement de la peau , le nouvel aspect des traits de la face , enfin le rétablissement des sécrétions et des excrétions chez tous les sujets dont j'ai rapporté les traitemens , ne sont-ils pas le type d'une révolution absolue et la garantie des conditions auxquelles , dans toute autre circonstance , on aurait reconnu une solide guérison ? On peut bien , en modifiant l'action du levain scrophuleux , faire disparaître des symptômes , améliorer même jusqu'à un certain point la constitution elle-même ; mais donner une autre direction à l'économie entière , opérer une subversion totale dans ses fonctions , créer enfin un mode d'existence jusqu'alors inconnu , c'est le triomphe le plus complet et l'effet constant , quoique précoce , de l'emploi des préparations d'or dans le traitement des scrophules. Quelle que soit l'époque à laquelle la production d'un tel ensemble d'heureux phénomènes, d'une telle révolution , vienne à se manifester , on ne peut y méconnaître la consommation d'une dépuration finale , et le gage le plus assuré d'un parfait rétablissement. Je sais bien

que certains médicamens ont usurpé une réputation qu'ils n'ont pas soutenue, parce qu'on
leur a attribué ce que le cours de la nature,
aidé de quelques circonstances favorables et
mal observées, avaient produit quelquefois;
mais; loin de pouvoir faire aux préparations d'or
l'application de ce reproche, on est forcé de
convenir qu'elles abrégent la durée d'une affection qui, quelque bien attaquée qu'elle fût
par la médecine, parcourait communément
un espace de cinq à six années, ainsi que s'en
étaient convaincus tous les bons observateurs.
Dira-t-on que des faits isolés ne prouvent rien
dans une matière aussi importante, et que l'enthousiasme ou la passion ont abusé la crédu-
lité aveuglée des expérimentateurs? Cela pourrait être vrai, sans doute, si on ne réunissait,
comme on le fait, une masse imposante
d'exemples; si, à ces exemples, on ne pouvait
joindre une foule d'observations analogues, publiées ou avancées dans tous les climats et par
des hommes qui ne se sont jamais connus;
si on ne pouvait, enfin, se rendre un compte
rationnel des effets et des résultats déterminés
par les médications expérimentées. Je dis qu'on
peut se rendre compte des effets des préparations d'or, parce qu'il est aisé de suivre ces
effets pas à pas; qu'ils sont généralement uniformes, quoique plus ou moins prompts à se

développer ; qu'on les suspend facilement, en supprimant le traitement à mesure qu'ils se manifestent , et qu'on peut surtout les dévier par l'emploi déterminé ou la rencontre fortuite de certains moyens ou agens perturbateurs , ainsi que j'en ai offert plusieurs fois la preuve. L'excitation et les crises presque constamment produites par ces préparations , leur action bien prononcée sur le système vasculaire et les organes de la digestion , le trouble qu'elles sont susceptibles de porter sur toute l'économie , quand on les applique dans un moment inopportun , leur insuffisance même lorsqu'on les administre à de trop faibles proportions, démontrent également ce que j'avance. Que ceux dont le scepticisme est le fruit d'une prévention sans fondement, ou d'une confiance trop facile , veuillent bien prendre la peine de rechercher dans les histoires que renferme cet écrit , les circonstances que je viens de passer en revue , et ils changeront peut-être d'opinion et de langage (1). Ils en changeront

______

(1) Il me semble que l'on se prononce quelquefois bien légèrement sur des procédés nouveaux, qu'on ne s'est pas donné la peine d'examiner soi-même, ou qui l'ont été manifestement mal par ceux auxquels on soumet ses décisions ; c'est cela que j'appelle *prévention sans fondement* : le journal universel des Sciences médicales offre, dans le passage suivant , l'exemple dange-

surtout, si en expérimentant eux-mêmes, ou établissant leur opinion sur les expériences d'autrui, ils évitent de tomber dans un grave inconvénient, celui d'administrer les préparations d'or, ou de ne considérer leur effet, qu'à cette période de la maladie, où l'altération des humeurs est à son comble et touche à un état

reux de cette réflexion. « En Suède, J. L. Odhélius « eut recours au muriate d'or donné à la dose d'un « quart de grain trois fois par jour, et même plus « souvent, contre les accidens vénériens invétérés ; il « assura en avoir obtenu de très-bons effets : nous dou- « tons pourtant que cette méthode, renouvelée naguères « chez nous par le docteur Chrestien, fasse jamais une « grande fortune. » Que l'auteur de ce passage me permette de lui dire, que si le succès n'est pas une preuve toujours rigoureuse en médecine, il n'est du moins jamais la source d'une prévention défavorable. Qu'il me permette de lui faire observer aussi, qu'il y a un peu plus que de la prévention dans l'assertion suivante : « Nous doutons pourtant que l'emploi du muriate d'or, « renouvelé naguères chez nous par le docteur Chres- « tien, etc. » La forme, la composition de cette médication, telle que je l'ai donnée au commencement de cet écrit, a été inventée dans toute la force du mot et non renouvelée par M. le docteur Chrestien, et ses antagonistes les plus prononcés ne l'ont jamais contesté. Si le rédacteur de l'article en question eût été de bonne foi, il aurait dû citer, d'après Hufeland, où il a puisé le fait relatif à Odhélius, les cures opérées par d'autres praticiens, à l'aide de la même médication.

complet de dissolution. On ne doit jamais demander l'impossible; et si des guérisons opérées à une époque très-avancée , peuvent favoriser l'induction , elles ne sauraient, comme
je l'ai déjà fait remarquer , servir de base à
la règle. J'ai vu des médecins reprocher aux
préparations d'or d'avoir échoué dans quelques cas d'affections scrophuleuses , sans songer que l'époque à laquelle ils les avaient employées , ne permettait plus de concevoir la
même espérance ; c'était chez des individus
tombés dans une véritable colliquation , et où
la dépravation des fonctions dépendait d'une
profonde lésion organique : n'aurait-il pas été plus
raisonnable alors, de s'abstenir de toute espèce
de traitement ? On me demandera peut-être :
quelle est, dans les affections scrophuleuses, ou
les scrophules confirmées, le moment le plus
favorable à l'application de l'or ? Je répondrai
à cette question d'une manière fort simple :
celui qui est, en général, le plus opportun à
la guérison , c'est-à-dire , qui est le moins
avancé dans la première période de la maladie et le plus éloigné de la fin de la seconde.
Par première et seconde période j'entends ,
avec M. Baumes, ces deux temps distincts,
dont l'un est marqué par un épaississement
humoral non équivoque, et l'autre par un état

de dissolution plus ou moins complète (1). Je
pourrais ici établir quelques considérations sur
la distinction précitée , et elles seraient toutes
fondées sur l'induction pratique ; mais sans rien
ajouter à la gloire du savant professeur de Montpellier , elle m'éloigneraient de mon but, et je
reprends le fil de mes observations.

Les avantages que j'avais retirés des préparations d'or dans le traitement des maladies
scrophuleuses , me déterminèrent à y avoir recours dans le cas suivant. La maladie existait
depuis environ deux ans , avait résisté à un
traitement long et varié , à l'usage des eaux
thermales d'Aix , prises en bains, en douches
et en boisson. Elle était caractérisée par un
gonflement considérable de la cuisse droite, et
un ulcère fistuleux , suite d'une tumeur dont
la suppuration avait été fort lente à se former,
qui avait son ouverture vers le grand trochanter,
et dont le sinus s'étendait jusqu'au tiers inférieur de la cuisse, en pénétrant sous les
muscles. M. Th.**, chez lequel se présentait cette
affection, était âgé de vingt ans; il avait eu, dans
son enfance , des symptômes indubitables de
scrophules, entr'autres un abcès au pied , suivi
de carie à l'un des os du métatarse, et avait
un frère, plus jeune que lui , attein encore de

(1) *Ouvr. cit.*, pag. 131.

cette maladie. La fistule rendait en assez grande abondance, une matière séreuse, parsemée de stries purulentes et de quelques filets de sang; tout mouvement de la part du membre affecté et de la jambe devenait impossible, le pouls était lent, et M. Th.** éprouvait, depuis quelque temps, de l'inappétence sans amertume à la bouche. Cet état était aggravé par une tristesse profonde et des accès de désespoir bien naturels dans une pareille situation, à un tel âge, et après avoir éprouvé tant d'insuccès de la part des remèdes qui avaient été tentés jusques alors. Cette dernière circonstance rendait le malade peu accessible à la confiance; aussi éprouvai-je quelques difficultés à lui faire adopter un traitement, dont la grande simplicité semblait contraster avec une affection aussi grave, et avec l'impuissance des traitemens antérieurs beaucoup plus compliqués et plus sévères. Ces considérations me déterminèrent à brusquer la guérison, en employant, dès le début même, le muriate d'or à hautes doses, dans la crainte surtout que trop de lenteur dans ses effets ne le fît abandonner. Je commençai donc à l'administrer à un septième de grain par jour, et le malade en prit, sans interruption, trois grains divisés de la sorte : chaque fraction était à son tour partagée en deux doses, l'une frictionnée le matin, l'autre le soir. Au huitième jour d'usage du remède, le pouls se développa et l'appétit augmenta ; au onzième, la suppuration devint plus consistante et plus copieuse ; au vingt-unième, l'appétit était déjà vif et pressant, le pouls élevé, la cuisse moins volumineuse, et le foyer de la suppuration avait ostensiblement diminué d'étendue, puisque l'application et la pression de la main sur le tiers inférieur de la cuisse, n'excitait plus la sortie de la matière, et que, pour forcer l'issue de celle-ci, il fallait exercer la pression au-dessus même de la partie moyenne du membre. Ces avantages m'encouragèrent à élever la dose du muriate, que je portai à un sixième de grain par jour, en suivant le procédé que j'ai indiqué pour l'administration des fractions précédentes. A la cinquième dose, le pouls s'anima davantage, la chaleur du corps augmenta considérablement, et il survint une sueur qui dura plusieurs jours. Quand celle-ci eut cessé, le pouls reprit son rhythme habituel, la température extérieure du corps son degré ordinaire, et la cuisse fut réduite à la moitié du volume qu'elle avait contracté auparavant. A la onzième dose, la suppuration était peu abondante et son foyer se bornait à deux pouces d'étendue de l'ouverture, la cuisse avait repris sa forme et son volume ordinaire, et le membre le mouvement. A la quatorzième dose, fièvre, douleurs de tête et éruption de deux boutons phlegmoneux à la cuisse malade : dès cet instant, l'ulcère est borné à l'extérieur; cessation du remède. Les douleurs de la tête et la fièvre se soutinrent pendant quelques jours, les phlegmons suppurèrent abondamment; après leur guérison il survint un flux d'urines très-abondant, qui se soutint pendant près de trois semaines, et que le malade trouvait incommode. Pendant la durée de cette crise, l'ulcère se cicatrisa, le membre reprit sa souplesse, peu à peu sa force première, et le malade jouit depuis lors d'une parfaite santé.

On se tromperait sans doute, si l'on concluait de cette observation, que les préparations d'or puissent, de prime abord, être portées à des doses aussi élevées dans le traitement de toutes les affections scrophuleuses. Il en est qui exigent plus de ménagement; et je range dans cette catégorie, celles qui sont peu avancées dans leur première période, dont le siége paraît se diriger ou se dirige effectivement vers quelque organe parenchymateux, tel spécialement que le poumon, ou qui sont compliquées avec quelque autre cachexie, et notamment avec la cachexie scorbutique, genre de complication dont les exemples ne sont pas très-rares. Il y a de l'avantage, au contraire, à employer l'or à hautes doses et sans progression préalable, dans les scrophules qui, sans être invétérées, datent pourtant d'une certaine époque, et ont essuyé déjà un traitement bien entendu. L'élément morbifique ayant, dans ce cas, moins de mobilité que dans tout autre, le remède n'est pas aussi susceptible de produire l'irritation, et agit d'ailleurs sur des fluides dont la vitalité a déjà été augmentée par le traitement antérieur. Je sais bien que ces idées ne s'accordent pas avec le système de quelques médecins, qui ont proscrit, depuis peu, les élémens de tout genre, et n'en admettent par conséquent aucun en pathologie ; mais comme je respecte leur opinion sans la partager, qu'un effet ne me dit quelque chose, qu'autant que je puis remonter au principe, ne fût-ce que par abstraction, je les engage à ne juger que la partie expérimentale de ce travail ; car c'est le seul point où il m'importe le plus d'être d'accord avec tout le monde.

Parmi les différentes formes sous lesquelles se développe le vice scrophuleux, il en est une très-répandue dans les climats méridionaux, et que le voisinage de la mer, non moins que l'exposition aux vents du nord, favorisent plus spécialement : je veux parler de l'ophthalmie scrophuleuse, plutôt indiquée que rigoureusement décrite par les Auteurs. Quoique peu rapide dans sa marche et ses effets consécutifs, elle ne laisse pas que d'exercer à la longue des ravages, auxquels on finit quelquefois par ne plus pouvoir remédier : c'est un des produits scrophuleux qui, avant la publication de la méthode de M. le docteur Chrestien, m'a paru le plus rebelle (1). Cette ophthalmie, se voit la plupart du temps, chez de jeunes sujets, comme symptôme primitif; il est plus rare de la voir précédée d'engorgemens glanduleux, dont elle ne tarde cependant pas à s'accompagner. Elle débute par une espèce de lenteur dans les mouvemens du globe, qui rend le regard stupide, et par une inflammation si légère de la conjonctive, qu'elle occasione plutôt de la gêne que de la douleur. Cet état se prolonge ordinairement pendant plusieurs semaines, et parfois au delà d'un mois ; alors la rougeur de la conjonctive devient subitement intense, il s'établit un larmoiement continuel, et les malades sont dans l'absolue impossibilité de supporter la clarté du jour, ou de la lumière,

(1) Je l'avais combattu pourtant quelquefois avec un certain avantage, au moyen des pilules ophthalmiques de Brassant, composées avec le muriate mercuriel simple, le cinabre artificiel, et dont les doses doivent être progressivement augmentées, jusqu'à ce qu'il survienne de la diarrhée ou de la salivation.

Voy. *Recueil de remèdes employés avec succès*, par Brassant. Paris, 1809, 1 vol. in-12.

quelque faible qu'elle soit. Les paupières se froncent et se contractent si étroitement, qu'on ne parvient pas toujours à pouvoir les écarter pour examiner l'œil; ou si l'on finit par y réussir, ce n'est qu'avec une peine indicible. Lorsque ces efforts sont couronnés de succès, on trouve 1.° la cornée boursouflée et formant une espèce de bourrelet, au centre duquel la pupille est enfoncée; 2.° des pustules blanchâtres miliaires et dispersées isolément sur la cornée, la conjonctive, et dont la rupture donne lieu à des ulcères, très-petits d'abord, mais susceptibles de s'étendre et de se confondre tantôt plus tôt, tantôt plus tard. En même temps, les glandes jugulaires se gorgent insensiblement, et si elles parviennent à se tuméfier collectivement, c'est quelquefois et même assez souvent au grand avantage de la première partie affectée; enfin, l'application des topiques, les saignées locales, le vésicatoire et le séton exaspèrent constamment et aggravent les symptômes mentionnés. Les préparations d'or les dissipent, non-seulement de la manière la plus héroïque; mais arrêtent encore assez promptement leurs progrès, ainsi que j'ai eu fréquemment occasion de m'en convaincre. Il est néanmoins très-important de faire remarquer, que l'emploi de ces médications exige, dans ce cas, que l'on recoure à ses plus hautes doses, au début du traitement, ou bien que l'on passe rapidement d'une dose progressivement augmentée, à une somme beaucoup plus forte, lorsque l'ophthalmie menace tout-à-coup d'altérer profondément la cornée. Quand, administrées de l'une de ces deux dernières manières, les préparations aurifiques viennent à occasioner une excitation précoce, celle-ci tourne toujours au profit de l'affection symptomatique; il ne s'agit plus que de soutenir cette excitation, en descendant aux petites fractions du remède, ou même à le suspendre momentanément, si l'inflammation a considérablement diminué, quitte à revenir sur ses pas pour achever la cure et détruire enfin le germe morbifique. Il faut encore observer qu'on est presque constamment obligé de varier, ici, les formes sous lesquelles les préparations d'or sont susceptibles d'être appliquées, parce qu'on a besoin d'obtenir un effet rapide, et qu'en général cette méthode favorise, dans toutes les circonstances, l'intention dont je parle; il me serait difficile de pouvoir expliquer comment cela se fait ainsi, je me borne à dire ce que j'ai vu.

Un enfant de six à sept ans, fils de Madame Michel, marchande de fruits, logée rue des Mages, fut atteint, vers la fin de novembre 1815, d'une ophthalmie qui présentait les divers caractères dont j'ai tracé ci-dessus le tableau. Il y avait environ un mois qu'il était en proie aux douleurs les plus aiguës, lorsqu'on me pria de le visiter. Tous mes efforts furent inutiles pour séparer les paupières et m'assurer de l'état dans lequel les yeux se trouvaient, car ils étaient affectés tous les deux. Le petit malade offrait les apparences de la constitution scrophuleuse, c'est-à-dire, des chairs pâles et flasques, le bas-ventre protubérant, les ailes du nez écartées, tuméfiées, les lèvres comme bouffies, et avait un frère aîné atteint d'une tumeur en suppuration, située sur la partie supérieure du sternum. Le pouls de cet enfant était lent et faible; il avait les glandes jugulaires gorgées, et on ne pouvait facilement lui arracher les mains des yeux, sur lesquels il les tenait constamment collées. Deux grains de muriate d'or et de soude, divisés chacun en six doses et frictionnés sur la langue, le soulagèrent considérablement, relevèrent le pouls, diminuèrent le larmoiement, et permirent, au bout de huit jours, d'écarter les paupières. Le ravage était moins grand que je ne l'avais présumé; l'inflammation était pourtant très-prononcée, mais le bourrelet était peu considérable, et les pustules parsemées en petit nombre sur la conjonctive et la cornée, n'étaient point déchirées. Un troisième grain administré dans les mêmes proportions que le

précédent, resta sans effet ; pendant l'emploi
du quatrième divisé en cinq doses, le bourrelet s'affaissa et les paupières devinrent libres;
l'inflammation et les pustules disparurent sous
le grain suivant, appliqué dans les mêmes
proportions : les glandes restèrent gorgées et
aucun symptôme d'ophthalmie n'a reparu depuis lors. J'aurais bien voulu faire subir à
cet enfant un traitement plus étendu et combattre chez lui, jusqu'à extinction, une maladie dont je n'avais détruit que le symptôme
primitif; mais les parens s'y opposèrent invin-
ciblement.

L'ophthalmie scrophuleuse que je viens de
citer, est la seule de cette espèce qui ait cédé,
entre mes mains, à l'emploi soutenu ou isolé
d'une préparation d'or; dans tous les autres cas,
j'ai tantôt été obligé de les alterner, tantôt d'en
employer deux à la fois, en les appliquant séparément. Feu M. Bertrand, dont je me plais à
rappeler la mémoire et l'habileté, avait été
constamment obligé de recourir au même ex-
pédient ; il m'avait montré un jeune homme
de treize à quatorze ans, chez lequel il n'avait
obtenu la guérison d'une affection semblable, et
la cicatrisation de deux points ulcérés à l'œil
gauche, qu'après avoir passé des plus hautes
doses du muriate aux doses communes de l'or
limé, et de celles-ci à la première préparation.

Il m'avait assuré aussi s'être bien trouvé, dans les cas d'ulcérations ordinaires, mais anciennes, des tarses et des paupières, du mélange de l'or divisé avec un corps graisseux ; mélange qu'il employait comme on emploie communément la pommade ophthalmique de Dessault : j'ai expérimenté plusieurs fois ce moyen, et n'en ai point obtenu de succès ; j'imagine que les occasions dans lesquelles M. Bertrand y avait recouru, avaient été précédées d'un traitement général. Il paraît, au premier aperçu, que les préparations d'or administrées à de très-hautes doses au début du traitement d'une phlegmasie, semblent devoir être nuisibles en raison de leurs propriétés excitantes, et que le développement de celles-ci doit à son tour augmenter l'irritation locale, à laquelle le malade est en proie. Ce fut là une objection que je m'adressai à moi-même, lorsque, pour la première fois, j'eus recours aux médications aurifiques, dans la vue de combattre l'ophthalmie dont il est ici question. Mais, songeant que la vitalité de la partie malade était augmentée aux dépens de toutes les autres parties, ainsi que me le démontraient la faiblesse du pouls, la diminution de la chaleur du corps, l'état particulier de la peau, sa pâleur et la lenteur habituelle des fonctions, je crus que je parviendrais à déplacer l'irritation, non-seulement en

attaquant son principe par le spécifique le plus
propre à le détruire ; mais en déterminant encore un rehaussement de l'excitabilité générale,
seul capable de détourner la fluxion , en opé-
rant une grande révulsion. L'expérience venait
d'ailleurs à l'appui de mon opinion, et j'avais
déjà remarqué dans les ophthalmies syphilitiques , ordinairement très-rebelles , qu'elles
ne cédaient sous l'emploi des préparations d'or,
qu'autant que celles-ci augmentaient l'exhalation cutanée ; dans deux cas même j'avais
observé que l'état fébrile , déterminé par l'action
du médicament , avait suffi pour donner lieu à
la résorption des fluides stagnans depuis long-
temps dans les vaisseaux capillaires de la conjonctive , et avant même que les évacuations critiques qui suivent communément ce mouvement, se fussent manifestées. Le succès couron-
na mon attente ; et quoique le mode à suivre
dans la direction du traitement ait été ici une
des circonstances les plus difficiles à fixer , il
est de fait que ce traitement n'a jamais échoué
en pareil cas.

La fille de M. Blein , ci-devant chef de la
boulangerie des hospices de Marseille , âgée de
d'environ cinq ou six ans, pâle et bouffie,
fut atteinte, il y a six ans, d'une ophthalmie que je considérai comme symptôme primitif des scrophules , et qui présentait les ca-

ractères que j'ai détaillés dans un des paragraphes précédens. Le développement des glandes jugulaires, maxillaires et sous-maxillaires n'était pas volumineux, mais tous ces organes étaient gorgés et même un peu douloureux ; les glandes axillaires du côté droit étaient aussi un peu développées. L'œil droit était affecté depuis deux mois, et quelque soin que l'on prît de le couvrir, la malade ne pouvait supporter d'autre jour que celui d'un bouge obscur, où la lumière n'arrivait d'aucune part ; lorsqu'on tentait de la transporter ailleurs, ou qu'on approchait la bougie de l'appartement, elle éprouvait des douleurs horribles et un larmoiement abondant, qui se prolongeait plusieurs heures de suite. Toutes les fonctions languissaient, le pouls était lent, il y avait de l'inappétence sans amertume à la bouche, les excrétions alvines sèches et rares ne s'opéraient qu'avec lenteur. Le muriate d'or et de soude, à la dose d'un huitième de grain par jour et en frictions sur la langue, apaisa les symptômes avec une étonnante rapidité, puisqu'au cinquième jour d'usage de ce remède, je pus écarter les paupières, visiter l'œil affecté, et faire transporter la malade, sans inconvénient, dans une chambre voisine. Le bourrelet, au centre duquel la pupille se trouvait comme enfoncée, était très-volumineux, d'un rouge intense et parsemé de cinq à six pustules ulcérées ; il y en avait deux, dont les ulcérations confondues s'étendaient en s'élargissant sur la circonférence de la cornée. Au huitième jour, le pouls était un peu plus vigoureux ; il y avait même un peu d'appétit, et les douleurs ne reparaissaient, que lorsqu'on fatigait l'œil en lui faisant supporter une lumière trop vive, quoique les paupières fussent cependant fermées. Un second et un troisième grain furent successivement administrés par sixièmes ; ils procurèrent un tel amendement, que le bourrelet s'affaissa totalement durant leur emploi, et que l'écartement des paupières, au grand jour, n'occasionait qu'une légère sensibilité. L'appétit avait considérablement augmenté, la digestion était devenue facile, et les forces s'amélioraient journellement. Néanmoins, la rougeur existait encore, mais à un plus faible degré, les petits ulcères ne se cicatrisaient pas, et le larmoiement, quoique diminué et moins âcre, ne laissait point que de continuer, lors surtout qu'il était mû par une cause excitante quelconque. Deux nouveaux grains, divisés par cinquièmes, succédèrent sans interruption aux précédens, et ne déterminèrent pas le moindre changement ; quelques points ulcérés s'étendirent même davantage. J'eus alors recours à l'oxide d'or donné de deux jours l'un, sous forme pilulaire , à un douzième de grain et sans préjudice du muriate qui fut reporté à un huitième. Cette heureuse combinaison de moyens de la même espèce , ne tarda pas à déployer une action énergique, qui se manifesta par une accélération notable du mouvement artériel , une augmentation de la chaleur du corps , et un état fébrile de courte durée , vers la fin de la journée. Cet état acquit , petit à petit , plus d'intensité, et finit , après s'être reproduit pendant quelques jours , par produire une fièvre permanente, qui dura près de soixante heures , et se termina par une sueur copieuse prolongée. Il est presque inutile de dire que les remèdes furent alors suspendus , mais ce qu'il est important de noter, c'est que la sueur se reproduisit chaque nuit , durant plus d'une quinzaine ; que, dans le cours de cette période, la rougeur se dissipa , les petits points ulcérés se cicatrisèrent , ne laissant après eux que des traces peu sensibles , et qu'une partie des glandes se dégorgea totalement. Le muriate d'or et l'oxide ont été administrés ensuite séparément, à des époques différentes , après de longs intervalles de repos , et ont produit une guérison que je crois complète.

A ces faits , je pourrais en ajouter beaucoup d'autres , dans lesquels on remarquerait et la même marche et les mêmes résultats , ainsi que la nécessité d'activer l'énergie des préparations d'or, pour opérer plus rapidement la cure d'un symptôme dont le siége n'est pas susceptible de souffrir impunément de longs délais. Mais, en répétant des observations analogues, j'occuperais inutilement l'attention du lecteur, sans rien ajouter à la réalité du principe que j'ai établi, et je lui dois un meilleur compte du temps qu'il emploîra à parcourir ce travail. Il faut néanmoins faire remarquer ici, que l'emploi simultané du muriate et de l'oxide, dans le traitement de l'ophthalmic scrophuleuse, détermine quelquefois un développement considérable de la part des engorgemens glanduleux du cou ou des parties voisines, excite leur inflammation et leur suppuration. Ces phénomènes deviennent constamment un présage certain de la guérison ; et j'ai, en effet, toujours vu l'ophthalmie se disper, lorsque la tumeur glanduleuse commençait à acquérir un certain volume, circonstance qui s'accorde parfaitement avec les observations de M. Baumes, à l'égard de cette affection symptomatique, à quelque traitement qu'on puisse recourir pour la combattre. On sait d'ailleurs, ainsi que l'a enseigné le célèbre Barthez, que lorsque l'état fluxionnaire est arrivé à sa période de fixité, il cède le plus ordinairement aux attractions dérivatives qui s'opèrent dans le voisinage de l'organe fluxionné , lors surtout que la dérivation est suivie elle-même d'évacuations, comme dans les cas où la tumeur vient à suppuration (1). Ce théorème prouvé par les résultats de la pratique , depuis Hippocrate jusqu'aux médecins de nos jours , ne saurait être raisonnablement contesté , et le principe sur lequel il repose , avait maintes fois éclairé le pronostic de Galien, ainsi qu'on en trouve la démonstration dans quelques-uns de ses écrits (2). La teigne , si voisine des scrophules , et plus spécialement encore la teigne scrophuleuse , offrent un exemple convaincant de ce que je viens d'avancer. En effet , on voit souvent , dans les cas ordinaires de cette nature, et constamment dans ceux qui sont compliqués avec le vice scrophuleux , l'éruption à la tête et l'engorgement glanduleux du cou exister à un degré plus ou moins intense , selon la prédominance de l'un ou de l'autre symptôme , ce que l'on ne remarque point par rapport aux divers états des congestions établies sur le tronc et aux extrémités. Il arrive même assez communément , et ma prati-

(1) Voy. l'excellent mémoire de Barthez sur le *Traitement méthodique des fluxions.* Montpellier , chez Sevalle , 1815, 1 vol. in-8.°

(2) Voy. surtout le trois derniers chapitres du *Method. medend.*

que m'a mis dans le cas d'en faire l'observation, que la guérison des croûtes ou des tubercules teigneux par la méthode empirique de l'évulsion, avant la fonte totale des glandes du cou, favorise non-seulement le développement de ces dernières; mais leur imprime un degré d'indolence, auquel il est souvent très-difficile de remédier ensuite. Quelques expériences faites avec les préparations d'or contre cette maladie, me paraissent assez curieuses pour trouver leur place ici, et démontrer que si la teigne n'est pas toujours un symptôme primitif ou consécutif des scrophules, il l'est du moins dans un grand nombre de cas. Mais dans ceux où la maladie se présente avec toute la bénignité dont elle est susceptible, on ne peut s'empêcher de reconnaître une partie des circonstances qui caractérisent la constitution scrophuleuse, et dans leur effet les traces d'une altération bien prononcée des humeurs et d'un ralentissement notable de l'excitabilité vasculaire. Il est certain que si cet ensemble n'est pas le type des scrophules, il indique au moins un état qui a avec elles les plus grands rapports, et doit conduire à de semblables moyens de guérison; car, s'il est en pathologie une échelle de gradation qui rapproche et lie les genres et les espèces, cette échelle doit nécessairement servir à la thérapeutique, ou trouver en elle un point d'appui. Tout échafaudage nosologique qui n'est pas fondé sur un pareil système , n'est composé que de pièces informes et ne saurait se maintenir. Sans entrer dans de plus grands détails , je vais exposer les faits , laissant au lecteur le soin d'en conclure ce qui lui paraîtra juste et convenable.

Une petite fille , appartenant à l'un des gens de M. le général B.**, avait été traitée de la teigne , à Montpellier, par M. le docteur Chrestien, et guérie de cette maladie par le muriate d'or , ou toute autre préparation de ce métal , en frictions sur la langue. Un chirurgien ayant ouï raconter ce fait, entreprit de traiter, par le même procédé, le fils de M. Gallin, orfèvre, atteint d'une semblable affection. Observons que cet enfant avait les glandes jugulaires très-gorgées, les ailes du nez écartées, la lèvre supérieure gonflée et le teint fort pâle. On lui administra quatre grains de muriate d'or divisés en dix-huit, dix-sept, seize et quinze fractions , sans en retirer le moindre effet. Ce petit malade me fut présenté, trois mois environ après la cessation du traitement précité; on me raconta ce qui avait été fait et je n'en persistai pas moins à recourir au même remède, mais à des doses différentes. Je fis diviser le premier grain en dix fractions; et dès la septième dose, les croûtes qui la plu-

part étaient sèches, commencèrent à s'humecter.
Elles tombèrent toutes en peu de jours après
la quatrième prise du second grain divisé en
huit fractions, et laissant à nu des ulcères
granuleux, superficiels, qui fournirent d'abord
en grande abondance une matière sanieuse et
ensuite un pus louable. Tous ces ulcères furent
cicatrisés pendant l'usage du quatrième grain,
réduit à sept fractions, ainsi que le troisième;
et depuis lors, c'est-à-dire, depuis le mois de
mars 1812, il n'a reparu aucune trace de la
maladie : les glandes se dissipèrent totalement, environ deux mois après la cicatrisation des ulcères.

Une demoiselle, âgée de quatorze ans, dont
le père avait succombé à une phthisie pulmonaire de longue durée, dont le grand'père
et les oncles paternels portent des traces irrécusables des ravages du vice scrophuleux,
fut atteinte de la teigne, vers sa douzième
année. Des applications de toute espèce furent
vainement employées d'abord, pour combattre
cette éruption; et l'on croyait en être venu à
bout, après une année passée dans l'emploi
des remèdes de toute espèce, lorsque quelques
glandes jugulaires, légèrement gorgées auparavant, se confondirent ensemble pour former
un paquet indolent assez volumineux. Dès ce
moment, plus de pustules croûteuses sur le cuir

chevelu , seulement quelques écailles furfuracées, que des soins de propreté souvent renou-
velés faisaient disparaître. La tumeur rendant
la jeune personne défectueuse , on chercha à
la dissiper , au moyen des applications fondantes , qui réussirent en partie. Mais, aussitôt que
celle-ci commença à se réduire , les pustules
parurent de nouveau sur le cuir chevelu , s'y
ramassèrent en certains points , et formèrent,
par leur réunion , des ulcères alvéolaires plus
ou moins étendus. Leur suppuration devenant
insensiblement plus abondante , l'engorgement
glanduleux diminua à un tel point , que l'œil
ne pouvait plus l'apercevoir et que le toucher
seul décclait son reste d'existence. Les exutoires , dont on est si prodigue aujourd'hui , furent établis avec une sorte de profusion , sans
arrêter les progrès du mal , qui, à l'époque à
laquelle je fut appelé , s'étaient non-seulement
emparés de presque tout le cuir chevelu, mais
commençaient à gagner le front et les oreilles.
Soit influence de la constitution , de la maladie elle-même, ou du chagrin auquel elle donnait lieu , la malade était tombée dans un état
de faiblesse et d'abattement, qui avait fait disparaître l'appétit , produit la constipation , et
auquel j'attribuai un commencement de bouffissure à la face et aux malléoles. Un grain de
muriate d'or et de soude divisé en dix fractions,

fit renaître l'appétit perdu et procura un peu d'élévation dans le pouls. Sous l'administration des cinq grains suivans, divisés successivement en neuf, huit, sept et six fractions, les forces se rétablirent, les engorgemens glanduleux se dissipèrent, ainsi que les bouffisures, la suppuration diminua notablement, et les cellules alvéolaires se remplirent : un écoulement copieux d'urines et une sueur abondante s'étant simultanément manifestés, je crus devoir attendre leur issue, pour me déterminer à reprendre le fil du traitement, en supposant que cela devînt nécessaire. Les crises précitées ayant continué pendant neuf à dix jours, et s'étant ensuite reproduites à deux ou trois différentes reprises, je pensai que les ulcérations ne tarderaient pas à se cicatriser ; car, j'avais vu d'autres fois, ainsi que je l'ai fait remarquer ailleurs, les affections locales subsister après le traitement, mais guérir ensuite sans secours médicamenteux. Je me trompai dans cette circonstance, et près de deux mois s'écoulèrent, sans que les ulcérations éprouvassent le moindre changement. La prolongation de ce symptôme et l'entier rétablissement des fonctions, firent juger que l'application directe de l'or acheverait la cure. Sept jours d'application de la pommade avec l'or divisé, suffirent, en effet, pour amener la cicatrisation ; les règles cou-

lèrent huit mois après ce traitement et la santé
a été complète depuis lors.

Dans une autre occasion, des frictions faites
avec la pommade aurifique sur des croûtes
teigneuses, ont suffi pour opérer la cure. Il
est vrai que six mois avant l'emploi de ce
remède, la malade, jeune fille de quinze ans
et nubile depuis peu, avait subi un traitement
régulier auquel un chirurgien distingué l'avait
soumise. Mais quels qu'eussent été les bons
effets de ce traitement, et je suis loin de vouloir le nier, ils n'ôtent rien au mérite d'un
procédé tout aussi héroïque, beaucoup plus
doux, moins révoltant, et par conséquent préférable à celui auquel il restait à recourir pour
parvenir à une guérison finale. Dans la plupart des circonstances, les préparations d'or
administrées par la voie de l'absorption, ou par
celle de l'ingestion, ont suffi à la cure de la
teigne faveuse, une des espèces le plus difficile
à guérir. Enfin, dans plusieurs cas, cette maladie a résisté aux médications dont je parle,
comme elle résiste pareillement à d'autres médications, qui n'en jouissent pas moins d'une
confiance bien acquise.

Le fils de M. Boyer, de Colmar, âgé de seize
ans, attaché à une maison de commerce de
Marseille, contracta dans les Alpes, où il est
né, une teigne amiantacée, dont les larges pla-

ques couvraient une partie du cuir chevelu , du front , des joues et de l'épaule droite (1).

(1) La teigne amiantacée n'a pas été exactement décrite par M. le docteur Alibert, qui a été pourtant le premier à la signaler. Il l'a caractérisée par de petites écailles très-fines , etc. M. Pinel a servilement adopté la même description. Je n'ai jamais vu la teigne amiantacée à son début, et il est possible qu'elle soit alors telle que le médecin de l'hôpital Saint-Louis l'a dépeinte ; mais à une époque plus avancée de la maladie, les plaques acquièrent de l'épaisseur , de l'étendue , et se propagent ordinairement à la face. J'ai traité à l'Hôtel-Dieu de Marseille, une jeune fille scrophuleuse , appelée Élisabeth Cayol, chez laquelle cette espèce de teigne avait couvert indistinctement toutes les parties du corps. M. le docteur Louis Valentin, auquel je voulus bien permettre de prendre connaissance de ce cas , en adressa un tableau assez inexact à M. Alibert , lequel lui a donné le nom de lèpre squameuse (Voy. *Description des maladies de la peau* , par Alibert, article *Lèpre*). Cette prétendue lèpre , dont je dirigeai le traitement (circonstance que M. Valentin a jugé à propos d'omettre dans sa note, où il n'est même pas question de moi), céda à l'usage des bains domestiques , qui ramollirent les croûtes, et à des onctions tantôt savonneuses , tantôt simplement huileuses , qui rendirent sa souplesse à la peau. L'arrivée de la menstruation sur ces entrefaites, et son cours régulier depuis lors, prévinrent les rechutes; et c'est probablement au développement de cette fonction, qu'il faut attribuer la guérison de la maladie, bien plus qu'aux moyens palliatifs dont je viens de parler.

Il y avait six mois que le malade était en proie à cette hideuse affection , gagnée à ce qu'on m'a assuré en couchant dans le lit d'un jeune homme qui en était lui-même atteint (1) , lorsqu'il me fut confié par M.ʳ son père. Huit grains de muriate d'or et de soude, divisés en huit , sept et six fractions chacun, déterminèrent la guérison en quarante jours , le traitement en ayant duré pourtant cinquante-cinq. Après l'usage du second grain du triple sel , les plaques de la tête commencèrent à se détacher par petites écailles brillantes et nacrées , et il n'en existait pas la moindre trace après le quatrième. Les plaques du front , de la face et de l'épaule furent plus opiniâtres , et ne se détachèrent qu'avec beaucoup de lenteur. Après la séparation totale des écailles, les parties qu'elles avaient recouvertes restèrent rouges et sillonnées en tout sens ; mais des sueurs nocturnes étant survenues et s'étant prolongées pendant plus d'un mois, la rougeur se dissipa totalement, et ce jeune homme jouit, depuis deux ans , d'une parfaite santé.

Aux cas que je viens de rapporter , touchant

____

(1) On n'est pas encore d'accord sur la contagion de la teigne , et quelques observations isolées me portent volontiers à croire que cette maladie n'est pas contagieuse; mais comme je ne suis ici que narrateur, j'expose les faits tels qu'ils m'ont été présentés.

les bons effets des préparatic   d'or contre la
teigne et surtout contre la teigne scrophuleuse, j'ajouterai le fait suivant, bien digne,
ce me semble, de fixer par son importance,
l'attention des lecteurs, et de figurer, comme
pièce au procès, dans une cause qui a été
jugée avec trop de légèreté; car je ne veux
accuser personne de partialité.

Mademoiselle B.** , âgée de quinze ans, na-
tive de Toulon, où habite sa famille, et pen-
sionnaire dans une maison d'éducation à Marseille, avait eu, dans son bas âge, une teigne
muqueuse qui avait cédé aux soins ordinaires de propreté et au développement des forces. A neuf ou dix ans, elle eut à la tête
quelques croûtes de peu d'étendue, qui furent regardées comme peu dignes de fixer
l'attention, par un homme de l'art expérimenté.
Elles restèrent telles pendant une année ou
environ, et s'étendirent ensuite davantage, en
se multipliant même sur d'autres points du cuir
chevelu. Quelques glandes jugulaires s'étant
alors manifestées, ainsi qu'une légère rougeur
aux yeux, on crut que des exutoires placés
derrière les oreilles pourraient mettre fin à
ces diverses incommodités : on attacha d'autant plus de confiance à l'emploi de ce moyen,
que les croûtes avaient constamment été sèches et que les oreilles avaient autrefois fourni

un écoulement muqueux assez abondant. L'action des exutoires parut produire un bon effet, car la rougeur des yeux disparut (1) , et la plupart des croûtes se détachèrent , laissant en leur place des écailles furfuracées que la brosse faisait tomber , mais qui se renouvelaient presque aussitôt : on laissa sécher les exutoires des oreilles , et on les transporta aux deux bras. A quatorze ans , et après l'usage de quelques bains domestiques, pris par mesure de propreté , les premiers signes de la menstruation se manifestèrent ; quelques gouttes de sang reparurent deux mois après , et annoncèrent plutôt un avortement d'effort que la crise de la nubilité. Peu de temps après cette époque, les croûtes de la tête reparurent sur les points qu'elles avaient abandonnés , les glandes jugulaires qui n'avaient pas tout-à-fait disparu se tuméfièrent davantage, et une tumeur blanche se développa sur le genou gauche. Les croûtes en s'étendant devenaient de plus en plus humides et les parties sous-jacentes fournissaient par la pression , une matière purulente, jaunâtre et d'une odeur nauséabonde ; enlevées, elles mettaient à nu une ulcération superficielle , qui se recouvrait bientôt après

(1) Cette rougeur n'était peut-être qu'accidentelle, et les renseignemens que j'ai eu à cet égard me portent à le croire.

d'une nouvelle couche croûteuse. Appelé sur ces entrefaites , j'eus recours au muriate d'or et de soude frictionné sur la langue , à la dose d'un dixième et successivement d'un neuvième et d'un huitième de grain par jour ; le pouls s'éleva et le suintement précité augmenta considérablement sous les dernières doses du troisième grain. Ayant ensuite porté le remède à un septième et à un sixième de grain par jour , et ayant même soutenu cette dernière dose pendant une quinzaine , je ne remarquai aucun changement dans les phénomènes de la maladie , non plus que dans l'état habituel des fonctions. Abandonnant alors l'usage du triple sel , je le remplaçai par celui de l'or limé , dont j'administrai deux grains par jour sur la langue , un le matin , l'autre le soir. Au neuvième jour , irritation de la langue , gonflement léger et rougeur des gencives ; suspension du remède : au bout de deux fois vingt-quatre heures , salivation douce et inodore. Celle-ci dura neuf à dix jours , pendant lesquels les glandes jugulaires perdirent les deux tiers de leur volume, et le suintement de la tête diminua , au point de devenir presque insensible. L'irritabilité de la langue rehaussée par le mouvement critique et incomplet qui venait d'avoir lieu , ne me permettait plus , du moins pour le moment , de diriger les préparations d'or vers cette partie, et je les portai dans l'estomac : l'oxide à un dixième de grain, uni à l'extrait de gentiane, administré deux et ensuite trois fois le jour pendant un mois,, remplaça la première méthode. Sous ces premières doses, les urines coulèrent copieusement,, les glandes jugulaires disparurent un peu plus tard, et les croûtes se dessechèrent entièrement. Au vingt-sixième d'usage des pilules,, douleurs passagères dans l'hypogastre, rapprochement et propagation de celles-ci vers la région épigastrique le lendemain. Le vingt-huitième, fébricule, diminution des urines dont le passage occasionait une vive ardeur ; le lendemain, fièvre, suppression du remède, et irruption complète des règles, à six ou sept heures du soir : l'écoulement menstruel dura trois jours, et la fièvre se dissipa. Après les règles, retour de l'abondant écoulement des urines, dessication et chute des croûtes teigneuses, laissant après elles des plaques rosacées qui se dissipaient insensiblement, et la peau reprit enfin sa couleur naturelle. Les menstrues reparurent depuis lors périodiquement d'un mois à l'autre, et n'ont plus été interrompues ; mais la tumeur du genou resta stationnaire pendant le traitement, et se dissipa environ deux mois après, sous l'application d'un mélange composé avec une once et demie d'extrait de garou et quinze grains d'or divisé par le mercure. Il est possible , au reste , que la résolution ou la fonte de la tumeur se fût opérée sans secours accessoires , comme je l'ai maintes fois observé à l'égard de certaines affections symptomatiques prolongées au delà du traitement et guéries après lui. Dans l'incertitude de l'événement , je crus ne devoir rien négliger pour obtenir la cure entière , dans un cas surtout qui , par sa nature, se montre si souvent rebelle aux moyens qu'on lui oppose.

Je ne puis cependant me dissimuler que l'application directe de l'or sur certaines intumescences , ne soit un puissant auxiliaire , et n'achève , dans certaines circonstances , ce que le traitement général n'a pu constamment effectuer, quelque parfaite qu'ait été la dépuration qui l'a suivi. Si les succès obtenus à Bologne , par les professeurs Gozzi et Gaëtan-Gandolfi , dans quelques cas d'exostose (1) , ne me donnaient la conviction de ce que je viens d'avancer, je trouverais la confirmation de mon opinion dans les grands effets que j'ai obtenus de ce procédé , par rapport à la cure des goîtres récens. Ce n'est pas que les préparations d'or , administrées par la méthode ordinaire , n'opèrent souvent la guérison en pareil cas , et qu'aux exemples donnés

____

(1) Gozzi , *Ouv. cit.* , *parag.* 18 , *pag.* 10 *et* 11.

par M. le docteur Chrestien (1), je ne puisse en ajouter d'autres ; mais ces guérisons ne sont pas aussi généralement constantes, ou bien sont plus lentes à arriver. J'ai employé huit mois de traitement par l'oxide et le muriate, chez la fille d'un fabricant de chapeaux de la rue de l'Aumône, à Marseille, pour obtenir la cure complète d'un très-petit bronchocèle, tandis que deux ou trois mois au plus m'ont toujours suffi pour la déterminer, en associant l'usage du muriate en frictions sur la langue à l'emploi de l'emplâtre mentionné. Dans une seule circonstance, le muriate seul a opéré la guérison avec une rapidité si extraordinaire, que je la donne comme preuve, mais non pas comme indice des bornes auxquelles on doit s'arrêter dans l'administration du remède.

Une dame, âgée d'environ trente ans, mère de plusieurs enfans et douée de beaucoup d'embonpoint, portait, depuis quelques mois, une tumeur située à la partie latérale droite de la grande thyroïde, et dont le volume s'élevait à celui d'un œuf de pigeon. Cette personne, alarmée d'une incommodité qui menaçait de déparer ses charmes, me demanda un prompt secours : six grains de muriate d'or et de soude

(1) Voy. *Méthode iatraleptique, pag.* 369 *, troisième observation.*

divisés, au début, en sept fractions, et en six, vers le milieu du traitement jusqu'à la fin, suffirent pour faire disparaître cette incommodité désagréable pour tout le monde, et surtout pour un sexe qui n'est souvent heureux que par ses attraits. Il est digne de remarquer que la tumeur se fondit dans l'espace de dix à douze jours et pendant l'usage des dernières doses du remède ; que celles-ci n'avaient procuré, jusqu'alors, le moindre changement ; que vers la fin du troisième grain, il survint une augmentation notable de la chaleur extérieure du corps, avec fréquence et plénitude du pouls ; et que cet état, après avoir duré trois ou quatre jours, fut suivi d'un flux d'urine très-abondant, lequel maigrit un peu la malade, et ne se dissipa que quinze jours après la guérison, c'est-à-dire après le traitement.

A peu près vers la même époque, des crises, analogues à celles que je viens de citer, avaient eu lieu chez une autre dame que j'avais traitée de la même maladie par le même moyen, mais dont la tumeur n'éprouva jamais le moindre changement : il ne m'était pas encore venu dans l'idée d'appliquer l'or sur la tumeur.

Il ne me reste que très-peu de faits remarquables à ajouter à ceux que j'ai exposés jusqu'ici, et j'en ai supprimé un très-grand nombre : ceux que je vais présenter actuellement, ont pour but, 1.º de démontrer que, loin de faire passer certaines tumeurs indolentes à un état alarmant, comme l'a avancé M. le baron Percy, d'après *une expérience seule* et faite même en temps inopportun, les préparations d'or les conduisent, le plus communément, à parfaite guérison, lors même qu'elles ont passé à l'état squirrheux; 2.º de confirmer les observations de quelques praticiens impartiaux, ou de fixer l'attention sur des points indéterminés. Ce n'est pas que M. le docteur Chrestien n'eût déjà donné dans l'*Appendice de sa Méthode ïatraleptique*, des exemples bien avérés de l'efficacité de ses médications dans le traitement des humeurs squirrheuses; ce n'est pas que la plupart de ces exemples n'eussent été constatés par des hommes qui unissent à la probité la plus parfaite, des talens généralement reconnus et qu'ils n'eussent été sanctionnés par un professeur dont l'immense érudition, l'habileté et les qualités personnelles (1) ne contribuent pas peu au lustre dont jouit de nos jours la célèbre Faculté de Montpellier; mais, lorsque l'erreur prend la place de la vérité, on doit annuler les preuves qui viennent à

(1) Voy. la lettre de M. Fages, adressée au citoyen Martin-Choisy, membre de la Société libre des Sciences et Belles-Lettres de Montpellier. (*Méthode ïatraleptique, pag.* 372.)

l'appui de cette dernière , et ne compter pour rien, en les exposant, le faible degré d'importance dont on jouit dans le monde savant. Heureux encore de pouvoir, parmi les observations que j'ai à relater , en citer une qui ne m'est pas exclusivement personnelle , et d'être autorisé à nommer les individus qui sont les sujets de deux autres !

Un chef d'escadron , retiré du service et âgé d'environ quarante-cinq ans , fut atteint , dans son enfance et pendant son adolescence , de divers symptômes scrophuleux. Ceux-ci étaient dans le plus grand développement, lorsque l'individu que je viens de citer, contracta , à dix-sept ans , une maladie vénérienne des plus complètes, qui résista longuement aux moyens employés pour la combattre. Les symptômes scrophuleux s'amendèrent assez notablement sous le traitement anti-syphilitique , quoiqu'ils eussent paru vouloir s'exaspérer pendant les premiers temps de l'affection vénérienne; cependant les tumeurs scrophuleuses et un ulcère de même nature situé au-dessous de la clavicule droite, ne guérirent entièrement que vers l'âge de vingt-un ans. Depuis cette époque jusqu'en 1808, diverses blennorrhagies furent contractées et la plupart traitées au milieu du tumulte des camps; des tumeurs glanduleuses se manifestèrent aussi à diverses époques et sur

différentes parties du corps, notamment au cou,
aux aisselles , et durent leur guérison au bénéfice de la nature, secondé peut-être , par une
vie très-active. Néanmoins , une tumeur blanche
survenue au genou droit, dans le courant de
1799 , avait beaucoup inquiété le malade, en
résistant à des moyens curatifs soutenus , bien
dirigés, et qui ne céda, en 1801 , qu'à l'emploi
des eaux d'Acqui , en Piémont. Vers la fin de
1808 , le scrotum augmenta de volume , sans
pourtant occasioner de gêne et de douleur , et
fit peu de progrès jusqu'en 1810 , qu'il se
développa davantage et commença à offrir de
petits tubercules, dont le nombre et le volume
augmentèrent assez rapidement. Sans entrer
dans de plus amples détails , je me bornerai
à dire que cette affection acquit, en 1813 , un
caractère beaucoup plus grave , lequel rendit
inutile l'application de divers moyens sagement
combinés , et que le malade présentait, en
juillet 1818, les symptômes suivans , lorsqu'il
vint se livrer à mes soins :

Épaississement , volume monstrueux et insen-
sibilité du scrotum couvert d'un très-grand
nombre de tubercules de la grosseur d'une
petite noisette, les uns indolens, les autres
superficiellement ulcérés; tumeur considérable
et indolente , occupant toute la partie droite du
cou, et faisant décrire à la tête un quart de

cercle sur le côté gauche ; tubercules disséminés sur le cuir chevelu et alopécie partielle de ce tégument ; tubercules un peu plus que miliaires isolés sur la langue, la gorge, le voile du palais ; enfin, douleurs articulaires habituellement peu intenses, mais qu'un air froid et humide exagérait.

Il y avait un peu plus de trois mois que le malade avait cessé l'usage des sudorifiques, quand il se présenta à moi, dans la situation que je viens de retracer. J'hésitai un moment, je l'avoue, avant de me décider à entreprendre une pareille cure ; mais, me rappelant les heureux résultats des préparations d'or dans un cas analogue, quoique plus compliqué, et dont M. le docteur Soria avait bien voulu me rendre témoin, je proposai les mêmes remèdes avec une certaine confiance (1).

Dans la vue d'activer l'absorption, en accélérant avec plus de rapidité l'excitation du système vasculaire, dont la faiblesse était démontrée par l'inertie des fonctions et le ralentissement du pouls, je débutai par administrer à l'intérieur l'oxide d'or précipité par la potasse : ce remède

(1) M. Bailly, peintre d'un mérite distingué, qui m'avait amené le malade, fut témoin de l'hésitation que je mis à m'en charger, après les vaines tentatives opérées par plusieurs médecins à talent ; cet habile artiste a également été témoin du succès.

fut d'abord employé seul et à un sixième de grain par jour, dans la mie de pain. Il produisit l'effet que j'en avais attendu : le pouls ne tarda pas à s'élever, la chaleur du corps à augmenter, l'appétit à se rétablir en partie, et les urines à devenir plus abondantes et citrines. Je crus dèslors pouvoir recourir, avec plus de sûreté, au muriate triple en frictions sur la langue, et je ne tardai pas effectivement à m'apercevoir qu'il commençait à agir, d'une manière sensible, sur l'ensemble de l'économie. Son usage, accompagné au début, de celui de l'oxide, et bientôt après, totalement isolé, fut continué pendant cinq mois consécutifs, à des doses variées, c'està-dire, élevées ou abaissées, selon que les circonstances et le degré de développement de l'excitation l'exigeaient. Vers la fin du premier mois de l'emploi de cette préparation, les urines coulèrent très-copieusement, et les douleurs articulaires se dissipèrent; il ne se présenta néanmoins rien de remarquable, jusque vers le milieu du troisième. A cette dernière époque, le malade éprouva, chaque soir, de légères horripilations et un sentiment de pression à la région précordiale : ces deux sensations étaient de courte durée et constamment suivies d'une douce moiteur, qui durait environ trois heures, et se renouvelait vers le milieu de la nuit. Les horripilations et la pression sus-mentionnée cessèrent de paraître au bout de huit à neuf jours ; mais la moiteur devint constante, se prolongea un mois au delà du traitement, et se transformait même en sueur assez abondante, dès que le malade se livrait à la marche ou à un exercice soutenu. A dater de l'invasion de ce mouvement critique, qui ne porta aucun préjudice au cours des urines, la tumeur du cou commença à se résoudre et parvint rapidement à guérison ; les tubercules de la gorge, de la langue, du cuir chevelu se dissipèrent insensiblement ; les ulcères du scrotum se desséchèrent, et celui-ci perdit un bon tiers de son volume. A la fin du cinquième mois, il survint un peu de phlogose à la langue et aux parties voisines : forcé de suspendre le remède, j'attendais le moment propice à sa reprise, quand un suintement limpide s'établit tout à coup au scrotum, dissipa les noyaux tuberculeux qui y existaient encore, et ramena cette partie à sa forme et à son volume primitif. Le malade jouit, depuis ce moment, d'une santé parfaite.

L'entière guérison de l'individu dont je viens de retracer fidèlement l'histoire, est-elle assez constatée par la disparition progressive des phénomènes qui la constituaient ? Ou bien, doit-on encore la mettre en doute, vu le peu de temps (un peu plus d'un an) qui s'est écoulé depuis qu'elle a eu lieu ? Je me déclare pour l'affirmative, en me fondant, d'une part, sur cette espèce d'intuition empirique qu'une assez longue pratique donne le plus ordinairement, et de l'autre, sur l'absence totale d'incommodités, circonstance dont le malade ne s'est aperçu que depuis le traitement que je lui ai fait subir. La guérison d'un éléphantiasis obtenue par don Soria, à l'aide du même remède, confirme encore mon sentiment et prouve que ce qui guérit le plus, peut également guérir une modification de la même espèce : j'apprends aussi de bonne part, que l'exemple fourni par le docteur Soria, n'est pas l'unique de ce genre (1).

Madame Anthoine, âgée de quarante-cinq à cinquante ans, portait depuis plusieurs années une tumeur indolente très-volumineuse,

(1) Le docteur Alvarez, médecin pour les épidémies aux îles Canaries, a retiré un grand avantage du muriate d'or et de soude dans le traitement d'un éléphantiasis ; il a employé le remède à l'intérieur et en onguent. Il se loue aussi extrêmement de ce remède pour la guérison des maladies syphilitiques. Voilà, diront les critiques, des faits qui viennent de bien loin ! J'en conviens, et c'est en partie pour cela que je les cite de préférence, puisqu'on ne peut soupçonner les expérimentateurs d'un certain enthousiasme, disons plus, d'une certaine prévention, que des rapports de coterie ou d'entreprise littéraire peuvent rendre suspects.

occupant les régions antérieure et latérales du genou , et s'étendant même en dessus et en dessous de ces parties , c'est-à-dire ; à la cuisse et à la jambe. M. le professeur Fodéré , exerçant alors la médecine au Martigues , pays de la malade , tenta vainement la fonte de cette tumeur , qui finit par abcéder et donner lieu à un ulcère dont les progrès furent effrayans. La maladie menaçant de se propager à la cuisse , Madame Anthoine se décida , il y a un peu plus de cinq ans , à venir consulter à Marseille. Feu M. Bertrand ; chirurgien , auquel elle s'adressa, ayant jugé convenable de ne rien entreprendre sans l'avis de deux de ses confrères , M. le docteur Moulaud , chirurgien en chef de l'Hôtel-Dieu , et moi fûmes choisis pour la consultation. Après avoir reconnu un très-grand délabrement dans toutes les parties voisines de l'articulation , une altération considérable des ligamens , des capsules , la carie de la rotule , une suppuration ichoreuse , des douleurs lancinantes , la fièvre lente et le développement d'un chapelet glanduleux qui s'élevait jusqu'au pli de l'aine , nous décidâmes l'emploi des préparations d'or, et l'amputation , si l'usage de celles-ci n'était suivi d'une prompte amélioration. Il fut convenu que l'or serait d'abord pris intérieurement , à l'état d'oxide , à très-petites doses, et que l'on passe-

rait ensuite au muriate triple en frictions sur
la langue; que l'ulcère serait pansé avec un mélange d'or divisé et d'axonge, et que l'exécution de ce traitement serait confiée à M. Lafosse,
chirurgien ordinaire de la malade, au Martigues. Les bons effets de l'oxide ne tardèrent
pas à se manifester; l'amélioration s'accrut assez
rapidement; la fièvre lente se dissipa. (On
passa aux autres préparations d'or.) L'os affecté s'exfolia, sans doute insensiblement, et
la malade obtint, en huit ou neuf mois, une
guérison d'autant plus parfaite, qu'elle est confirmée aujourd'hui par quatre années d'une
brillante santé.

Le sieur Turc, porte-faix, âgé d'environ
trente ans, n'ayant jamais contracté de maladie vénérienne d'aucune espèce, fut atteint,
en janvier 1814, d'un léger gonflement au testicule droit, sans cause préalable connue. Ce
gonflement augmenta petit à petit, et s'accompagna ensuite de douleurs lancinantes, d'abord
éloignées, mais qui se rapprochèrent insensiblement et finirent par ne plus donner de relâche. Le scrotum s'enflamma, abcéda, s'ouvrit
dans deux points différens, et donna issue à une
petite quantité de pus. Le malade n'éprouva
aucun soulagement de cette terminaison inflammatoire, et me fit appeler dans le courant de
juin suivant. Je trouvai alors le testicule gros

comme le poing, très-dur , ayant contracté une
forme à peu près triangulaire. Cet organe était
libre dans le scrotum , et il était évident que
les points de suppuration étaient bornés aux
tégumens. Le cordon était très-gorgé , comme
bosselé , ne supportant le toucher le plus léger,
qu'en procurant une douleur très-vive. Le bas-
ventre était affaissé et tourmenté par des douleurs atroces ; la peau était sèche , rugueuse ;
elle offrait un aspect légèrement plombé. Le
pouls était petit , fréquent , irrégulier. Il y avait
inappétence , insomnie et constipation. La réunion de tous ces symptômes , déjà vainement
combattus par un chirurgien expérimenté , me
donnait l'idée d'une affection squirrheuse dont
les progrès me paraissaient fort alarmans. Les
succès retirés des préparations d'or par M. le
docteur Chrestien , dans des maladies analogues, me déterminèrent à les employer dans
ce cas , sans perdre de vue néanmoins les
moyens généraux exigés par l'exaspération des
symptômes. En commençant l'emploi du muriate d'or en frictions sur la langue à un douzième de grain par jour , je mis le malade à
l'usage du petit-lait pour boisson , des bains de
siége , matin et soir , d'une émulsion tirée des
semences froides dans une infusion de laitue
(émulsion qui était prise au commencement
de la nuit), et de quelques cuillerées d'huile

d'amandes douces dans la journée, pour faciliter les selles, attendu que les clystères ne pouvaient être supportés. Je ne ne retirai pas d'abord un grand avantage de la réunion de ces moyens ; mais, vers le onzième jour, les douleurs du bas-ventre, la sensibilité et le volume du cordon spermatique eurent sensiblement diminué, et le malade jouit de quatre heures consécutives de sommeil pendant la nuit qui suivit ce jour-là. Cette aurore de succès soutenue le lendemain, me fit passer à un dixième de grain, par jour ; de muriate d'or et de soude: dès-lors le soulagement augmenta, et le dix-neuvième, à commencer du traitement, le bas-ventre n'éprouvait plus de sentiment douloureux. Le cordon était uni, moins sensible, quoique encore un peu gorgé. Les douleurs lancinantes du testicule étaient plus éloignées et le malade dormait une partie de la nuit. Suppression des bains de siége, du petit-lait, de l'émulsion et de l'huile ; car, il ne faut jamais rendre douteux l'effet du remède principal. Le vingt-troisième jour, les douleurs du testicule étant tolérables et le cordon ne conservant que bien peu de sensibilité, j'administrai un troisième grain divisé en huit fractions ; après celui-là, j'en administrai encore quatre autres, deux divisés en six et deux en quatre. Après l'usage du troisième grain, le cordon avait repris son calibre naturel et le testicule n'était seulement plus douloureux, mais pouvait être manié facilement; il se dégorgea enfin insensiblement, et reprit sa forme et son volume ordinaires pendant le restant du traitement, dont la durée fut de cinquante jours. Après la vingtième friction, le pouls qui auparavant était petit, fréquent, irrégulier, se développa et se régularisa ; l'appétit commença à revenir et augmenta de jour en jour jusqu'à la trentième. Depuis la trentième jusqu'à la quarantième, la peau reprit sa couleur et sa souplesse naturelles, et toutes les fonctions se régularisèrent parfaitement ; l'appétit seul devenu pressant était presque incommode. Depuis la quarantième jusqu'à la cinquantième, augmentation notable de la chaleur à la superficie du corps et coloris très-prononcé de la face ; prurit passager au bas-ventre et aux membres abdominaux. Ce prurit augmenta après le traitement et fut remplacé, au bout de huit jours, par une éruption de pustules très-rapprochées, qui occupaient les parties précitées : ces pustules suppurèrent fort légèrement, et disparurent tout-à-fait dans un peu moins d'une quinzaine de jours.

Il est difficile d'observer un état d'irritation plus exaspéré que celui auquel le dernier malade mentionné était en proie, lorsque j'entrepris son traitement, et le lecteur pourra juger

si le remède augmenta ou diminua cet état. On
objectera peut-être que, loin d'attribuer ici
aux préparations d'or la modification des symptômes et la guérison de la maladie, on pourrait,
tout aussi naturellement, les rapporter aux effets
des boissons adoucissantes, des bains de siége,
des calmans et autres moyens analogues, employés concurremment avec le triple sel. Mais,
indépendamment du peu de durée de ces moyens
réclamés par la véhémence et l'atrocité des souffrances, avant que l'or, donné à petites doses,
eût pu les atteindre et les atténuer, il ne faut
pas oublier que leur suppression eut lieu, dès
que les douleurs commencèrent à devenir tolérables ; et, quoique la cause dépendante de la
lésion organique subsistât dans toute son inté-
grité, il ne faut pas oublier surtout, que les
symptômes généraux ne se dissipèrent, que les
organes affectés ne reprirent leur forme, leur
volume et leurs fonctions, que lorsque l'action
excitante du triple sel eut été établie. On pourra
bien, car il faut tout prévoir, demander comment il se fait qu'une médication naturellement
excitante, n'ait point propagé, dans le cas précité, son action sur les nerfs de la partie affectée,
et n'ait entretenu ou exaspéré son irritation. Je
répondrai que cette substance, jouissant d'une
vertu occulte, a agi, d'abord directement, sur
le principe morbifique, en a modifié et altéré

la nature, l'a rendu, sans doute, plus diffusible, a affaibli sa concentration, et l'a expulsé, en augmentant l'énergie des propriétés vitales par les émonctoires que j'ai mentionnés. Cette théorie, la plus raisonnable à mon avis, peut être justifiée par les résultats de l'expérience, dans une foule de circonstances où les effets apparens d'un remède semblent en opposition avec les symptômes consécutifs de la maladie. C'est aussi dans des vues analogues, que toutes les fois qu'on ne peut se livrer à une méthode naturelle de traitement, c'est-à-dire, qu'on ne peut guérir une douleur violente, en secondant les effets de la nature, on cherche à déterminer une irritation révulsive très-étendue, comme l'a enseigné Barthez, et comme le pratiquent journellement les médecins instruits. Quoi qu'il en soit de ces raisonnemens ou de ces spéculations, les faits n'en sont pas moins établis, et c'est principalement sur eux que je me fonde, pour détruire une assertion dont le vague doit se perdre dans les motifs où elle a pris sa source. Le fait suivant, difficile à caractériser, vient encore à l'appui des principes que j'ai avancés ; car, soit qu'il dépendît d'une lésion des fonctions de la fibre musculaire, d'un élément rhumatique ou d'une affection particulière des membranes muqueuses de l'appareil urinaire et des intestins, le produit de sa cause et sa cause elle-même n'ont cédé qu'à la révulsion provoquée par le traitement.

M. ***, âgé de quarante-deux ans, sec, pâle et châtain, ayant eu des symptômes de scrophules dans son enfance, jouit d'une bonne santé, depuis l'âge de quatorze ans jusqu'à celui de dix-sept, époque à laquelle il contracta une blennorrhagie. Cette maladie fut traitée méthodiquement en un peu moins de deux mois. A l'âge de vingt ans, il ressentit des douleurs à l'hypochondre droit, lesquelles se terminèrent par une tumeur sur cette région ; cette tumeur vint lentement à suppuration et ne pénétrait pas, à ce qu'il paraît, au delà du tissu cellulaire. A l'âge de vingt-six ans, nouvelle blennorrhagie traitée méthodiquement et guérie en un peu moins de temps que la précédente. Un an et demi après la guérison de ce dernier écoulement, il survint des douleurs articulaires, peu vives à la vérité, mais fort incommodes ; celles-ci se soutinrent pendant un an, au même degré, et disparurent ensuite petit à petit, dans l'espace de cinq à six mois. A l'âge de trente-un ans, douleurs sourdes dans la région hypogastrique, accompagnées du resserrement de cette partie et d'un peu de constipation. Ces douleurs et cette constriction augmentèrent ensuite ; et depuis l'âge de trente-deux ans jusqu'à celui de quarante-deux, M. *** fut tourmenté par des alternatives d'incontinence et de suppression du flux urinaire ;

tantôt, il éprouvait une tension douloureuse du bas-ventre, et alors, les urines coulaient facilement; tantôt, au contraire, cette excrétion était laborieuse, et il y avait alors souplesse dans tout l'abdomen. Une chose remarquable, c'est que l'appétit subsistait dans ces différens états ; à moins qu'une profonde morosité ne s'emparât du malade et ne le rendît inaccessible à toute espèce de sensation agréable pendant sa durée. Il serait inutile de rappeler ici les différens remèdes que les médecins les plus distingués de la capitale et ceux de Marseille, employèrent contre cette affection. Il me suffira de faire observer, que les moyens médicamenteux les plus salutaires furent ceux qui augmentèrent la transpiration et poussèrent doucement à la peau. Les préparations d'or, comme le démontrent les histoires précédentes, jouissent surtout de cette propriété; et de tous les remèdes connus et susceptibles de produire cet effet, il n'y avait peut-être que celui-là qui n'eût pas été employé. J'avoue franchement qu'en les mettant en usage, je me conduisis bien plus d'après la simple analogie, que d'après les idées que j'avais conçues de la maladie. L'état du pouls n'annonçait point de faiblesse, et à l'excrétion des urines près, toutes les fonctions s'opéraient bien, ce qui me détermina à ménager les premières doses du remède. Le premier grain fut divisé en quinze fractions, et celles-ci n'étaient pas encore achevées , que sans ressentir du soulagement dans son état , le malade m'avoua éprouver une hilarité qui , depuis long-temps , lui était inconnue. Ce sentiment en se prolongeant pendant la durée du traitement, acquit plus de développement sous l'administration du second grain , divisé en quatorze prises. Le troisième le fut en treize , et parut amener un peu plus de régularité dans les fonctions des organes excréteurs des urines. Ce mieux-être se fit encore plus distinctement apercevoir , pendant l'emploi du quatrième grain , divisé en douze fractions. Pendant l'emploi de ces dernières doses , il survint un catarrhe cérébral , qui me fit suspendre le remède durant dix jours. Je le fis reprendre ensuite à un onzième de grain par jour , et le continuai à un dixième. Les symptômes s'amendèrent progressivement pendant leur emploi, qui s'accompagna , chaque soir , d'une élévation sensible dans le pouls, de chaleur et d'une douce moiteur , laquelle se prolongeait une partie de la nuit et de la matinée ; les urines avaient repris leur cours naturel pendant l'usage du septième grain, divisé en dix fractions comme le précédent , lorsque la fièvre se prononça , dura pendant deux jours, et se termina par l'éruption d'une grande quantité de boutons phlegmoneux, qui couvrirent le bas-ventre et une partie des cuisses. Je cessai dès-lors l'usage du triple sel, qui produisit une guérison radicale , soutenue depuis sept ans.

L'action bien prononcée des préparations d'or sur le système artériel, d'où il propage ses effets ultérieurs , les heureux résultats obtenus dans le traitement de certaines maladies lymphatiques , me firent présumer que ces préparations pourraient être employées avec avantage contre différentes espèces de cachexies, et notamment dans celles qui sont caractérisées par l'infiltration du tissu cellulaire, ou la collection des liquides séreux épanchés dans les cavités torachique et abdominale. Quelques tentatives faites à cet égard, eurent plus ou moins de succès et tendirent à prouver que M. le baron Percy n'a point mis de l'exagération , lorsqu'il a avancé, avec une sorte d'enthousiasme inspiré par la force de la vérité , que l'or jouit, par rapport à l'économie, d'une action et d'un pouvoir dans lesquels la médecine peut trouver de grandes ressources. Mes premiers essais se dirigèrent sur un maître-maçon , âgé de cinquante-cinq ans , atteint d'une anasarque commençante , et qui s'était livré jusqu'alors à tous les genres d'excès. Je parvins, au moyen de quatre grains de muriate d'or et de soude , divisés en huit, sept, six et cinq fractions , à relever ses forces fort abattues , à augmenter considérablement le cours de ses urines, et à dissiper par l'augmentation de cette excrétion , l'engorgement séreux des membres inférieurs , des hanches , du dos et la bouffisure de la face. Des écarts dans le régime firent rechuter cet homme, trois mois après la guérison des symptômes précédens , et il succomba à une affection semblable, contre laquelle l'or et les autres moyens thérapeutiques furent vainement mis en pratique. Si , dans des cas de même nature , je n'ai obtenu que des amendemens plus ou moins marqués, plus ou moins prolongés, j'y ai constamment acquis la preuve des bons effets du remède, et j'ai toujours eu à regretter de n'avoir pu en faire l'application assez tôt (1). Dans une autre circontance, j'ai obtenu une guérison complète et confirmée , aujourd'hui , par six ans d'une santé que les progrès avancés de l'âge n'ont aucunement altérée : cette observation est trop importante pour ne pas trouver ici sa place.

Un de mes amis, âgé de soixante ans, adonné

(1) J'apprends tout récemment que M. le docteur Chrestien a guéri une jeune fille ascitique par cause scrophuleuse , en lui faisant prendre le muriate d'or et de soude en dissolution. M. le docteur Delafield a aussi guéri à New-Yorck , une hydropisie par le muriate en frictions sur la langue.

à la bonne chère et ayant été atteint d'une affection dartreuse dans son moyen âge, éprouvait
depuis le milieu de l'automne de 1813, de l'oppression quand il montait un escalier, ou qu'il
marchait pendant un peu trop long-temps. Il
se couchait pourtant librement sur tous les côtés de la poitrine, et n'éprouvait aucune autre
espèce d'incommodité. Dès l'arrivée des premiers
froids, l'oppression augmenta au point que le malade ne pouvait faire le moindre mouvement
sans éprouver beaucoup d'essouflement; il n'était
bien, disait-il, que dans son fauteuil ou dans
son lit. L'appétit qui se soutenait au milieu de
cela, éloignait de lui toute idée de régime et de
traitement. Il en commença plusieurs et n'en
continua aucun; homme d'esprit, il plaisantait
de tout avec agrément, et spécialement de la
médecine, contre laquelle la lecture des écrits
de Montaigne lui avait donné de la prévention (1). Son état empira cependant : l'appétit

____

(1) Montaigne, écrivain si judicieux d'ailleurs, ne
pardonnait pas à la médecine de n'avoir pu le guérir
de la pierre. Molière et J.-J. Rousseau ne se sont élevés
contre cette Science, que parce qu'ils étaient l'un et
l'autre atteints de maux dont la guérison était impossible. Le dernier était pourtant revenu de ses préjugés,
et confessait hautement, sur ses vieux jours, que s'il
avait à réimprimer ses ouvrages, il en ferait disparaître
ce qu'il y avait dit contre les médecins.

diminua; il survint une toux séche; les pieds,
les mains, la face se bouffirent, et le pouls devint
petit et intermittent. Sa fille, femme extréme-
ment aimable, justement alarmée, ne put jamais gagner sur lui de faire quelques remèdes.
« Donnez-m'en, disait-il, qui flattent mon pa-
» lais ét mon odorat, et je condescendrai à vos
» desirs. » Ces refus désespérans de la part
d'un homme à qui je suis sincèrement attaché,
m'affligèrent beaucoup et me firent naître l'idée
de lui administrer les préparations d'or, bien
propres, ce me semblait, à exciter chez lui,
comme cela était arrivé à l'égard de presque
tous les malades que j'avais traité par cette méthode, une augmentation de tonicité susceptible de dégager l'organe pulmonaire que je
soupçonnais œdématié. Il reçut ma proposition
en riant, et promit de se conformer à mes avis;
je commençai de suite, avec autant d'intérêt que
d'incertitude, le traitement ci-après:

1.° Un dixième de grain d'oxide d'or par la
potasse, sous forme pilulaire, pris en deux
doses, l'une le matin, l'autre le soir, et sur
chacune desquelles on avalait une tasse de
thé bien sucré; 2.° une heure après le repas
du milieu de la journée, un huitième de grain
de muriate d'or et de soude, frictionné sur la
langue; 3.° pour calmer les effets de la toux,
on donnait de temps en temps une cuillerée

à bouche d'un look préparé avec le mucilage de semences de coings , extrait dans l'eau distillée de roses , et édulcoré avec une suffisante quantité de sirop de fleurs de violettes. Au septième jour de ce traitement , le pouls commença à se relever et les intermittences à s'éloigner. Le malade rendit, le matin, trois ou quatre crachats brunâtres , et éprouva du soulagement dans la journée. L'expectoration reparut le lendemain et le surlendemain à la même heure , avec un peu plus d'abondance. Le dixième jour, augmentation de la chaleur du corps , pouls plein sans intermittence , expectoration plus facile que les jours précédens et se renouvelant plusieurs fois dans la journée , diminution de l'oppression , appétit vif. Cet état se continua jusqu'au quinzième : ce jour-là , presque point de toux et peu d'expectoration , celle-ci blanche et visqueuse ; chaleur du corps un peu plus intense que les jours précédens. Urines copieusés pendant la nuit, et dans lesquelles nageaient des follécules détachés les uns des autres. Le seizième , diminution considérable de l'oppression et de la bouffisure de la face et des mains ; abondant écoulement des urines , semblables aux précédentes ; sentiment de chaleur insolite dans l'épigastre. Cet état de choses continua jusqu'au vingt , époque à laquelle il survint de légères douleurs à l'estomac , qui me forcèrent à supprimer l'oxide. Le dix-huitième , la bouffissure de la face et des mains avait totalement disparu , celle des pieds était beaucoup diminuée. Le vingt-deuxième , les urines, toujours copieuses , ne charriaient plus les matières dont j'ai parlé ; l'oppression ne se faisait presque plus ressentir , ainsi que les douleurs dans l'estomac. Le vingt-cinquième, tous les symptômes ayant disparu , les frictions furent supprimées et la santé fut depuis lors rétablie.

Ici finit la série des observations et des réflexions que j'avais à présenter sur les effets des préparations d'or dans le traitement de différentes maladies. Il en résulte : 1.º que tous les remèdes de ce genre , introduits dans la pratique de la médecine par M. le docteur Chrestien , jouissent , à un degré plus ou moins énergique, d'une grande efficacité contre les diverses espèces d'affections syphilitiques , contre les scrophules , et qu'ils peuvent , d'après l'induction et l'expérience , être employés avec avantage dans une foule d'autres cas ; 2.º qu'ils possèdent toute l'efficacité du mercure , sans en avoir les inconvéniens ; 3.º que l'or divisé par le mercure agit avec plus de lenteur et est infiniment moins excitant que l'oxide et le muriate ; 4.º que le muriate a une action plus soutenue , plus uniforme que l'oxide donné intérieurement ; 5.º que l'ingestion de celui-ci détermine des effets prompts, et devient par là même, lorsque le cas le réclame, un puissant auxiliaire du précédent ; 6.º que l'or, à l'état métallique et limé aussi finement que possible, jouit d'une activité très-prononcée, et ne doit être administré qu'avec prudence, surtout chez les individus facilement irritables ; 7.º que l'or divisé doit être spécialement appliqué, en raison de sa bénignité, sur les surfaces dénudées des membranes qui les protègent, comme sur les plaies et les ulcères ; 8.º enfin, que les insuccès et les désordres qu'on a attribués à ces médications, doivent être uniquement rapportés, ainsi que je crois l'avoir démontré, aux méthodes vicieuses que l'on a suivies en les administrant.

En publiant ce travail, j'ai moins écouté le penchant secret qui nous porte à faire connaître nos succès, que l'ambition de servir la science et l'humanité, de détruire des préventions établies sur de fausses inductions, et de ramener à des principes plus exacts, des médecins estimables, dont le jugement a porté sur des expériences susceptibles d'être rectifiées. Si la nature du sujet a parfois donné à mes expressions une tournure assez vive, je prie le lecteur de ne voir dans ces passages, que l'entraînement d'un homme dominé par l'amour de la vérité, et qui n'a jamais eu en vue de blesser personne. Peut-être aurais-je pu m'abstenir, dira-t-on, de relever quelques phrases piquantes, disons mieux, déplacées et échappées à l'Académie des Sciences. Mais ces phrases, en jetant du ridicule sur la méthode que je préconise, fournissaient à la malignité une arme qu'il importait d'émousser : que n'a-t-on évité de recourir à de pareils moyens ! Ceux de la raison doivent seuls être mis en usage, quand on s'en rapporte sincèrement à la décision du public, et surtout à celle des gens de l'art. C'est spécialement à ces derniers, que je présente cet ensemble de faits. S'ils veulent y joindre, en attendant que M. le docteur Chrestien publie ses observations, les nombreuses expériences faites et publiées en Italie, par M. Gozzi, répétiteur de matière médicale à l'Université de Bologne; celles qui sont renfermées dans le journal d'Hufeland; le rapport de M. le doct.ʳ Delafield, publié dans le journal de médecine que rédige M. le docteur Félix Pascalis, à New-Yorck, et que j'ai ajouté à la fin de la première partie de ce mémoire; les résultats des expériences faites en Suède, par le docteur Odhélius; en France, par le savant et modeste professeur Fodéré; les observations que M. le docteur Destouches a soumises à la Faculté de médecine de Montpellier, etc.; ils trouveront aisément à se convaincre de l'efficacité et de l'innocuité des nouvelles formes données par M. le docteur

Chrestien , à une substance dont l'introduction dans l'économie , n'était pas autrefois sans obstacle ou sans danger (1).

La science de la médecine pratique est toute fondée, sans doute, sur les produits de l'application des diverses méthodes au traitement des maladies; mais ces méthodes ne sauraient rien indiquer de précis, si elles n'étaient dirigées par cet esprit de philosophie, qui, en coordonnant les faits entre eux, les considère ensuite sous tous les rapports imaginables. Les découvertes sont souvent peu de chose par elles-mêmes; la manière d'en conduire les progrès, selon les règles de la saine doctrine, en détermine seule la valeur. C'est spécialement dans l'emploi des remèdes dont les vertus ne sont pas encore généralement établies, que les principes précédens doivent être rigoureusement suivis. En les adaptant, comme je crois l'avoir fait, à l'usage des préparations d'or, on arrivera immanquable-

(1) Je dis sans obstacle ou sans danger, parce que les préparations d'or antérieures à celles dont on doit *l'invention* à M. Chrestien , ne pouvaient parvenir dans le torrent circulatoire, ou agissaient violemment sur les membranes de l'estomac et des intestins : tel était , parmi ces dernières , l'or fulminant, auquel Boërhaave fut obligé de renoncer, parce que cette substance produisait des superpurgations et de fortes douleurs d'entrailles.

ment aux fins que je me suis proposées, et que je crois avoir démonstrativement atteintes. Si des expériences tentées dans un esprit différent et d'après une méthode inverse , ont été parfois couronnées d'un succès complet et ont presque toujours obtenu des demi-succès à un terme précoce , que n'a-t-on pas à attendre , en s'assujettissant à une marche plus rationnelle ! Puissent les faits que j'ai réunis dans cet écrit, contribuer à mettre les praticiens sur la voie , dissiper les incertitudes , et confirmer les motifs de confiance qui militent chaque jour , de plus en plus , en faveur d'un moyen thérapeutique dont les succès cessent d'être douteux ! Si mes efforts ne sont pas perdus, si le temps présent n'abandonne pas à l'avenir un secours dont l'humanité a à retirer d'immenses avantages , j'aurai reçu la seule récompense que j'ambitionne et dont je suis uniquement jaloux.

FIN.

RAPPORT

Fait a l'Académie des Sciences, sur les observations qui lui ont été transmises par M. Chrestien.

Monsieur le docteur Chrestien, médecin à Montpellier, adressa, il y a déjà long-temps, à l'Académie, cinq volumineux cahiers remplis d'observations et de faits relatifs aux propriétés médicales des préparations d'or et de l'or en nature, et la Compagnie nous nomma MM. Deschamps, Thénard et moi, pour lui faire un rapport à ce sujet.

L'indispensable nécessité de faire de notre côté des recherches et des expériences propres à nous éclairer sur une matière d'un si grand intérêt, nous justifie du retard qu'a éprouvé le compte que nous avions à rendre. M. Chrestien a employé plus de vingt années à mûrir ses idées, à multiplier ses essais, et à suivre les effets du remède qu'il a soumis à l'examen de l'Académie. Nous devions aussi être long-temps à vérifier son opinion et à confirmer les résultats pratiques dont il a présenté une série si considérable ; ce travail devant surtout avoir lieu dans des circonstances qui, plus d'une fois, en ont forcément interrompu le cours.

Nous ne dirons pas avec Voltaire, que faire dépendre de l'or la santé des hommes, ce serait combler le malheur du pauvre qui n'en a point. M. Chrestien, aussi humain, aussi philantrope, que médecin habile et instruit, ne prétend pas avoir écrit pour les riches seulement. Nous verrons que toutes les classes de la société pourraient participer, sans de trop fortes dépenses, aux bienfaits de ses médications, s'il était bien prouvé qu'elles dussent, plus sûrement et plus promptement que les autres, rendre la santé, plus précieuse cent fois que le plus précieux des métaux.

Ce médecin semble avoir été tenté de donner pour nouveau, et comme une découverte qui lui appartenait, l'emploi de l'or dans le grand nombre de maladies qu'il a traitées et conseillé de traiter avec cette substance; mais, sans doute, qu'il n'avait voulu parler que des préparations qu'il a indiquées ou perfectionnées (1): car, de tout temps, on a essayé de recourir à ce moyen, que l'on croyait devoir être plus efficace, parce qu'il est plus cher; et il en fut de même des perles et de toutes ces productions rares, que le luxe et les préjugés orientaux voulurent convertir en médicamens.

Les Arabes en particulier mirent à la mode cette fastueuse médecine qui, de leurs livres, passa dans les nôtres, et de leur pays arriva par l'Espagne et l'Italie, chez nos ancêtres, dont ils furent long-temps les seuls guides. Ce fut là que les alchimistes, regardant l'or comme le fils et l'émanation du soleil, qui, disaient-ils, est le cœur du monde, trouvèrent que, pris intérieurement, il devait purifier le cœur de l'homme: absurdité qui, dans la suite, dirigea les méditations d'une foule de médecins de bonne foi, et les spéculations de beaucoup d'empiriques artificieux, vers un remède dont le nom et la valeur devaient si facilement en imposer au public.

(1) M. Chrestien n'a pas donné comme nouveau l'emploi de l'or; il a seulement donné ses préparations et sa méthode comme nouvelles: qu'on fouille les écrivains et les formulaires de tous les temps, et que l'on juge si le praticien de Montpellier s'est approprié la découverte d'autrui.

Quelques-uns imaginèrent de faire avaler de l'or à certains animaux, dont ils faisaient manger ensuite la viande à leurs malades. ils prétendaient que des chapons nourris avec de la chair de vipère et de l'or, pouvaient guérir les maux les plus désespérés. Louis XI essaya de ces moyens singuliers; mais il ne s'en trouva pas mieux, que du sang tiré à de jeunes enfans, que Loytier lui avait fait boire. L'or étant d'ailleurs devenu extrèmement rare, son ingestion tomba en discrédit; et, malgré l'éloge excessif qu'en avait fait le médecin écossais Archibald Pitcarn, en 1709, époque si désastreuse pour la France, personne n'en mangeait plus, lorsque le général Lamotte s'avisa d'en faire boire. Qui est-ce qui n'a pas connu l'élixir de ce noble aventurier? La teinture d'or d'Helvétius et l'or potable de Mlle de Grimaldi, n'en diffèrent que par l'addition d'un peu d'huile essentielle de romarin.

Il n'y eut bruit en Europe, que des gouttes du général Lamotte. Le pape d'alors, ayant consulté Chirac, pour la podagre qui le tourmentait depuis long-temps, on décida à la Cour que c'étaient des gouttes qu'il lui fallait, et Louis XV lui en fit porter à Rome deux cents bouteilles, qui ne le rendirent pas plus sain. Le roi de Prusse, qui en avait fait acheter à Paris, n'en tira pas plus de fruit; mais elles servirent au chimiste Pott, de Berlin, pour des expériences qui le conduisirent à les imiter parfaitement.

En 1750, un nommé Darius obtint du Roi, un brevet pour composer et débiter, sous le titre de sucre métallique, et à raison de douze sous le paquet de vingt grains, une poudre dans laquelle il entrait de l'or : c'était un ancien docteur des hôpitaux militaires; et que n'apprenait-on pas à ce service !

L'or fulminant, safran d'or, ou chaux d'or, eut son

tour. Ludovic et Boërhaave avaient éprouvé qu'à la dose de huit ou dix grains, cette substance purgeait fortement. On l'avait beaucoup vantée, et bien abusivement, comme diaphorétique, alexipharmaque, et telles furent les vertus qu'on s'accorda le plus généralement à attribuer à toutes les préparations où il entrait de l'or.

Les mauvaises plaisanteries ne furent pas épargnées à ceux qui faisaient usage de ces préparations. La plus piquante de toutes, fut de leur rappeler le fumier d'Ennius, où, en cherchant, on pouvait trouver de l'or et des perles (1).

D'après ce précis historique de l'emploi de l'or en médecine, on voit que M. le docteur Chrestien ne peut en réclamer la priorité, et ce médecin est trop éclairé et trop judicieux pour y avoir prétendu (2). Son but a été bien plutôt de ramener les gens de l'art à un moyen digne d'exciter leur intérêt et leurs plus sérieuses réflexions. Mais si, bien long-temps avant M. Chrestien, on avait recours à l'or comme médicament, on ne peut lui refuser le mérite d'en avoir mieux soigné les préparations, d'en avoir suivi avec plus d'attention et de sagacité le mode d'action, et d'en avoir tracé les effets avec plus de développemens qu'on n'avait encore fait.

(1) Ce précis historique aurait été de quelque utilité pour le lecteur, si M. le rapporteur en avait tiré le parti dont il était susceptible ; mais M. le rapporteur n'avait pas pris l'engagement de faire valoir la découverte de M. Chrestien, d'établir le parallèle des préparations de ce dernier avec celles qui étaient connues auparavant ; il a donc pu s'en tenir à de simples recherches d'érudition.

(2) Pourquoi cette inutile répétition ? Pourquoi du doute, là où la vérité brille dans tout éclat ? Je ne soupçonne pas M. le rapporteur d'une basse passion, son caractère connu le met au-dessus de toute suspicion à cet égard ; mais qu'il me pardonne de lui reprocher une seconde fois, de n'avoir pas lu l'ouvrage de M. Chrestien, car il y aurait trouvé la solution de la question qu'il propose.

La plupart des anciens se contentaient de mettre l'or en poudre, soit à la faveur de la lime la plus fine, soit au moyen de quelques dissolvans; et, administré en cet état, il opérait quelquefois des cures extraordinaires : témoin cet hypochondriaque, déclaré incurable, à qui dix grains par jour, pendant un mois, de cette poudre, rendirent la santé, au rapport de Zacuto le Portugais, dans l'ouvrage duquel il est plusieurs exemples semblables, dont le récit est suivi de cette exclamation : *O quanta est in curandis gravissimis morbis auri potestas!* tandis qu'à la tête des livres de César Magati l'Italien, on lit que l'or ne sert pas plus à rétablir la santé, que les plus grands efforts ne servaient à Sisyphe pour monter son rocher : *Quantùm Sisyphi inanes labores, dum versat saxum, sudans nitendo!*

Il y a certainement de l'exagération des deux côtés, et nous craignons qu'il n'y en ait de même de la part des médecins de nos jours, qui célèbrent les propriétés curatives de l'or, et de la part de ceux qui les contredisent tout haut; car M. Chrestien a rencontré des contradicteurs. L'ouvrage qu'il publia, il y a quelques années, intitulé : *De la Médecine ïatraleptique,* et dans lequel il consigna, pour la première fois, son opinion, ses espérances et ses recherches sur l'emploi médical de l'or, n'inspira pas la même confiance à tous ses lecteurs. On rendit justice à la probité, aux talens, aux bonnes intentions de l'auteur; mais on craignit l'erreur et la préoccupation, et on fit à un système, que quelque mécréans appellent malignement *la Doctrine chrétienne,* un accueil qui ne devait ni le faire prospérer, ni favoriser sa propagation. Dans ce conflit de jugemens si différens, le docteur Chrestien ne songea qu'à perfectionner sa méthode, qu'à accumuler les observations, qu'à provoquer de rigoureuses épreu-

ves dans les contrées et les climats les plus opposés,
désirant savoir si ces traitemens, si heureux à Montpellier, et dans tout le midi de la France, quoiqu'on eût cherché à insinuer le contraire, le seraient
également au nord de l'Europe, où la qualité-exci-
tante de l'or semble si bien convenir, et si ce ne serait
pas la diversité des lieux qui aurait fait naître celle
des opinions (1).

Voilà, Messieurs, ce qui a procuré à M. Chréstien
la multitude des faits que contiennent les cahiers
qu'il vous a envoyés; faits venus de toutes parts, de
toutes mains, et parmi lesquels on trouve des guérisons de scrophules, de goîtres, de dartres, de squirrhes de
l'utérus, mais principalement d'affections syphilitiques,
dont la plus remarquable est un éléphantiasis provenant d'un virus dégénéré.

Dans le principe, M. Chrestien avait spécialement
affecté l'usage de l'or au traitement de la syphilis, et
un moment il se crut l'auteur de cette pensée, n'ayant
pas encore connaissance que le médecin Lecocq
l'avait devancé de deux cents ans ; que Plainchamp,
Potier, Loss, et surtout Lavigne, médecin de Louis
XIII, avaient, avant lui, préconisé ce traitement;
enfin, que le docteur Lalouette, notre contemporain,
l'avait indiqué comme l'un des meilleurs qu'on pût
employer dans cette maladie (2).

Les premiers essais que fit notre auteur, eurent lieu
avec l'or séparé de son amalgame avec le mercure.

---

(1) Quels ont été ici les plus sages, ou de ceux qui ont rejeté
une méthode sans la connaître, ou de celui qui n'a cherché qu'à la
perfectionner en suivant la marche relatée ?

(2) Un peu de réflexion et qu'on juge ensuite, si, d'après nos connaissances en chimie, les procédés employés par Lecocq, Plainchamp,
Potier, Loss, Lavigne, et même Lalouette, pouvaient remplir le
but entrevu. On ne pouvait donc les imiter ou suivre leur exemple;
il fallait de toute nécessité discuter, et c'est ce qu'a fait M. Chrestien.

Il venait de lire un mémoire de Clare sur l'utilité des frictions de calomélas faites dans l'intérieur de la bouche, et choisit cette voie d'absorption, qu'il a jusqu'à ce jour préférée; et la plupart de ceux qui ont expérimenté après lui, l'ont imité dans ce mode d'administration.

M. Chrestien s'aperçut bientôt, que, sous cette forme, l'or, retenant sans doute encore du mercure, enflammait la bouche et excitait la salivation. Il l'abandonna donc pour l'oxide d'or précipité par la potasse ou par l'étain, ensuite pour le muriate d'or, qu'il adopta définitivement (1).

Avec l'or pur, limé très-fin, et appliqué en frictions sur la langue, à la dose d'un grain, et graduellement de deux, de deux et demi, il avait guéri une syphilis des plus rebelles. Mais il réfléchit que, quelle que soit la division du métal, ses molécules toujours irrégulières et non sphériques, comme celles du mercure, ne sont pas assez susceptibles de cette intùs-susception, qu'exerce si activement le système absorbant; toutefois il remarqua que quatre grains de poudre d'or, par frictions sur la langue et les gencives, produisaient tantôt d'abondantes évacuations alvines, et quelquefois de grandes sueurs; et nous nous sommes assurés de la réalité de ces différens et singuliers effets, qui, appartenant à l'or sans mélange et sans altération, annoncent incontestablement, de la part de cette substance, un pouvoir et une action, dont l'art peut, en plus d'un cas, tirer le plus grand parti.

Plein de confiance dans les propriétés curatives de l'or, M. Chrestien s'est attaché à en régler et perfec-

____

(1) Il y a là inexactitude, comme je l'ai démontré dans la note pag. 195, et comme on peut s'en convaincre, pag. 338 *de la Méthode iatraleptique.*

tionner la préparation médicamenteuse. On connaît les
formules auxquelles il s'est arrêté. Celle du muriate,
qu'il appelle muriate triple d'or et de soude, la plus courte de toutes, paraîtra dans le nouveau *Codex*; elle
n'est pas tout-à-fait conforme à celle qu'a publiée, en
même temps que les trois autres, M. Duportal, de
Montpellier, et que suit M. Figuier, pharmacien de
cette ville; mais la différence est de peu d'importance (1). C'est avec le muriate préparé par ce pharmacien,
à nous indiqué par M. Chrestien, que nous avons fait
les expériences, dont le nombre et les résultats devaient
à la longue fixer notre opinion sur un remède qui
compte aujourd'hui autant d'adversaires que de partisans. Tel est le sort des nouveautés; et quoique l'usage
de l'or en médecine n'en soit pas absolument une, ainsi
qu'il a été déjà dit, le rénovateur de cette méthode
devait s'attendre à l'opposition et à la contrariété, dont
il s'est plaint dans ses cahiers, sans montrer ni surprise, ni découragement (2).

On n'est pas, dit-on, prophète dans son pays. M.
Chrestien, quoique médecin très-estimé de ses concitoyens, n'a pu encore les persuader de l'efficacité de
l'or contre nombre de maladies, dont ils aiment mieux
être traités, même par lui, à l'ancienne méthode qu'à
la nouvelle; mais il en est autrement des étrangers.
C'est parmi eux que M. Chrestien a obtenu une faveur
et une confiance toute particulières. Les journaux du

---

(1) C'est-à-dire qu'elle est totale, erronée même, et expose à de graves inconvéniens : j'en appelle à ce sujet aux personnes qui ont les
moindres notions en chimie ; je croirais faire tort aux autres.

(2) M. le docteur Chrestien a eu tort de se plaindre et d'être surpris que la contrariété et l'opposition existent dans un siècle aussi
parfait que le nôtre; j'espère néanmoins qu'il ne perdra pas courage pour cela et qu'il continuera à faire tout le bien qui est en
son pouvoir, c'est-à-dire à éclairer les hommes sur leurs véritables
intérêts, qui ne sont cependant pas toujours ceux de tout le monde.

Nord, à commencer par celui d'Hufeland, ont retenti du bruit de ses oxides et de ses muriates d'or; rien n'est comparable aux cures qu'on leur a vu opérer dans ces contrées lointaines.

Plusieurs médecins français disent également avoir eu à se louer de ce remède : les uns, dans des affections scrophuleuses ; les autres, dans la syphilis , qui avait résisté à tous les moyens connus. M. le professeur Fodéré, de Strasbourg, doit être cité pour s'être singulièrement appliqué à l'observation pratique des effets du muriate (1).

Quand on a lu l'ouvrage et les mémoires de M. Chrestien, on ne peut se défendre de soupçonner qu'il n'y ait un peu d'exagération dans tout ce qui y est rapporté en faveur de l'emploi médical de l'or; mais, c'est bien pis, lorsqu'on entend les objections, les réfutations, les dénégations des adversaires, cent fois plus outrées, qui poursuivent et l'auteur et sa méthode (2).

On sait bien que le temps n'est pas propice pour la propagation d'une médecine toute d'or; mais il ne s'agit ni de craindre, ni de calculer le surcroît de consommation de ce métal, que nécessiterait cette médecine. Si on nous l'enlève chaque jour, si nous devons en être de plus en plus appauvris, cela ne peut nuire qu'à l'usage, et non à la bonté du remède, dont les étrangers pourront profiter à leur aise; mais notre tour reviendra sans doute , et un jour, la nation française, faisant d'heureux recouvremens, pourra facilement aussi se faire traiter à la manière de M. Chrestien.

(1) Puisque tant de gens le disent, et que le véridique Fodéré le soutient, il faut bien que cela soit vrai.

(2) *Poursuivre un auteur et sa méthode* est une expression très-juste ; j'en connais de ces gens qui poursuivent, et je puis dire qu'ils sont bien maladroits en général.

En attendant cette époque si désirée, vos commissaires, exempts de toute prévention, oubliant également le bien et le mal qu'on a dit des préparations d'or,
comme médicamens, ont fait toutes les expériences (1)
qui ont pu dépendre d'eux pour découvrir la vérité, à
travers les éloges et les critiques qui l'ont, au même
degré, obscurcie.

Six enfans, de sept à douze ans, filles, garçons, affectés d'écrouelles ulcérées, nous ayant été confiés par leurs
parens, nous leur avons d'abord fait cesser, pendant
deux mois, les remèdes dont ils faisaient usage, sans
aucun fruit, depuis plusieurs années; ensuite nous
leur avons fait prendre de l'or divisé, c'est-à-dire, séparé
par l'acide nitrique de son amalgame avec le mercure,
qu'on fait évaporer dans un creuset de platine échauffé.
Les premières doses ont été d'un seul grain, étendu avec
le bout du doigt sur la langue; les enfans devaient avaler
leur salive, quoique M. Chrestien tienne peu à cette
précaution, qui pourtant nous semble mériter quelque considération.

Dès la quatrième friction, le plus jeune de ces
malades s'est plaint de ne pouvoir plus manger. Il a
eu les gencives rouges et tuméfiées, avec un cracho-
tement qui n'a duré que quinze jours. Il est survenu
aux deux suivans, à plusieurs reprises, une légère diarrhée muqueuse. Les autres n'ont éprouvé aucun déran-
gement, quoique, chez eux, nous eussions, de quinze
en quinze jours, augmenté d'un quart et de moitié la
quantité de l'or divisé. Les ulcères chez tous se sont échauf-
fés, ont pris un aspect sthénique, ont fourni un pus de
meilleure qualité, et se sont ou cicatrisés, ou montrés
beaucoup plus disposés à la cicatrisation.

(1) *Toutes les expériences :* Ah ! Monsieur le rapporteur, Monsieur
le rapporteur !

Après huit mois de ce traitement, durant lequel les enfans n'ont usé d'aucun autre remède, ils ont paru incomparablement mieux aux personnes qui les avaient vus auparavant ; mais un seul a été complétement guéri. C'est une fille de près de treize ans , laquelle, devenue prématurément nubile , sans doute par l'effet du médicament , nous a laissés incertains si c'était à l'or , ou au bénéfice de la menstruation , qu'il fallait attribuer cette cure parfaite.

Sur douze autres individus, au-dessous de l'âge de quinze ans, l'emploi alternatif et gradué des oxides d'or et du muriate triple d'or et de soude , a eu des résultats non moins remarquables et variés. Chez tous, il a produit plus de vivacité , plus de gaieté ; une meilleure coloration de la peau , des digestions plus actives, et plus de chaleur et de vivacité dans les ulcères , dont plus d'un tiers est arrivé à une cicatrisation durable.

Ce n'est pas là , nous le savons , une guérison pleine et entière ; mais les écrouelles guérissent-elles radicalement en six mois ? Et quel est le remède qui eût pu, en si peu de temps, opérer une révolution aussi favorable ?

Ces demi-succès nous ont prouvé du moins, que le docteur Lalouette , et ceux qui , avant lui , avaient conseillé l'usage de l'or dans les scrophules et les autres affections dites lymphatiques , ne s'étaient pas autant trompés que l'ont prétendu les médecins qui ont fait disparaître l'or de la matière médicale , où M. Chrestien a le louable dessein de le réhabiliter.

C'est dans la curation des maladies syphilitiques, que nous avons fait le plus d'expériences et recueilli le plus d'observations sur les diverses préparations de l'or, et en particulier sur le muriate triple. Dès notre début , nous nous sommes aperçus que cette substance réussit mal dans ces affections, lorsqu'elles sont récentes, et pour ainsi dire, aiguës. Elle les irrite, elle provoque des symp-tômes inflammatoires, qui peut-être ne devaient pas avoir lieu ; redouble des douleurs ; détermine des acci-dens nouveaux ; en un mot, elle imprime au mal un caractère qu'il paraissait peu disposé à revêtir. Le docteur Martin, de Lyon, avait déjà fait cette utile remarque, qui n'aura pas non plus échappé à M. Chrestien : aussi, n'avons-nous choisi pour expérimenter le traitement avec l'or, que des malades depuis long-temps contaminés, ayant vainement subi plusieurs traitemens, et chez lesquels le virus dégénéré ne se manifestait plus que sous des formes chroniques et par des effets dits con-sécutifs. C'est alors le triomphe de l'usage de l'or. Nous avons vu résoudre des engorgemens de toute espèce, détruire en grande partie des exostoses considérables, guérir des caries, cicatriser de vieux ulcères, mettre fin à des douleurs ostéocopes intolérables, dissiper d'an-ciennes ophtahlmies, des maux de gorge opiniâtres, des dartres et autres éruptions, jusque-là rebelles à toutes les applications, etc.

Mais, nous devons l'avouer, il n'agit pas toujours aussi heureusement : dans un petit nombre de circonstances, il n'a opéré d'aucune manière appréciable ; dans quel-ques autres, il a excité une salivation, des sueurs, ou d'autres évacuations tout-à-fait stériles. Dans plusieurs, il a éveillé une sensibilité générale ; il a converti l'état indolent des tumeurs, soit osseuses, soit glanduleuses, en un état d'exaspération et d'inflammation qu'il a été difficile de calmer ; et les événemens orageux, quand on a pu les maîtriser, n'ont ensuite ni facilité, ni déter-miné l'éradication du mal essentiel.

Chez deux malades, le muriate, quoique donné à des doses modérées et en friction, a produit une gastrite ou phlegmasie de l'estomac très-alarmante. Nous l'avons vu, chez deux autres, occasioner de violens accès de fièvre et de très-fortes coliques. Il a une fois couvert le corps d'une espèce de herpe, après la disparition de laquelle tous les symptômes antécédens se remontrèrent avec la même intensité. Une périostose volumineuse, jusque-là exempte de douleurs, en causa à la dixième prise, de très-lancinantes, qui amenèrent bientôt une dégénérescence carcinomateuse, à laquelle le sujet succomba.

Que faut-il conclure de cette diversité, de cette opposition d'effets? Voici les conséquences qu'en tirent vos commissaires.

1.° C'est qu'il s'en faut bien que l'or et ses préparations aient l'inertie et l'impuissance dont les accusent plusieurs auteurs et praticiens modernes, d'ailleurs très-recommandables.

2.° C'est que ceux qui les ont louées, comme ceux qui les ont blâmées, ne sont point les uns et les autres, fondés dans leur sentiment respectif, ne les ayant jugées que d'après les succès qu'ils en avaient obtenus, ou d'après les revers qu'ils avaient à leur imputer; manière toutefois fausse et dangereuse d'apprécier les choses, surtout quand la louange et le blâme sont portés trop loin, et vont jusqu'à la prévention.

3.° C'est que ces substances sont douées de propriétés médicamenteuses, qu'on ne saurait révoquer en doute; qu'elles sont éminemment excitantes; qu'elles agissent évidemment sur l'économie et sur l'organisme; qu'elles y produisent des mouvemens de perturbation faciles à constater, et qu'elles provoquent des évacuations et des dépurations sensibles.

4.° Enfin, c'est qu'une étude plus approfondie des conditions de ce genre de médication, une observation plus attentive des phénomènes qui lui sont propres, une direction plus rationnelle de l'activité qui fait son essence, et un renoncement plus franc aux préventions qui, de part et d'autre, ont le plus contribué à rendre problématique le mérite du remède, restitueront définitivement à l'art de guérir, un secours puissant qu'il n'a pu encore se décider à adopter, faute d'être suffisamment rassuré sur son utilité et sur son innocuité, l'une et l'autre en question et en litige depuis trop long-temps.

Nous terminons, en rendant à M. le docteur Chrestien, l'un des médecins les plus sages et les plus estimables de nos jours, toute la justice due à la persévérance de son zèle pour les progrès de la science; et, sans compromettre ni engager l'Académie dans des discussions dont ce praticien a cru devoir en appeler à son jugement, nous l'invitons à donner à cet ami de l'humanité, déjà si honorablement connu dans son sein, les nouveaux témoignages de bienveillance et de satisfaction, qu'à notre avis il a en dernier lieu mérités de sa part.

Signés DESCHAMPS, THENARD; PERCY, rapport.[r]

L'Académie approuve le rapport, et en adopte les conclusions.

Certifié conforme à l'original.

Le Secrétaire perpétuel,

G. CUVIER.

LETTRE

DE

M. CHRESTIEN

A M. PERCY.

—

Monsieur, vous avez annoncé dans le *rapport* relatif à mes préparations d'or, présenté à l'Académie des Sciences, le 9 février de cette année, que la formule du muriate, *que j'appelle triple d'or et de soude*, paraîtrait dans le nouveau *codex*, mais avec une différence de peu d'importance. Il était difficile de concevoir un changement quelconque à ma préparation, sans qu'elle fût altérée dans ses principes constituans, et par là même dans sa manière d'agir. Ce qui me paraissait difficile, pouvait être aisé aux hommes illustres, au nombre desquels vous vous trouviez, qui travaillaient à ce *codex*, et je m'attendais à voir dans cet ouvrage, une préparation améliorée, plus commode pour son administration, et plus utile dans ses résultats, qui ne présenteraient point à l'avenir les inconvéniens que vous a offerts, dans certains cas, l'emploi de mon muriate triplé, donné probablement à de trop fortes doses, peut-être dans des circonstances qui auraient dû en exclure l'usage, pendant le cours d'expériences faites, sans doute, avec la plus grande impartialité, quoique vous ne les aiyez pas toutes présidées.

Quelle n'a pas été ma surprise, Monsieur, quand j'ai vu la formule insérée dans ce dispensaire, qui, for-

cément, devient national, et qui sera consulté par toute
l'Europe, si différente de celle que j'ai consignée dans
mon ouvrage, et que M. Figuier, mort beaucoup trop
tôt pour la science et pour la société, a fait imprimer
dans le *Bulletin de pharmacie*, n.° 3, troisième année,
mars 1811 ; quand j'ai reconnu dans ce *codex* la préparation que j'avais abandonnée à cause de sa trop grande
causticité et de sa déliquescence, qui m'empêchaient de
l'administrer à la méthode de Clare, que j'ai cru la plus
avantageuse, ainsi que je l'ai dit dans ma *Méthode iatraleptique*; lorsque, enfin, à la place d'un muriate triple,
j'ai vu un muriate décidément simple, dans celui qu'on
propose de garder sous forme solide, et simple, à un
non nihil près, dans celui qu'on met en dissolution ,
le *non nihil muriatis sodæ* qu'on y fait ajouter, ne pouvant point former un hydro-chlorate triple !

Cette infiniment petite quantité et non précise indiquée dans ce *codex*, la manière dont vous vous expri-
mez, Monsieur, dans votre rapport, quand vous dites,
en parlant de mon muriate, *qu'il appelle triple d'or
et de soude*, m'ont fait craindre d'avoir employé une
dénomination inconvenante. Ma crainte naissait de la
haute opinion que j'ai des grandes connaissances en
chimie de MM. les commissaires de la Société des
Sciences, et de l'idée où j'étais que ceux nommés par la
Faculté de Médecine de Paris, avaient acquis, par une
analyse exacte, unique moyen pour prononcer avec certitude, la conviction que j'étais dans l'erreur en croyant
à la combinaison intime du sel marin avec l'or, condition indispensable pour la formation de l'hydro-chlorate triple d'or et de soude. J'ai pensé , d'après cette
idée, que ce muriate de soude était regardé comme
inutile par la Faculté. Un moment, je me suis senti
obligé à la reconnaissance envers vous , Monsieur,

par les ménagemens que vous aviez mis dans votre *Rapport*, en faisant seulement pressentir mon erreur, au lieu de la relever, et envers la Faculté qui semblait vouloir la couvrir par une addition indifférente, qui pouvait laisser croire que la préparation du muriate d'or insérée dans le *codex*, était la mienne. Quoique intimement persuadé de votre savoir, et que la Faculté de Médecine ne devait rien faire sans une mûre réflexion, j'ai été curieux de connaître la vérité, et à ma prière, M. Bérard, professeur de chimie à l'École spéciale de Pharmacie de Montpellier, si avantageusement connu, et M. Figuier, digne successeur de son frère, ont bien voulu, par une analyse exacte, fixer mes incertitudes. Je n'entrerai point dans tous les détails des moyens qu'ils ont employé ; je vais me borner à vous faire part du résultat de leur travail.

Ces Messieurs ont opéré d'abord sur ce que j'appelle muriate triple d'or et de soude, et ils se sont convaincus qu'il contenait 0,33 d'or métallique et 0,50 de chlorure de sodium (sel ordinaire fondu). Ce résultat ne démontrait point la combinaison ; et si j'avais besoin d'en avoir la preuve, MM. Bérard et Figuier, dont la complaisance égale le savoir, se sont assurés alors, par une nouvelle expérience, que, dans mon remède, il existait un véritable muriate triple, dans lequel le sel marin et l'or se trouvaient dans la proportion d'un à trois. Ils ont fait dissoudre mon muriate dans l'eau distillée. Cette dissolution a été lentement évaporée. Par le repos, il s'est séparé des cristaux cubiques, qu'il a été facile de reconnaître pour des cristaux d'hydro-chlorate de soude, légèrement colorés par un atome d'hydro-chlorate d'or. Après cette première séparation, l'eau-mère a été encore un peu évaporée, quelques cristaux de sel ordinaire se sont en-

core formés. Enfin, l'eau-mère a été de nouveau évaporée et mise en repos. Il s'est formé une quantité
très-grande de lames fort brillantes, qui étaient de
véritables parallélipipèdes rectangles très-allongés, et
ayant très-peu d'épaisseur. L'analyse de ce nouveau sel
(en adoptant l'ancienne théorie des muriates) a fourni :

$$
\begin{aligned}
&\text{Acide muriatique.} \quad . \quad . \quad . \quad . \quad . \quad 19,75. \\
&\text{Oxide d'or.} \quad . \quad . \quad . \quad . \quad . \quad . \quad 50,76. \\
&\text{Soude.} \quad . \quad . \quad . \quad . \quad . \quad . \quad . \quad 8,30. \\
&\text{Eau.} \quad . \quad . \quad . \quad . \quad . \quad . \quad . \quad 20,99.
\end{aligned}
$$

$$\overline{}$$

100.

Ce sel, inconnu jusqu'à moi, est légèrement coloré ;
il n'est point ou presque point acide, et il n'attire pas
du tout l'humidité à l'air. Voilà, je pense, des caractères qui le distinguent essentiellement de l'hydro-chlorate d'or, même avec addition du *non nihil muriatis
sodæ*, qu'on trouve dans le *codex*, et qui me permet-
tent de lui conserver la dénomination de muriate triple
d'or et de soude que je lui avais donnée.

Il n'est pas hors de propos, Monsieur, que j'ajoute
qu'au moyen de la synthèse, on s'est procuré un muriate aussi parfait que celui dont je viens de vous donner
l'analyse et les résultats calculés.

Votre loyauté reconnue, les grands effets que vous
avez vu produire à ma préparation, dans les expériences
que vous avez suivies, les observations en sa faveur, et
dont aucune ne m'appartient, contenues dans les cinq
cahiers volumineux (c'est l'épithète dont vous vous êtes
servi dans votre rapport, que j'attaquerai en son temps,
pour des erreurs de fait et quelques assertions ; mais,
en me rappelant les choses flatteuses que vous avez
daigné dire sur mon compte), envoyés à l'Institut de

France, ne devaient-ils pas me faire espérer que ma méthode, telle que je l'ai publiée, trouverait en vous un défenseur? J'aime à croire que vous l'avez été, et que vos collaborateurs, quelque confiance qu'ils vous accordent, ont entraîné votre suffrage en faveur d'une préparation dont l'administration est extrêmemenl délicate et dangereuse, dont l'efficacité n'est appuyée que sur très-peu de faits, s'il en existe d'autres que celui qui m'a été communiqué par mon ami le docteur Guédan, consigné dans mon mémoire à l'Institut, et vous ont fait rejeter une méthode sanctionnée par trente années d'expérience et de succès.

Quels peuvent être les motifs qui vous ont engagé, ainsi que vos coopérateurs, à défigurer mon muriate, à jeter par là de la défaveur sur ma méthode, dont les journaux du Nord, à commencer par celui d'Hufeland, ont fait le plus grand éloge? *Ils ont retenti*, dites-vous en parlant de moi, *du bruit de ses oxides et de son muriate d'or, et rien n'est comparable aux cures qu'on leur a vu produire dans ces contrées lointaines.* Pour assigner un de ces motifs, je me servirai de vos propres expressions : *Nul*, avez-vous dit dans votre rapport, *n'est prophète dans son pays. M. Chrestien, quoique médecin très-estimé de ses concitoyens, n'a pu encore les persuader de l'efficacité de l'or*, etc. Vous avez été mal instruit : c'est à Paris que je ne suis pas prophète, du moins pour certains de mes confrères auprès desquels j'aurai toujours le tort d'être, depuis quarante ans, docteur de l'Université de Montpellier. J'en ai eu la preuve dans les critiques amères lancées par presque tous les rédacteurs de journaux de médecine, contre mon nouveau remède anti-vénérien, tandis qu'ils prodiguent des louanges, souvent outrées, aux plus petites productions des médecins qui n'ont pas à

s'honorer d'avoir reçu leur grade dans la même École
que moi, et dans les soins qu'ont pris dernièrement
les auteurs d'un journal, d'ailleurs très-estimable, d'atténuer les éloges que donnait à mon muriate, un praticien italien (le docteur Gozzi). Ils ont reproché à
mon remède de laisser sur le linge, une tache indélébile.
Vous savez, Monsieur, qu'il s'administre en frictions
dans l'intérieur de la bouche, et vous croirez aisément
qu'en lavant, après l'opération, le doigt dont on s'est
servi, il est aisé de prévenir ce grave accident.

Je suis bien persuadé que, si la commission chargée
du travail du *codex*, n'avait pas eu d'autre reproche à
faire à mon muriate triple d'or et de soude, elle en aurait
consigné la formule, telle que je l'ai donnée, en y atta-
chant mon nom, comme elle a attaché celui de M.
Robiquet à la formule de l'acide prussique. Peut-être
a-t-elle craint, dans sa sagesse, que la facilité que ma
méthode offre aux malades, de se traiter eux-mêmes
sans le secours d'un homme de l'art, ce que je ne saurais approuver, le médecin étant utile pour indiquer le
choix de la préparation, sa dose, le moment d'en faire
usage et les modifications, quelquefois indispensables
pendant le traitement, ne pût offrir des inconvéniens à des
gens incapables de distinguer l'état inflammatoire, assez
familier dans le début de la syphilis, d'un état contraire,
le premier ne permettant pas plus l'emploi du muriate
d'or, que celui des préparations mercurielles. Ce qui me
ferait croire que c'est là une des raisons qui ont engagé
la commission à substituer à mon muriate, un muriate
qui ne pût être administré que par un homme de l'art
instruit, c'est l'attention qu'elle a eue de ne parler,
dans le *codex*, ni de mes oxides, ni de l'or divisé, que
vous avez pourtant, dans votre rapport, déclaré un des
meilleurs remèdes contre le vice scrophuleux. Malheu-

reusement pour les écrouelleux, dont les médecins n'adopteront que ce qui est dans le *codex*, mes oxides, mon or soigneusement séparé de son amalgame avec le mercure, ou même divisé par un moyen mécanique, ne pourront leur être d'aucun secours, quoiqu'ils possèdent, comme mon muriate, la propriété de guérir sûrement la syphilis, et avec beaucoup moins d'inconvéniens, puisque je les ai employés plusieurs fois contre les maladies syphilitiques récentes, et, *pour ainsi dire, aiguës*, sans qu'il en soit résulté l'accident le plus léger.

Si je vous adresse, Monsieur, mes réclamations, c'est parce que je crois que personne, mieux que vous, ne peut les faire valoir, et que vous êtes intéressé à les appuyer. Quand vous avez annoncé, dans votre *rapport*, que la formule de mon muriate paraîtrait, dans le *codex, avec quelque différence de peu d'importance*, on vous avait probablement laissé ignorer celle qu'on devait y mettre, et qui a dû vous surprendre, lorsqu'on vous en a proposé l'adoption. Vous êtes trop instruit en chimie, pour ne pas savoir, surtout d'après les preuves analytiques que je vous ai fournies, que la préparation contre laquelle je réclame, n'est pas du tout celle qu'on veut faire oublier, et que je dois, pour le bien de l'humanité et pour mon honneur, défendre de tout mon pouvoir. Vous avez, en finissant votre rapport, donné des éloges à la persévérance de mon zèle pour les progrès de la science : j'attacherai de la gloire à en mériter de nouveaux par mon opiniâtreté à soutenir une méthode qui ne le cède, en efficacité, à aucune méthode connue, et qui, dans le plus grand nombre de cas, doit avoir la préférence. Vous êtes trop judicieux, pour ne pas penser que le changement le plus léger dans la préparation d'un médicament, peut en procurer de notables dans ses effets, et trop loyal pour ne pas convenir qu'il y a, entre un muriate triple et un muriate simple, une trop grande différence, pour qu'il ne s'en trouve pas dans la manière d'agir de l'un et de l'autre. Où sont les faits en faveur de la préparatiou consignée dans le *codex*? Où sont les observations qui serviront de guide à quelques médecins qui n'ont pas le talent d'expérimenter, et qui ne sont pas doués du génie observateur? Je vous connais trop grand praticien, et je vous accorde dès-lors trop de prudence, pour ne pas me persuader que vous préféreriez mon muriate, quand même le sel marin ne serait qu'en mélange avec l'or, à celui du *codex*, dans le cas où il ne vous serait pas permis de faire des essais, parce que mon ouvrage vous servirait de boussole, en supposant que vous n'eussiez pas pardevers vous, les expériences que vous avez faites, les observations nombreuses que j'ai transmises à l'Institut, et parmi lesquelles vous auriez pu en compter plus de cinquante des praticiens de Montpellier.

J'ai la confiance de croire que vous emploîrez tout votre crédit pour faire réparer une erreur, qui, en jetant de la défaveur sur mon muriate et mes autres préparations d'or, auprès de ceux qui n'ont pas pu s'assurer par eux-mêmes de leur grande efficacité, ne m'expose à rien moins qu'à paraître à leurs yeux un homme dénué de jugement, ou plein d'effronterie.

Je ne vous tairai pas, Monsieur, que, si je n'avais pas un bon esprit, je serais porté à croire à une erreur volontaire, à une omission réfléchie, en voyant la coïncidence qu'il y a entre la quatrième édition du *formulaire magistral* de Monsieur Cadet de Gassicourt, et le *codex gallicus*, publiés à peu près à la même époque, et tous deux me fournissant de grands sujets de réclamation. M. Cadet donne la formule de mon muriate, telle que je désire qu'elle soit adoptée par la Faculté;

mais, oubliant ce qu'il a dit dans la préface de son ouvrage, que son *formulaire* est surtout utile pour faire connaître les doses des médicamens, et voulant oublier sans doute que c'est en frictions, dans l'intérieur de la bouche, que j'emploie ordinairement mon remède, il le prescrit à l'intérieur, à la dose de trois, six, douze, dix-huit grains par jour, incorporé dans du sirop de gomme arabique.

A la première lecture de cette prescription, j'ai frémi. La réflexion n'a que très-peu calmé mon effroi, et j'aurais déjà signalé une erreur aussi dangereuse, si je n'avais voulu parler avec connaissance de cause. Quoique le sirop dont M. Cadet a fait choix, favorise, moins que tout autre, la décomposition de mon muriate, j'ai pensé qu'elle devait avoir lieu, et qu'alors, on ne donnerait au malade que de l'oxide dont la dose aurait été bien forte, ou de l'or métallique qu'on aurait pu administrer indifféremment. Pouvais-je me douter que M. Cadet copiât servilement Van-Mons, dans la nouvelle édition de la matière médicale du docteur Swédiaur qu'il vient de publier? Un homme du mérite de M. Cadet, n'aurait-il pas pu s'apercevoir que la manière de prescrire mon remède, dont il connaissait la composition, était un moyen dont se servait l'intrigue pour le discréditer; et, si cette idée ne s'est pas présentée à son esprit, n'aurait-il pas dû, avant tout, s'assurer de ce qui résultait de l'association du muriate au sirop, puisqu'il ne jugeait pas à propos de m'imiter dans la manière d'administrer et de prescrire, ayant adopté ma préparation, sans y apporter aucun changement? S'il avait pris cette précaution indispensable, il aurait su ce qu'il m'a mis dans le cas de découvrir par des expériences très-simples, dont je vous épargnerais les détails, si je n'étais persuadé que vous ne serez pas fâché de les connaître, afin que la Faculté, si elle partage mes craintes, comme j'ai lieu de le croire, avise aux malheurs de prévenir les moyens inséparables de l'administration de mon muriate, d'après l'indication de M. Cadet; malheurs bien plus grands encore, s'il était possible, au cas que le médecin crût que le muriate inséré dans le *codex*, est le même que celui dont j'ai enrichi, j'ose le dire, la matière médicale.

On aurait pu commencer les expériences dont je vais vous rendre compte, sur trois grains de muriate d'or et de soude, minimum de la dose prescrite par M. Cadet; mais j'ai été bien aise de m'assurer s'il se décomposait entièrement à dose inférieure, ainsi que je le croyais. Voici l'ordre dans lequel on a procédé, et les observations qui ont été faites.

Un grain de muriate triple d'or et de soude, mis dans quatre onces de sirop de gomme arabique, nouvellement préparé. L'action commence de suite; elle est terminée en cinq ou six minutes. Alors le sirop est coloré en rouge. Saveur, la même après, comme avant la décomposition.

Quatre onces de sirop et deux grains de muriate. Il s'écoule dix minutes avant que l'action commence; elle n'est terminée qu'après huit ou dix heures. Le sirop prend une couleur violette; il ne se trouble pas, et ne laisse rien précipiter, non plus que le précédent.

Quatre onces de sirop et trois grains de muriate. Ici, la saveur du sel se reconnaît. L'action commence, comme dans le second cas, mais elle n'est terminée qu'en quinze heures. Jusqu'alors, le sirop était pourpre et clair; il se trouble, et l'on voit confondues des parties d'or à l'état pourpre, et d'autres à l'état métallique, se tenant en suspension dans le liquide : le filtre même ne peut les séparer; on y parvient au moyen des réactifs.

Saveur métallique et non acerbe, après la décomposition.

*Quatre, cinq et six grains de muriate dans quatre
onces de sirop.* La décomposition marche graduellement ; elle ne commence guère que huit on six heures
après le mélange du sel avec le sirop ; elle s'annonce
par quelques nuages violets, qui se changent plus tard
en or révivifié, en passant préalablement par une
couleur rouille de fer. En quarante-huit heures, tout le
métal n'est pas révivifié, car le sirop est encore acerbe,
et les réactifs manifestent un reste d'or en combinaison
avec l'acide muriatique.

La saveur de ce sirop est très-sensiblement acerbe au
moment du mélange, et elle est plus prononcée, relativement à la plus forte quantité de sel qu'il contient ;
elle se trouve diminuée, seulement après quarante-huit
heures, indice qui confirme celui des réactifs, et prouve
évidemment qu'il faut plusieurs jours pour que la
décomposition du sel triple soit complète ; peut-être
ne le serait-elle qu'après un temps très-long. Ce qui
pourrait le faire croire, c'est le goût âpre que conserve
le sirop, un mois après son mélange avec le muriate.

Sans poursuivre de grain à grain l'expérience, on a
mis douze grains de muriate sur quatre onces de sirop.
L'action n'a commencé à se manifester que quarante-
huit heures après le mélange, et vingt heures plus tard,
peu d'or a été révivifié. Dès ce moment, tout reste stable.
On est fondé à croire que très-peu de sel est décomposé,
et c'est en porter la quantité très-haut, que de la fixer à
trois ou quatre grains.

A la dose de dix-huit grains, toujours sur la même
quantité de sirop, l'action est infiniment plus retardée,
et après quinze jours de mélange, il n'y a pas plus de
muriate décomposé que dans le cas précédent ; ce qui

donne à penser que, dans un temps infinimentplus long, la décomposition n'avancerait pas davantage. Saveur de ces deux derniers sirops, d'une âpreté insupportable, et n'éprouvant à aucune époque qu'une très-faible diminution et presque insensible.

Il résulte de ce qui précède, qu'un grain de muriate triple d'or et de soude dans quatre onces de sirop de gomme arabique se décompose en quelques minutes ; qu'il faut huit à dix heures pour la décomposition de deux grains, et que celle de trois n'est opérée que dans quinze heures ; qu'à la dose de quatre, cinq et six grains, la décomposition n'est que partielle, et qu'elle demande beaucoup de temps pour qu'elle se termine, si, contre toute apparence, il est possible qu'elle devienne complète ; qu'à celle de douze et de dix-huit grains, elle ne commence à se montrer que du deuxième au troisième jour ; que, dans l'un et dans l'autre de ces derniers cas, il n'y a qu'une faible partie de ce sel décomposée.

Les mêmes expériences faites avec le muriate d'or et un trentième de soude, quantité qui a paru répondre au *non nihil* du *codex*, ont donné le résultat suivant.

Un grain est entièrement décomposé en neuf ou dix heures ; le sirop prend la couleur pourpre et perd la saveur acerbe qu'il avait auparavant.

Deux grains ne sont entièrement décomposés qu'en trois jours ; alors la couleur pourpre et or est celle du sirop. La saveur acerbe est remplacée par un goût métallique bien décidé. Avec les autres quantités plus fortes de ce muriate, l'or est révivifié en partie seulement ; il n'y a point de décomposition complète, et elle l'est moins dans le même temps donné, que quand on emploie le muriate triple. Un phénomène digne de remarque, qu'a présenté le muriate avec addition de sel marin, c'est qu'au-dessous de deux grains, la décomposition commence infiniment plus tôt; qu'une fois commencée, elle marche plus vite; et que, peu d'heures après, elle s'arrête presque tout-à-coup pour demeurer stable. Saveur infiniment plus acerbe que celle du muriate triple.

Le muriate pur se conduit de la même manière que celui auquel on a ajouté le muriate de soude.

Pensez-vous, Monsieur, d'après le résultat des expériences que je viens de vous communiquer, qu'on pût administrer impunément, d'après les prescriptions de M. Cadet, mon muriate triple d'or et de soude, ou le muriate simple du *codex?* La précaution que la Faculté a prise d'exiger que mon muriate défiguré ne fût délivré par le pharmacien, que sur la signature d'un homme de l'art, peut-elle prévenir tous les accidens? Vous ne le croyez certainement pas, et je n'ai pas besoin de vous donner des raisons pour vous persuader.

Je fixe depuis assez long-temps votre attention, pour vous épargner tous les raisonnemens et les conséquences auxquels j'aurai pu me livrer relativement à la prescription de M. Gadet de Gassicourt, qui n'a peut-être d'autre tort, très-grave cependant, que de s'en être reposé, pour la nouvelle édition de son *Formulaire*, sur une personne peu digne de sa confiance, et qui par le désir de me nuire, l'a compromis d'une manière fâcheuse, en le rendant responsable des effets d'une prescription meurtrière. La société a plus à se plaindre de M. Cadet de Gassicourt, que des auteurs du *codex*. Ceux-ci empêchant le bien, M. Cadet peut faire beaucoup de mal.

En mettant de côté, pour un moment, Monsieur, votre qualité de professeur à la Faculté de médecine de Paris, celle de collaborateur du *codex*, et n'écoutant que votre loyauté, vous devez me trouver fondé à demander un acte de justice qui intéresse l'humanité, et

que mon honneur réclamerait, quand même il ne serait pas commandé par ce premier motif. Si je ne l'obtiens pas promptement, si la Faculté n'a pas l'équité de
réparer les omissions dont je me plains, ni elle ni vous
ne pouvez trouver mauvais que j'instruise la France,
que j'instruise l'Europe entière, des moyens mis en
usage pour anéantir une méthode précieuse, ou en diminuer les bienfaits. Je n'aurai pas les journaux de
la capitale, pour répandre la lettre que j'ai l'honneur
de vous adresser, ainsi que d'autres écrits à l'appui de
ma défense : cette voie m'est interdite. Les journalistes
de Paris ont refusé d'insérer des pièces, que des amis
de mon nouveau traitement, et plus encore de la vérité,
voulaient rendre publiques, dans l'intention de détruire
les impressions défavorables que des extraits incom-
plets de votre rapport semaient abondamment. Je les
ferai connaître moi-même, ces écrits, et j'espère que là
grande efficacité de mes préparations d'or, émoussera
tous les traits de la jalousie et de la cupidité. Je n'ignore
pas que ma méthode va contre les intérêts de ceux qui
font, du traitement des maladies syphilitiques, une
branche d'industrie médicale. Que les hommes qui méritent ce reproche, soient justes pour un moment : puis-
je servir leurs intérêts quand j'ai négligé les miens?

Ce n'est ni vous, Monsieur, ni vos collaborateurs, ni
les professeurs de la Faculté de médecine de Paris, que
j'entends désigner, en parlant de cupidité et de jalousie. On croit souvent agir d'après soi, et on se laisse entraîner, sans s'en douter, par des suggestions dont il est
d'autant plus difficile de se défendre, qu'elles sont insi-
nuées avec plus d'adresse et sous le déguisement de la
candeur. On se laisse séduire en prêtant l'oreille à la ca-
lomnie, quand il s'agit des effets d'un remède qu'on n'a
pas expérimenté soi-même, en écoutant le récit exagéré

d'accidens que l'expérimentateur aurait prévenu , ou qu'il aurait rendu du moins de très-peu de conséquences, s'il avait été animé du désir d'obtenir des succès. C'est, je pense, ce qui est arrivé à vos collègues, que j'honore trop pour n'être pas persuadé que leur plus grande ambition, ainsi que la vôtre, est de voir se multiplier les ressources de l'art de guérir.

J'ai l'honneur d'être, etc.

CHRESTIEN.

TABLE DES MATIÈRES.

INTRODUCTION.

PREMIÈRE SECTION.

SECONDE SECTION.

Alvarez (M. le docteur) a guéri un éléphantiasis par

Fin de la Table des matières.

A MONTPELLIER,

De l'imprimerie de Jean MARTEL le Jeune , imprimeur
ordinaire du Roi, près la Place S.'-Côme, n.° 283.

1821.

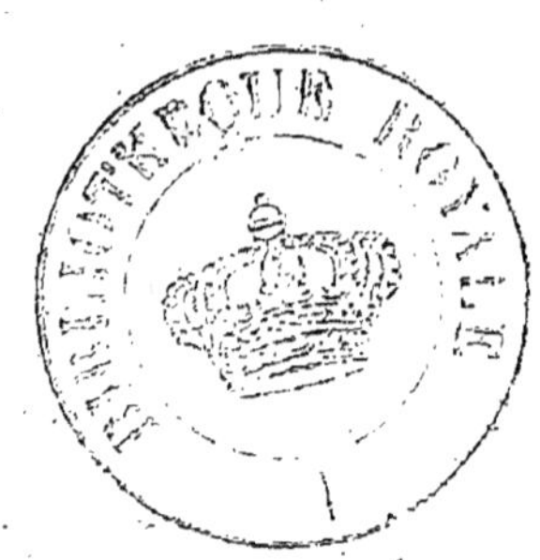